W0205631

Inhalt

V **Vorworte** *von Tim Goodwin und Edward Esko*

1 **Einleitung** *von Michio Kushi*

13 **KAPITEL EINS: Krebs und die moderne Zivilisation** *von Michio Kushi*
15 Vorbemerkungen
18 I. Moderne Theorien
19 II. Krebs — die Ursache
24 III. Krebs — die makrobiotische Antwort
29 IV. Medizinisch unheilbar oder makrobiotisch hoffnungsvoll?
34 V. Ernährung und Krebs
43 VI. Diagnose von Vor-Krebs-Konditionen
44 VII. Yin und Yang und die Krebsentstehung
52 VIII. Die makrobiotische Standardernährung
56 IX. Standardernährung richtig einstellen
58 X. Spezielle Gerichte und besondere Hinweise
63 XI. Die Bedeutung des Kochens
64 XII. Tips für den Alltag
68 Anhang: Äußerliche Behandlung und natürliche Anwendung

75 **KAPITEL ZWEI: Medizinische Ausblicke**
77 A. Makrobiotik, Krebs und ärztliche Praxis *von Dr. med. Keith Block und Penny Block*
90 B. Neue Zielrichtungen in der Schulmedizin *von Dr. med. Robert S. Mendelsohn*
100 C. Makrobiotik und gegenseitiger Beistand *von Dr. med. Peter Klein*
105 D. Neue Dimensionen in der Krankenpflege *von Kristen Schmidt*
113 E. Makrobiotische Ernährungstherapie in Belgien *von Dr. med. Marc van Cauwenberghe*

117 KAPITEL DREI: Herzkrankheiten
119 A. Ernährung und Herzkrankheiten *von Haruo Kushi*
138 B. Makrobiotik und Herzkrankheiten *von Michio Kushi*

145 KAPITEL VIER: Krankengeschichten
147 A. Metastasierender Prostatakrebs (Irving Malow) *von Dr. med. Keith Block*
152 B. Gebärmutterhalskrebs (Donna Gail) *von Donna Gail*
157 C. Granuläres Myoblastom an den Stimmbändern (Laura Anne Fitzpatrick)
162 D. Endometriose, Dickdarmtumor (Tonia Gagne) *von Tonia Gagne*
165 E. Das Vermächtnis von Jean Kohler *von Thomas J. Monte*
171 F. John Jodziewicz: Die Reise eines jungen Mannes zurück ins Leben *von Thomas J. Monte*
190 G. Tonias Triumph über Krankheit und Unfruchtbarkeit *von Thomas J. Monte*
200 H. Malignes Melanom Stadium IV (Virginia Brown) *von Virginia Brown*
202 I. Leukämie (Paul Marks) *von Dana Robinson*
205 J. Schilddrüsenkrebs, fibroepithelialer Tumor (Diane Silver) *von Diane Silver*
209 K. Gebärmutter- und Brustkrebs (Phyllis Crabtree) *von Phyllis Crabtree*
212 L. Gebärmutterkrebs (Elaine Nussbaum) *von Elaine Nussbaum*
215 M. Metastasierendes Bronchialkarzinom, Hirnmetastasen, Lebermetastasen (Peter Voigt) *von Peter Voigt*
221 N. Peripheres Bronchialkarzinom (Anton Ihring) *von Hans Schmid*
226 O. Primäres Leberzellenkarzinom bei chronischer Hepatitis B (Jungsook Markgraf) *von Hans Schmid*
231 P. Rückruf ins Leben? Einmal und nie wieder! (Dr. med. Sattilaro) *von Richard Theobald und Steve Acuff*

234 Anhang
234 Literaturhinweise
235 Informationen über Makrobiotik
236 Über die Autoren
238 Register

Michio Kushi *mit Beiträgen von*
Dr. med. Robert S. Mendelsohn • Dr. med. Peter Klein
Dr. med. Marc van Cauwenberghe • Dr. med. Keith Block
Kristen Schmidt • Thomas J. Monte • Haruo Kushi

Die makrobiotische Antwort auf Krebs

Die Ernährungs- und Lebensweise entscheidet über Verhütung und Überwindung von Krebs

---

Herausgegeben von Edward Esko & East West Foundation

महजीवः

Übersetzung aus dem Amerikanischen von Jampa Jigme, Monika Seidl, Hans Schmid.

Titel der Originalausgabe: *The Macrobiotic Approach to Cancer* by Michio Kushi and the East West Foundation, published by Avery Publishing Group, Inc., 1982, ISBN 0-89529-209-2.
Copyright © 1981, 1982 by Michio Kushi,
by special arrangement with Avery Publishing Group, Inc., Wayne, New Jersey, USA.

Erweitert durch zusätzliches Material von Michio Kushi & East West Foundation.
Copyright © 1982 & 1985 by Michio Kushi and East West Foundation,
by special arrangement with East West Foundation, Brookline Village, Mass., USA.

CIP-Titelaufnahme der Deutschen Bibliothek

Kushi, Michio:
Die makrobiotische Antwort auf Krebs : d. Ernährungs- u. Lebensweise entscheidet über Verhütung u. Überwindung von Krebs / Michio Kushi. Mit Beitr. von Robert S. Mendelsohn ... [Übers. aus d. Amerikan. von Hans Schmid]. - Dt. Erstveröff. - Holthausen/ü. Münster : Verl. Mahajiva, 1988
Einheitssacht.: The macrobiotic approach to cancer <dt.>
ISBN 3-924845-21-2

Deutsche Erstveröffentlichung **1989/90**
Deutschsprachige Rechte ©:
VERLAG MAHAJIVA Wolfgang Christalle
D-4419 Holthausen/ü. Münster

ISBN 3-924845-21-2

Vorworte

Seit Beginn der 80er Jahre steigt kontinuierlich die Anzahl der Leute, die mit Hilfe der Makrobiotik Gesundheit und Wohlbefinden erlangen. Kürzlich habe ich über den Stellenwert dieser Entwicklung nachgedacht, als ich mich für einen öffentlichen Vortrag in Concord, Massachusetts, vorbereitete.

In den letzten Jahren sind zahlreiche Berichte über die Wiederherstellung der Gesundheit durch die Makrobiotik in Büchern und Zeitschriften und in Radio und Fernsehen der USA erschienen; aufgrund dieser Berichte nun erhielt die East West Foundation Tausende Briefe und Anfragen nach Informationen über die makrobiotische Methode. Unter diesen Zuschriften waren auch ernstgemeinte Anfragen von Krankenhausverwaltungen und Gesundheitsbehörden aus der ganzen Welt.

Jetzt besteht eines der dringlichsten Erfordernisse darin, die Ausbildung in der angemessenen Anwendung der makrobiotischen Prinzipien sowohl auf der institutionellen als auch auf der individuellen Ebene voranzutreiben. Und innerhalb der 80er Jahre werden sich die Aktivitäten für makrobiotische Ausbildung auf diese neuen Herausforderungen einstellen müssen. Doch auch wenn sich der Spielraum für die Makrobiotik erweitert, bleibt festzuhalten, daß wirkliche Veränderung nach wie vor vom Erfahrungsaustausch von Person zu Person abhängig ist.

Da wir ferner für unabdingbar halten, daß die Durchführung der makrobiotischen Prinzipien weitere Verbreitung in der ganzen Gesellschaft findet, verdient die Ernährungs- und Lebensweise, welche das Fundament für unser aller Gesundheit und Glück legt, unsere gebührende Aufmerksamkeit.

Als Teil unserer Bemühungen, unser eigenes Leben und unsere Welt zu verbessern, schlagen wir vor, daß jeder sich mal die folgenden Gedanken überlegt:

- Ist meine tägliche Art zu essen und zu trinken ganz und gar vorbildlich in Hinsicht auf Gesundheit und Wohlbefinden?
- Empfinde ich Staunen gegenüber der Natur?
- Empfinde ich Wertschätzung der Gesellschaft und allen Menschen gegenüber?
- Bin ich dankbar dem Leben selbst gegenüber?

Ferner beantworten Sie sich im Hinblick auf Ihre alltägliche Ernährungspraxis bitte die folgenden Fragen:

- Esse ich jeden Tag unraffiniertes, ganzes, vollwertiges Getreide, und kaue ich jeden Bissen gründlich?
- Sind meine täglichen Nahrungsmittel in ihrer Beschaffenheit eher natürlich, und meide ich wirklich stark behandelte, hochgradig künstliche Nahrungsmittel?
- Verwende ich jeden Tag frisches Gemüse?
- Würze ich meine täglichen Speisen maßvoll mit mineralreichem Meersalz anstelle von raffiniertem Tafelsalz?
- Versuche ich, nicht übermäßig Fleisch, Eier, Käse, Geflügel und andere Träger von großen Mengen gesättigtem Fett und Cholesterin zu essen?
- Verwende ich qualitativ hochwertige Süßmittel aus natürlichem Getreide statt hochgradig raffinierten Zucker oder einfache Kohlenhydrate wie Honig und Ahornsirup?
- Vermeide ich, zuviel Früchte oder Obstsäfte, vornehmlich aus tropischen Gefilden, zu mir zu nehmen?

Finden sich unter Ihren Antworten auf diese Fragen viele „Nein“s, möchten wir Ihnen vorschlagen, sich doch einmal in Ruhe die in diesem Buch vorgestellte Ernährungs- und Lebensweise anzuschauen.

Diese Lebensweise auf der Grundlage einer gesunden Ernährungspraxis wird von Hunderttausenden von Menschen befolgt und ist bekannt unter der Bezeichnung „Makrobiotik“, „Macrobiotique“, „Macrobiotics“, „Macrobiotica“, „Macrobiotishe“, „Macrobiotico“, „Makrobiotiska“, „Shokuyo“ und vielen anderen Namen in der ganzen Welt. Die Prinzipien der Makrobiotik liefern das Fundament für die Ausbildungstätigkeit von mehr als 500 Zentren in ganz Westeuropa, Nord- und Südamerika, Australien und Fernost.

Unser Freund John Denver faßte kürzlich einige der Vorzüge der makrobiotischen Ernährungs- und Lebensweise zusammen, als er vergangenen Monat durch Boston kam. Und zwar erzählte er uns, wie er mit der Makrobiotik begonnen hatte: Vor einem Jahr etwa gesellte sich ein makrobiotischer Freund mit Namen Ron Lemire als Koch und Masseur zu Johns Gruppe. Als John mit seiner Gruppe auf der Straße auftrat, habe Ron makrobiotische Mahlzeiten zubereitet, die allen gut gefallen haben. Während dieser Konzerttourneen fühlte John sich großartig — voll Energie, Vitalität und geistiger Klarheit. Als er jedoch wieder zu Hause war, brauchte es nur ein paar Tage mit der alten Ernährungsweise aus den Tagen vor der Tournee, und schon begann er die neugewonnene Energie und Vitalität wieder zu verlieren und bekam gleichzeitig das Gefühl, daß es bergab ginge mit seiner Gesundheit. Nachdem sich das ein paarmal wiederholt und er über den offensichtlichen Gegensatz in seiner Kondition nachgedacht hatte, entschloß er sich, sich voll auf Makrobiotik umzustellen.

Wenn Sie dieses Buch gelesen haben, so hoffe ich, werden Sie verstehen können, daß auch Sie sich ändern können — hin zu einem neuen Leben ständiger Gesundheit und fortwährenden Glücks durch die Makrobiotik.

Vielen Dank!

Tim Goodwin
Vizepräsident
East West Foundation
im Mai 1981

Die East West Foundation stellt voll Freude dieses Einführungswerk *Die makrobiotische Antwort auf Krebs* vor, als Teil ihrer fortlaufenden Veröffentlichungsreihen zum Thema Ernährung und ihre Beziehung zur individuellen und sozialen Gesundheit.

Im letzten Jahrzehnt hat sich in puncto Ernährung ein dramatischer Wandel in der Öffentlichkeit vollzogen. Die Dimension dieser zunehmenden Bewegung für bessere Ernährung wurde 1975 offensichtlich, als die East West Foundation im Verbund mit anderen makrobiotisch orientierten Unternehmungen das erste Neuengland-Symposium über Makrobiotik und Naturkost an der Universität Boston ausrichtete. Die programmatischen Reden bei diesem Ereignis hielten Michio Kushi und Frances Moore Lappé, Autorin von *Die Öko-Diät.* Anwesend waren über 1.000 Menschen, einer der vielen Beweise dafür, daß eine wachsende Anzahl von Leuten angefangen hat, ihre Ernährungsgewohnheiten in eine positive Richtung zu verändern.

Zu dieser Zeit etwa begann die Foundation unter der Leitung von Michio Kushi, Krankengeschichten und anderes Material über den makrobiotischen Ansatz bei Krebs zusammenzustellen, um es der allgemeinen Öffentlichkeit und führenden Persönlichkeiten in Medizin, Wissenschaft und Politik zu präsentieren. Mit diesen und anderen Aktivitäten hat die Foundation ihren stetigen Beitrag zur Entstehung eines neuen, internationalen Konsenses dahingehend geleistet, daß die Ernährungsweise in der Tat eine wesentliche Rolle bei der Ursache und der Verhütung so degenerativer Krankheiten wie Krebs und Herzleiden spielt.

Zum Ende der 70er Jahre haben mehr als 18 internationale Gesundheitsbehörden Berichte herausgegeben, in denen eine Ernährung, die reich an gesättigten Fetten, Cholesterin und raffiniertem Zucker und Kohlenhydraten ist, mit der Entstehung vieler Arten von Krebs, Herz-Kreislauf-Beschwerden, Diabetes und anderer schwerwiegender Erkrankungen in Verbindung gebracht wird. Viele dieser Berichte, darunter *Dietary Goals for the United States* (herausgegeben vom U.S.-Senatsausschuß für Ernährung; entwickelte sich zu einem der meistverbreiteten Papiere aus der Feder der Bundesregierung) und der *Surgeon General's Report on Health Promotion and Disease Prevention,* diese und andere Berichte also gaben die Empfehlung, daß viele schwere, degenerative Krankheiten ganz einfach durch Verbesserungen in der täglichen Ernährung verhindert werden könnten. Interessanterweise kündigten die makrobiotischen Ernährungsempfehlungen, wie sie von Michio Kushi und seinen Mitarbeitern die letzten 25 Jahre propagiert worden sind, schon im voraus viele der in *Dietary Goals* und ähnlichen Papieren herausgestellten Empfehlungen an.

Viel Beweismaterial bezüglich der Verbindung von Ernährung und Krebs ist in dem Bericht *Diet, Nutrition and Cancer* zusammengestellt, herausgegeben von einem Expertengremium der „National Academy of Sciences". Die Experten kamen zu dem Schluß: „Für die meisten Krebsarten besteht die Möglichkeit der Verhütung, denn sie scheinen mehr durch Gewohnheiten, Ernährung und Verhalten denn durch genetische Besonderheiten bestimmt zu werden." Dr. Clifford Grobstein, Leiter des Gremiums und Experimentalbiologe an der „University of California" in San Diego, sagte: „Die Beweismittel nehmen in beeindruckender Weise zu, daß das, was wir essen, in der Tat in Zusammenhang steht mit unseren Aussichten, Krebs zu bekommen." Er schlug vor, die diätetischen Empfehlungen aus dem Bericht, die ähnlich denen der *Dietary Goals* sind, unverzüglich in die Paxis umzusetzen, „in Anbetracht der langen Zeitspanne, über die sich die meisten Krebsarten entwickeln." Das Gremium stellte fest, der Beweis sei erbracht, daß „alles darauf hindeutet, daß Krebs in den meisten Fällen von Ernährungsmustern beeinflußt wird."

Die Erkenntnis, Ernährung und Krebs stünden in Beziehung zueinander, ist ja nicht neu. Wir können sie zu den Ursprüngen der modernen Medizinpraxis zurückverfolgen, der Bemerkung des Hippokrates: „Nahrung ist die beste Medizin", ferner zu den Ursprüngen der USA, nämlich den Ernährungsexperimenten unter der Leitung einiger Gründerväter, besonders Benjamin Franklins und Thomas Jeffersons. Jefferson setzte sich entschlossen genug für die Verwendung von Vollgetreide als Nahrungsmittel ein, daß er eine ernste Bestrafung riskierte und Naturreissamen aus Italien heraus über Frankreich in die USA schmuggelte. Franklin stellte nicht nur Versuche mit Ernährungsformen an, die auf mehr natürliche Weise ausbalanciert waren und auf Pflanzen basierten, er erweiterte auch das Prinzip der sich ergänzenden Gegensätze — von zentraler Bedeutung für die Praxis der Makrobiotik — durch seine Einführung des Begriffes von „positiv geladenen" und „negativ geladenen" Phänomenen.

Der Traum der Gründerväter von einem gesunden, produktiven, vitalen Land sieht sich jedoch jetzt einer ernsten Herausforderung gegenüber durch die weitverbreitete Entwicklung zu biologischer und psychologischer Degeneration, die in diesem Land an Boden gewonnen hat. Schon ein oberflächlicher Blick in die Statistik ergibt ein erschreckendes Bild: 40 Millionen Menschen leiden an Herz-Kreislaufbeschwerden; 3 Millionen sind gegenwärtig an Krebs erkrankt (etwa 800.000 neue Fälle jedes Jahr); über 30 Millionen haben eine Form der Arthritis; 32 Millionen sind geistig gestört; 6 Millionen Alkoholiker; 4 Millionen stehen unter Bewährung; und 20-30 Millionen leiden an Geschlechtskrankheiten. Diese Entwicklung ist nicht auf die USA beschränkt; sie zeigt sich in der einen oder anderen Form auch in Japan, der Sowjetunion, Großbritannien und gleichermaßen in entwickelten wie in nicht entwickelten Ländern.

Glücklicherweise wird die Rolle der Ernährung bei Ursache und Verhütung vieler dieser Probleme zunehmend deutlicher, und seit Beginn der 80er Jahre tauchen neue Modelle der Gesundheitsvorsorge und sozialen Rehabilitation auf, die sich auf die Ernährung als den wesentlichen beherrschenden Faktor bei vielen Beschwerden stützen. Innerhalb der makrobiotischen Gemeinschaft sind substantielle Beiträge in Richtung dieser Bemühungen geleistet worden, und zwar durch erzieherische Maßnahmen und gleichermaßen durch die Zusammenstellung von Fallstudien, die nachdrücklich die Bedeutung der Makrobiotik für die Heilung von einer Vielzahl Krankheiten unterstreichen. Überdies plant gegenwärtig eine ganze Anzahl führender medizinischer US-Forschungszentren, die Möglichkeiten des makrobiotischen Ansatzes zur Förderung der Genesung von degenerativen Krankheiten zu untersuchen. Eine gezielte klinische Untersuchung, bei der Arteriosklerose-Patienten für eine ganze Reihe von Jahren auf makrobiotische Kost gesetzt werden, wird jetzt beispielsweise von Forschern an der „Harvard Medical School" und einem Harvard angeschlossenen Hospital vorbereitet. Diese Untersuchung hat das Potential, ganz entscheidend auf die gegenwärtige Art der Behandlung bei Herzerkrankungen einzuwirken.

Die Foundation hat die Freude, diese Veröffentlichung *Die makrobiotische Antwort auf Krebs* als ein einführendes Handbuch all jenen anzubieten, die auf der Suche nach Informationen über diesen Ernährungs- und Lebensansatz sind. Im Namen der Foundation möchte ich allen Personen, die ihren Beitrag zum Zustandekommen dieses Werkes geleistet haben, meinen herzlichen Dank aussprechen, vor allem Michio Kushi, Gründer und Präsident von *East West Foundation, Kushi-Institut, Kushi-Foundation* und *East West Journal*; Dr. med. Robert S. Mendelsohn, tätig für die Foundation in beratender Funktion sowie weithin bekannter Autor von Büchern und Zeitungsbeiträgen; Dr. med. Keith Block und Penny Block, zuständig für makrobiotische Ausbildung und Praktizierung im Raum Chicago/Evanston; Dr. med. Peter Klein, makrobiotischer Arzt mit gegenwärtigem Sitz in Washington D.C.; Kristen Schmidt, staatlich anerkannte Krankenschwester und Studentin am Kushi-Institut Boston; und Dr. med. Marc von Cauwenberghe, makrobiotischer Arzt aus dem belgischen Gent, der gegenwärtig am Kushi-Institut Boston unterrichtet.

Ferner danke ich allen, von denen Beiträge zu den Krankengeschichten in diesem Buch kamen, vor allem Thomas J. Monte, früher Mitherausgeber des *East West Journal,* für seine Mühe, mehrere dieser persönlichen Erlebnisse aufzuschreiben, und Hans Schmid, Vorsitzender des Vereins *Makrobiotik in Berlin e.V.,* der die Berliner Fallstudien für die deutsche Ausgabe beisteuerte.

Ferner danke ich allen denjenigen, die zum Zustandekommen der jährlichen Konferenzen der Foundation unter dem Titel *Der makrobiotische Ansatz bei Krebs und degenerativen Erkrankungen* in den Jahren 1977 bis 1981 beigetragen haben, darunter Stephen Uprichard, Tim Goodwin, Bill Tims, John Mann, Steve Gagné, Richard France, Ann Stevens La Flair, Teresa Turner und Judith Clinton, stellvertretend für alle diejenigen, die diese Konferenzen moderierten, von denen auch viele Beiträge zu dem vorliegenden Buch kamen.

Edward Esko
Brookline, Massachusetts
Juli 1982

Einleitung

Als mir zum ersten Mal die Bedeutung von Gesundheit klar wurde, war ich gerade sehr engagiert damit befaßt, alle Möglichkeiten der Errichtung einer Weltregierung auszuloten — das war in den Folgejahren nach Ende des Zweiten Weltkrieges. Als ich tiefer in die Materie eindrang, erkannte ich, daß das Problem der individuellen Gesundheit direkt mit den grundlegendsten Fragen des Lebens zusammenhängt, nämlich mit: „Woher kommen wir?", „Wie sind wir auf diese Erde gekommen?" und „Wohin gehen wir in der Zukunft?" Von da an begann ich, nach dem Geheimnis des Lebens zu suchen und gleichzeitig nach Lösungen für das Problem der körperlichen und psychologischen Beschwerden.

Seit der Morgendämmerung der Geschichte ist der menschliche Intellekt fortwährend auf der Suche nach einer Lösung der Probleme Krankheit, Armut, Krieg, Elend und Konflikte und in ständigem Streben nach praktischen Methoden zur Überwindung des Leidens gewesen, als Grundlage für andauernden Frieden. Das Ausmaß der Probleme, denen wir uns heute gegenübersehen, macht erforderlich, daß wir unsere gesamte Denkweise hinsichtlich des richtigen Verständnisses von Ursprung und Schicksal der Menschheit vollkommen neu überprüfen und beurteilen müssen. Ferner dürfte wohl nötig sein, dem Lauf der Zivilisation selbst eine ganz neue Richtung zu geben.

Meine Suche nach einer Lösung dieser Probleme ist immer wieder von der unsterblichen Vision von der EINEN FRIEDLICHEN WELT inspiriert worden. Bald begriff ich, wollte ich Erfolg haben, mußte ich eine praktische Methode finden, die die Menschen in die Lage versetzt, sich von den degenerativen Umständen zu erholen, welche derzeit an der Gesellschaft nagen. Die Probleme Krebs und Herzerkrankungen zusammen mit den heute weit verbreiteten psychologischen Störungen haben in vielerlei Hinsicht Symbolcharakter für die allgegenwärtige Entwicklung, die die ganze Welt in diesem letzten Abschnitt des 20. Jahrhunderts bedroht.

In meinen Augen sind Krebs, Herzerkrankungen und andere körperliche Beschwerden das direkte Resultat von einem Mangel an Verständnis dafür, was Menschsein ist, gepaart mit einer wirren Vorstellung von Leben, Natur und Universum. Wenn es uns gelingt, die Prinzipien zu finden, die die natürliche Welt leiten — und wir sind ja Teil davon —, und es uns ferner gelingt, diese Prinzipien auch anzuwenden, so daß sich die adäquate Lebensweise für die Menschheit auf diesem Planeten entwickelt, dann dürften wir eine unmittelbare Lösung für die gegenwärtige Krise der biologischen Degeneration gefunden haben. Und damit diese Lösung fundamental und dauerhaft wird, dürfen diese Prinzipien nicht allein im biologischen Bereich angewendet werden, nein, sie müssen auch auf psychologischer, sozialer, philosophischer und spiritueller Ebene Anwendung finden.

Nach vielen Jahren Beobachtung und Erfahrung habe ich entdeckt, daß das menschliche Leben in all seinen Dimensionen nichts weiter als das Ergebnis der Wechselbeziehung zwischen Nahrung und herrschender Umgebung ist. Natürliche Umgebung, das schließt ein die Vielzahl der Faktoren, die den universellen Hintergrund des Lebens ausmachen, so wie kosmische Einflüsse, himmlische Strahlung, galaktische und solare Kräfte, planetare Bewegungen — auch die unserer Erde — und die atmosphärischen Bedingungen, die entsprechend der Höhenlage, Jahreszeit und geographischen Gegebenheiten variieren. Das schließt weiter ein die verschiedenen Einflüsse auf unser Denken und Verhalten, die durch unsere menschliche Umgebung, die Zivilisation, geschaffen werden. Auf ähnliche Weise schließt *Nahrung* alle die Faktoren ein, die wir verbrauchen oder aus der Umgebung aufnehmen, Faktoren in der Form von Vibrationskräften wie Licht, Ton und elektromagnetischer Strahlung zusammen mit den biologischen, biochemischen und chemischen Faktoren, die wir essen, trinken und atmen.

Weil wir darüber, was wir essen und trinken, Kontrolle ausüben können, ist physische Nahrung der wichtigste Umwelteinfluß für die Bestimmung unserer Gesundheit und unseres Glücks. Unsere Fähigkeit zur Kontrolle über die anderen Umweltfaktoren, die wir aufnehmen, ist weit mehr eingeschränkt, verglichen mit der Freiheit, die wir im Umgang mit unserer täglichen Nahrung haben. Die Kontrolle über unsere tägliche Ernährungspraxis, das ist der Schlüssel, mit dem wir alle physischen, psychologischen und sozialen Probleme lösen können.

Unterschiede in den Ernährungsgewohnheiten zusammen mit Unterschieden im natürlichen und sozialen Umfeld sorgen dafür, daß die einen Leute körperliche oder psychologische Krankheiten bekommen und damit zu kämpfen haben und die anderen von Beschwerden verschont bleiben. Diese Unterschiede sind es auch, die die enorme Vielfalt kultureller Formen und Denkmuster erzeugen, die es in der ganzen Welt gibt.

Zwischen 1960 und 1965 begann ich mit einer ernsthaften Studie über degenerative Krankheiten, vor allem Krebs. Teil dieser Studie war, daß ich viele der zeitgenössischen wissenschaftlichen Theorien über die Ursache von Krebs untersuchte, darunter diese, die von der Krankheit behaupteten, daß sie vererblich sei, oder daß sie von Gefährdung durch Umweltverschmutzung und Bestrahlung herrühre, oder daß sie durch Viren, Mikroorganismen oder verschiedene psychologische oder psychosomatische Faktoren verursacht werde. Bei der Durchsicht der medizinischen Forschungsunterlagen hatte ich jedoch das Gefühl, in einem finsteren, ausweglosen Dschungel umherzutappen. Ich beschloß daher, mich von diesen begrenzten Vorgehensweisen zu lösen und meine Orientierung zu ändern, von der *mikrobiotischen* Sicht weg und hin zu einer *makrobiotischen* Sicht. Ich fing an, das Verständnis von der Ordnung des Universums und ihrem Gesetz des Wandels vom subatomaren bis zum galaktischen Bereich zu überprüfen. Aus diesem Blickwinkel heraus studierte ich das Auf und Ab von Gesellschaften und untersuchte wieder neu das Phänomen der biologischen Degeneration in Beziehung zu ernährungs- und umgebungsbedingten Einflüssen.

Schon bald wurde mir klar, Krebs ist — wie alle degenerativen Krankheiten — in erster Linie Resultat einer täglichen Ernährungs- und Lebensweise, die nicht in Harmonie mit der vorherrschenden Umgebung ist. Praktisch heißt das, das Auftreten von Krebs, Herzerkrankungen und verschiedenen anderen degenerativen Beschwerden nimmt beständig zu, seit die Menschen von den mehr balancierten, traditionellen Ernährungsmodellen auf der Grundlage von ganzem, vollwertigem Getreide, organisch gewachsenem, frischem Gemüse und Früchten, Bohnen und Algen sowie anderen, von der Region abhängigen Erzeugnissen abgewichen sind zugunsten von dem modernen Ernährungsmodell auf der Grundlage von steigendem Konsum von Fleisch und Milchprodukten, fettiger und öliger Nahrung und übermäßig raffinierten, chemisch und industriell behandelten und unnatürlichen Produkten. Das Anwachsen der körperlichen und psychologischen Degneration, welches wir erleben, ist in erster Linie auf den Wandel in den Ernährungsgewohnheiten der modernen Zivilisation zurückzuführen.

Unter den vielen verschiedenen Erscheinungsformen von Krankheiten sind zwei offensichtlich gegensätzliche Kategorien von Ursachen und Symptomen erkennbar. Bei Kreislaufbeschwerden z.B. gibt es die eine Form, die mit übermäßiger Ausdehnung von Herz und Blutgefäßen einhergeht und zu niedrigem Blutdruck führt, und die andere, bei der die Gefäße übermäßig zusammengezogen sind und hoher Blutdruck entsteht. In gleicher Weise gibt es zwei offensichtlich gegensätzliche Kategorien bei Krebs; die eine Form tritt mehr zur Haut hin und an den peripheren Regionen des Körpers auf, z.B. Hautkrebs und Brustkrebs, die andere Form tritt in den inneren Organen oder tief drinnen im Körper auf, z.B. Leberkrebs oder Bauchspeicheldrüsenkrebs. Gleichgültig, welch komplizierte Symptome jeweils auftreten mögen, alle Krankheiten können mit der Terminologie dieser beiden offensichtlich verschiedenen Tendenzen verstanden werden. Unnötig zu erwähnen, daß eine unzählige Vielfalt von Symptomen als Abstufung zwischen diesen beiden offenbar gegensätzlichen Tendenzen existiert.

Die Lösung für Herzkrankheiten, Krebs und alle anderen degenerativen Krankheiten, eingeschlossen Diabetes, Arthritis, Epilepsie, Kinderlähmung, Gehirnlähmung, körperliches und geistiges Zurückbleiben und Schizophrenie, Wahnvorstellungen und andere psychologische Störungen kann in den verschiedenen Modifizierungen einer Ernährungsweise gefunden werden, in welcher diese beiden gegensätzlichen Tendenzen in ein gemäßigteres Gleichgewicht gebracht sind. Tausende von Jahren hat die traditionelle Ernährungsweise der Menschheit Schutz vor degenerativen Erkrankungen geboten. Die makrobiotische Standardernährung basiert auf diesen Prinzipien und setzt sich aus den folgenden Nahrungsmittelgruppen zusammen:

1. 50-60% ganzes, vollwertiges Getreide und Produkte daraus;
2. 5-10% (ein bis zwei Tassen oder kleine Schalen) Suppe, mit Gemüse und Algen (Meeresgemüse) als Hauptzutaten;
3. 20-30% am jeweiligen Ort verfügbares Gemüse, hauptsächlich in gekochtem Zustand;
4. 5-10% Bohnen und Algen (Meeresgemüse), Quelle für hochwertiges Eiweiß und Mineralien.

Zusätzlich dazu können diese Nahrungsmittel auf Wunsch mit Fisch und Meeresfrüchten, saisonal bedingten Früchten, Samen und Nüssen, verschiedensten nicht-stimulierenden und nicht-aromatischen Kondimenten und Würzmitteln sowie ungefärbten, nicht-aromatischen Getränken auf Kräuter- und Getreidebasis ergänzt werden.

Von selbst versteht sich, daß im Rahmen dieser Standardernährung besondere Modifizierung bei jeder Person bzw. Krankheit erforderlich ist, abhängig von der speziellen Kondition und den Symptomen. In manchen Fällen z.B. kann es notwendig sein, bestimmte Getreide- und Gemüsesorten gegenüber anderen besonders zu betonen, gewisse Methoden der Zubereitung anderen vorzuziehen, oder daß bestimmte Ergänzungsnahrungsmittel dazugenommen und andere ausgeschlossen werden müssen.

Durch diese makrobiotische, diätetische Herangehensweise sind in den vergangenen 20 Jahren viele tausend Menschen aus der ganzen Welt von zahlreichen Krankheiten geheilt worden. Eine weitere bemerkenswerte Tatsache bei vielen dieser Fälle war die Ausbildung einer friedlicheren, gelasseneren mentalen Verfassung, gleichzeitig kam es zu befriedigenderen familiären Beziehungen auf der Grundlage von Verehrung und Respekt den Älteren gegenüber und Liebe und Fürsorge für die Kinder und jüngeren Familienmitglieder. Viele dieser Menschen haben auch einen Sinn für ästhetische Wertschätzung entwickelt, zusammen mit einem tiefen Sinn der Bewunderung und Dankbarkeit gegenüber der Natur und anderen

Menschen.

Viele dieser Erfahrungen bestätigen, die Genesung zu körperlicher Gesundheit führt oft einen subtilen, aber gründlichen Wandel der gesamten Persönlichkeit herbei, einschließlich der Entfaltung befriedigenderer zwischenmenschlicher Beziehungen und einer tiefen Verehrung des Lebens in allen Bereichen. Durch Veränderungen wie diese kann sich innerhalb der Gesellschaft ein friedliches Zusammengehörigkeitsgefühl entwickeln, das womöglich zu einer friedlichen Weltgemeinschaft führt. Ich bin fest davon überzeugt, daß diese einfache, praktische, effektive Methode, die jeder im täglichen Leben anwenden kann, eine definitive Lösung für das Problem der degenerativen Krankheit anbietet, gleichermaßen auch für die verschiedensten Arten von Auseinandersetzungen, Schwierigkeiten und Konflikten in der Gesellschaft.

In diesem Buch, das sich aus Artikeln, Vorträgen und Krankengeschichten aus den vergangenen sechs Jahren zusammensetzt, werden die grundlegenden Anwendungen der makrobiotischen Art zu leben vorgestellt, vorrangig unter dem Aspekt des Problemes Krebs. Im Namen all der vielen makrobiotischen Freunde in der ganzen Welt möchte ich all denen, die ihren Beitrag zum Zustandekommen dieses Buches beigesteuert haben, dafür meine Dankbarkeit zum Ausdruck bringen, daß sie den unendlichen Traum von einer gesunden, friedlichen, leistungsfähigen Gesellschaft mit mir teilen, und für ihre Bemühungen, Gesundheit und Wohlbefinden aller Menschen zu verbessern. Durch das Angebot solch einer fortdauernden Inspiration und Aufklärung an die Gesellschaft leisten diese Freunde einen Beitrag zur Verwirklichung einer neuen Dimension von Zivilisation auf der Grundlage einer gesünderen, mehr schöpferischen Ausrichtung. Ferner möchte ich Edward Esko, der zusammen mit mir in den letzten zehn Jahren allerlei Studien bezüglich der Rettung der Menschheit angestellt hat, für die Herausgabe dieses Buches danken und entbiete auch dem Verleger meine aufrichtige Dankbarkeit im Namen aller Beteiligten.

Dieser Traum von der Errichtung einer gesunden, friedlichen Gesellschaft durch eine natürlichere, makrobiotische Lebensweise wird inzwischen von einigen Millionen Menschen auf der ganzen Welt geteilt. Weitere Informationen über die makrobiotische Lebensweise erfahren Sie bei den hinten im Buch angegebenen Adressen und den in den Fußnoten und im Literaturverzeichnis angegebenen, weiterführenden Büchern.

* * *

Seit dem sechzehnten Jahrhundert breitet sich der Einfluß des Westens von Europa her über die gesamte Welt aus, auch über ganz Asien. Seit der Zeit bläst ein allgemeiner Wind von Wissenschaft und Technik in alle Welt. Es dauerte sehr lange, fast 400 Jahre, bis es den Völkern Asiens gelang, westliche Methoden der Ausdrucksweise anzunehmen und zu verstehen, zusammen mit westlicher Technologie und Wissenschaft, und, indem sie lernten, sich selbst auf diese Weise auszudrücken, damit zu beginnen, ihre universelle, traditionelle Philosophie und Lebensweise in eine Ausdrucksweise zu kleiden, die alle Menschen verstehen konnten.

Es beginnt nun heute eine neue Epoche, durch Verbindung und Synthese von Ost und West. Früher gültige Unterschiede zwischen Okzident und Orient sind nicht länger zutreffend. In vieler Hinsicht ist aus den vielen Völkern dieser Erde ein einziges geworden, durch denselben Grad an Kultur und Zivilisation, dieselben Kommunikations- und Transportmittel und eine ähnliche Art und Weise der Ernährungs- und Lebensweise. Zum gegenwärtigen Zeitpunkt teilen alle Völker der Welt auch dasselbe Schicksal.

Derzeitig sehen wir uns der größten Bedrohung in der Menschheitsgeschichte gegenüber, ungeachtet unserer Nationalität, unserer Religion oder unserem kulturellen Hintergrund. Diese Bedrohung ist das Resultat von nichts anderem als der vollständigen und alles durchdringenden Degeneration der Menschheit in allen Bereichen — körperlich, psychologisch, sozial und spirituell. Wir, der moderne Homo sapiens, sind dabei, mit großer Geschwindigkeit zu degenerieren, weil wir besonders die letzten 50 Jahre die Ordnung des Universums, die Ordnung der Natur, Sie können auch sagen: Gottes Gebote, nicht beachtet haben. Stattdessen hat sich unsere Zivilisation durch vorrangige Motivation aus Gewinnstreben oder Kommerzialismus entwickelt. Die modernen Wirtschaftssysteme sind weitgehend im Geiste dieser Ausrichtung aufgebaut worden, ohne daß man ernsthaft darauf achtete, was wohl der Gesundheit und dem Wohlbefinden unserer Gesellschaft dienlich sein könnte.

Wir stehen nun kurz davor, Zeugen des Zusammenbruchs unserer gesamten modernen Zivilisation zu werden. Wenn wir nicht schnell das Steuer herumreißen, werden etwa um das Jahr 2000, das sind ja nur noch weniger als 20 Jahre hin, 50% oder mehr der Menschen in den USA ständig mit einer Form von degenerativen Krankheiten zu tun haben, einschließlich Krebs, Herzerkrankungen, psychischen Störungen, Diabetes und einer Unmenge weiterer. Zur gleichen Zeit wird die andere Hälfte der Bevölkerung zu deren Unterhalt arbeiten müssen, während jeder gezwungen sein wird, für die gewaltigen Kosten für Gesundheitswesen, soziale Absicherung, Wohlfahrt und Versicherung aufzukommen. Wenn wir weiter in diese Richtung gehen, werden die USA zwangsläufig in weiteren zehn bis 20 Jahren zusammenbrechen.

Vor 15 Jahren hatte ich eine Begegnung mit einer Gruppe von Ärzten in einem größeren New Yorker Krankenhaus. Auf ihre Frage nach meiner Meinung über die Ursache von Krebs sagte ich nur: „Die Ernährungsweise!“ Sie fragten mich, ob ich Vererbungs- und Umweltfaktoren für ebenso wesentlich halten würde, und ich antwortete darauf: „Das ist relativ unbedeutend; das Hauptproblem ist die Ernährung.“ Sie schauten sich gegenseitig an und zuckten mit den Schultern. Nach einiger Zeit des Schweigens sagte schließlich einer der Ärzte: „Können Sie uns das demonstrieren, inwieweit Ernährung der Hauptfaktor ist oder nicht?“ Ich antwortete: „Sicher, Sie brauchen mir nur einige Ihrer Patienten zu überlassen. Ich lasse Ihnen dann meine Adresse und Telefonnummer da. Sie können mich jederzeit kontaktieren.“ Ich habe nie wieder etwas von ihnen gehört.

Bei einem Essen mit einer Gruppe Professoren und Wissenschaftler einer Universität nahe Boston vor mehreren Jahren kam eine Diskussion über eine Reihe von Gesundheitsfragen auf, hauptsächlich ging es um den kontinuierlichen Anstieg bei Krebs und Herzerkrankungen. Ich erwähnte, für die meisten Menschen würde es notwendig sein, ihre Ernährungs- und Lebensweise grundlegend zu verändern, wollten wir diesen Trend umkehren. Sonst läge die Zukunft der Menschheit ziemlich im Düsteren. Auf diese meine Bemerkung hin begannen sie untereinander zu argumentieren, es fielen Worte wie: „Sind wir wirklich dabei zu degenerieren, oder stehen wir mitten in einem Entwicklungsprozeß?“ Oder: „Möglicherweise ist dies ein notwendiger, vorübergehender Schritt zu einer neuen Form der Weltzivilisation.“ Wie dem auch sei, meine Aussage jedenfalls wurde nicht akzeptiert.

Vor vier Jahren hatten eine Reihe von Freunden und ich eine Begegnung mit den Beratern des Präsidenten im Weißen Haus, wir wollten die amerikanische Ernährungspolitik diskutieren. Bei unserer Vorstellung sagte ich:

„Wenn wir nicht innerhalb von 20 Jahren eine drastische Richtungsänderung vornehmen, wird unser Land zusammenbrechen.“ Ich erwartete nun, daß sie widersprachen oder eine andere Ansicht äußerten. Zu meiner Überraschung nickten jedoch die Berater alle fünf zustimmend.

Ich war sehr froh, als der Senats-Ausschuß für Ernährung (Senate Nutrition Committee) im Jahre 1977 *Dietary Goals for the United States* veröffentlichte. Dieses bahnbrechende Papier vereinte die Ansichten vieler gewissenhafter Wissenschaftler wie Dr. Mark Hegsted und Dr. Philip Lee. Außerdem bin ich sehr froh, daß makrobiotische Leute in den vergangenen 15 Jahren die Initiative zur Entwicklung der Naturkostbewegung ergriffen haben: sie propagierten den Gebrauch von biologisch angebauten Getreiden, Bohnen und Gemüsen sowie von Erzeugnissen wie Tofu, Tempeh, Natto und Algen (Meeresgemüsen). Heute gibt es Tausende von Naturkostläden, die natürliche Nahrungsmittel bester Qualität führen. Ich bin auch sehr ermutigt, wenn viele Ärzte und medizinische Forscher öffentlich für einen Wandel in der Ernährung als einem Mittel zur Verhütung von Krankheiten eintreten. Ich kann erkennen, daß dieses Land nach vielen Jahren schweren Ringens nun dabei ist, seinen Kurs zu wechseln und als Folge davon auch das Schicksal der modernen Zivilisation zu ändern.

In Wirklichkeit ist jeder ja sein eigener Herr. Für Krankheit kann nicht die Gesellschaft, nicht das Schicksal, nicht die Vererbung verantwortlich gemacht werden. Krankheit hat ihre Ursache in dem, was wir gegessen haben und was unsere Vorfahren gegessen haben, und in unserem täglichen Denken und Verhalten. Aus diesen grundlegenden Ursachen erwachsen sie alle, unsere körperlichen, seelisch-geistigen und sozialen Probleme. Wenn wir krank sind, gibt es keinen anderen Erzeuger dieser Krankheit als uns selbst. Eine Kondition wie Brustkrebs z.B. ist das natürliche Produkt des Verzehrs großer Mengen solcher Nahrungsmittel wie Eiscreme, Käse und Milch, während Hautkrebs durch den übermäßigen Konsum von fett- und zuckerhaltiger Nahrung entsteht. Herzleidende Personen sollten begreifen, daß ihr Zustand aus dem zu hohen Verzehr von Fleisch, Eiern und Zucker herrührt. Und wieder stellen wir die Frage: „Wer verursacht diese Krankheiten?“ Die Antwort lautet natürlich: Niemand außer uns selbst. Da wir selber die Verursacher unserer Krankheiten sind, ist es auch an uns, sie zu bezwingen.

Ich habe sehr viel Achtung vor der modenen Medizin, doch bis zum heutigen Tage legt sie ihr Hauptschwergewicht auf die Linderung von Symptomen. Wenn jemand ein abnormales Symptom bemerkt und das Krankenhaus aufsucht, werden die dortigen Ärzte in der Regel versuchen, es durch Injektion von Medikamenten, durch Operation oder durch andere Maßnahmen auszuschalten. Eine Krankheit kann jedoch nur dann als „geheilt" angesehen werden, wenn die betreffende Person ihren eigenen Anteil an deren Entstehung erkennt und sich entschließt, ihren Zustand durch Beseitigung der Ursache ihrer Krankheit zu ändern. Modern ausgedrückt heißt das, wir müssen fünf Jahre warten, um festzustellen, ob sich ein neues oder ähnliches Symptom bildet, bevor wir behaupten können, eine Krankheit sei geheilt. Selbst wenn die Symptome vorübergehend unterdrückt sind, wenn der Patient indes seine Art und Weise des Essens und Trinkens, sein Verhalten, seine Art zu denken und seinen Lebensstil nicht ändert, hat eine grundlegende Heilung noch nicht stattgefunden.

Kürzlich kam ein Erziehungsminister aus Venezuela nach Boston, um zu besprechen, wie Makrobiotik der Zukunft seines Landes dienen könnte. Im Laufe unserer Unterhaltung fragte ich ihn nach seinem Urteil über die amerikanische Nahrung. Er antwortete sofort: „Die amerikanische Nahrung ist die schlimmste von allem, was ich in der ganzen Welt gegessen habe." Ich fragte sodann: „Wo jetzt der amerikanische Lebensstil inklusive der Ernährungsweise immer mehr Verbreitung in Ihrem Land findet, was werden Sie tun?" Antwort: „Genau deshalb bin ich zu Ihnen gekommen. Mein größtes Anliegen ist, die natürliche Qualität unserer traditionellen Nahrungsmittel wie Getreide, Bohnen und Gemüse zugunsten von Gesundheit und Wohlbefinden unserer Bevölkerung zu bewahren."

Meine Frau und ich kehrten neulich von einer Seminarreise durch Spanien und Portugal zurück. In Spanien sah ich viele Kranke, die auf der Suche nach makrobiotischer Beratung waren. Eine etwa 35jährige, katholische Nonne befand sich unter ihnen. Sie kam zu meinen Seminaren, und bei einer persönlichen Begegnung gestand sie mir, Brustkrebs zu haben. Ich fragte sie nach der Anzahl der Nonnen in ihrem Kloster, und sie antwortete, es seien etwa 300, die dort leben würden. Dann fragte ich sie, wieviele davon an Krebs erkrankt seien, und bekam zur Antwort, 69 hätten die Krankheit bekommen und 30 davon seien daran gestorben. 13 Frauen waren mit ihr zusammen in das Kloster eingetreten, und von dieser ursprünglichen Gruppe waren 12 an Krebs gestorben und sie die einzige, die noch da war.

In Lissabon gibt es viele makrobiotische Restaurants. Jedes von ihnen versorgt etwa 400 Leute jeden Tag, darunter sind viele ortsansässige Arbeiter und Angestellte. In Portugal gibt es ferner ein Gefängnis, wo man jetzt makrobiotische Mahlzeiten serviert. Von den 400 dort einsitzenden Gefangenen haben 22 begonnen, makrobiotisch zu kochen und zu essen. In den sechs Monaten, als das Programm lief, entstand ein bemerkenswerter Unterschied zwischen den 22 makrobiotisch lebenden Gefangenen und den übrigen Häftlingen. Die makrobiotisch lebenden Gefangenen beschäftigten sich jetzt jeden Tag damit, die makrobiotische Philosophie und die Probleme der Gesundheit des einzelnen und der Gesellschaft zu studieren. Eine ganze Reihe von ihnen hatte Bankraub, Diebstahl und Brandstiftung begangen, doch nun wünschten sie, der Gesellschaft zu dienen und der Menschheit zu helfen. Ihr Gesichtsausdruck wurde immer klarer, und sie wurden viel aktiver und gleichzeitig friedlicher. Als ich neulich das Gefängnis aufsuchte, berichteten sie mir alle, daß sie ihr Leben dem Studium, harter Arbeit und der Hilfe für andere widmen wollten. Der Gefängnisdirektor war voll und ganz einverstanden mit ihrer Anregung, allen 400 Häftlingen diese makrobiotischen Mahlzeiten zugänglich zu machen.

Mittlerweile haben alle makrobiotisch lebenden Gefangenen besondere Privilegien erhalten, seitdem sie diese Kost essen, als Ergebnis von bemerkenswerten Verbesserungen in ihrem Verhalten. An den Wochenenden wird ihnen gar gestattet, zu Besuch nach Hause zu fahren. Vergleichen wir diese Gefangenen mit den Nonnen aus dem Kloster, ist offensichtlich, daß wir nicht gesund oder glücklich werden können, wenn wir nicht richtig essen, gleichgültig, ob wir gute Menschen sind oder nicht.

Natürlich haben wir keinerlei Einwände, wenn Sie entscheiden, jeden Abend kiloweise Eiscreme zu essen, vorausgesetzt, Sie haben Ihren letzten Willen im Rathaus hinterlegt. Uns macht es auch nichts aus, wenn es Ihnen Spaß macht, literweise gezuckerte Limonade Tag für Tag zu trinken, solange Sie einen Termin bei Ihrem Zahnarzt vereinbart haben. Sollten Sie jedoch den Wunsch haben, Ihren Cholesterinspiegel zu senken, sich größerer Flexibilität in Geist und Körper zu erfreuen und am eigenen Leib einen höheren Grad an Wohlbefinden für sich selbst und Ihre Familie zu verspüren, dann essen Sie bitte richtig!

Zur richtigen Einschätzung Ihrer täglichen Ernährung achten Sie bitte auf folgendes:

1. Esse ich jeden Tag unraffiniertes, vollwertiges, ganzes Getreide, und kaue ich jeden Bissen Nahrung gründlich?
2. Ist meine tägliche Nahrung sämtlich von natürlicher Beschaffenheit, und vermeide ich stark behandelte, hochgradig unnatürliche Nahrungsmittel?
3. Verwende ich täglich frisches Gemüse?
4. Würze ich meine täglichen Speisen mit einer sparsamen Menge von mineralreichem Meersalz anstelle von raffiniertem Tafelsalz?
5. Bemühe ich mich, nicht zuviel Fleisch, Eier, Geflügel und andere große Mengen gesättigtes Fett und Cholesterin enthaltende Sachen zu essen?
6. Verwende ich qualitativ hochwertige, natürliche Süßmittel aus Getreide anstelle von stark raffiniertem Zucker oder konzentrierten Süßmitteln wie Honig oder Ahornsirup?
7. Vermeide ich, zuviel Früchte oder Fruchtsäfte zu mir zu nehmen, vor allem tropischen Ursprungs?

Sind unter Ihren Antworten auf diese Fragen viele „Nein"s, raten wir Ihnen, den makrobiotischen Ansatz für Ernährungs- und Lebensweise in Betracht zu ziehen, wie er hier in diesem Buch vorgestellt wird.

Zum gegenwärtigen Zeitpunkt ist die Wiederentdeckung der angemessenen Nahrung am vordringlichsten auf der Tagesordnung der modernen Welt. Fangen wir bei der nächsten Mahlzeit an, wenden wir uns einer gesünderen, besseren Art der Ernährung zu. Verwenden wir ferner unsere tägliche Nahrung dazu, Ausgewogenheit in Seele, Körper und Geist wiederzuerlangen, so daß unsere Familie, unsere Gesellschaft und die ganze Welt tatsächlich den Weg zu einer friedlicheren und harmonischeren Entwicklung finden können.

Michio Kushi
Brookline, Massachusetts
Juli 1982

1.

Kapitel Eins
Krebs und die moderne Zivilisation

von Michio Kushi,
Präsident der East West Foundation, Boston, USA.

Kürzlich sprach ich mit einer Frau mittleren Alters, die an Brustkrebs erkrankt war. Bevor sie mit unserem diätetischen Ansatz in Berührung kam, hatte sie sich bereits einer Operation unterzogen und etwa zehn Bestrahlungen erhalten. Die medikamentöse Behandlung bestand damals in Hormon- und Vitamingaben, und jetzt hielt man Chemotherapie für angebracht. Dennoch wurde sie nach all dem als Grenzfall betrachtet — der Krebs ist definitiv nicht unter Kontrolle gebracht worden.

Diese Frau ist kein Einzelfall. Die moderne medizinische Wissenschaft ist schlüssige Konzepte hinsichtlich Ursache oder Behandlung von Krebs immer noch schuldig geblieben. Über die vergangenen 35 Jahre hinweg hat sie einen gewaltigen Feldzug unternommen in dem Bemühen, die Probleme von Krebs und den anderen degenerativen Krankheiten zu lösen. Bis heute haben diese Bemühungen, die in großem Maßstab erfolgt sind, jedoch zu keinen dauerhaften, umfassenden Lösungen geführt. Tatsache ist, heute gibt es mehr Krebsfälle als zu Beginn der konzentrierten Forschung.

Im Jahre 1980 erkrankten mehr als 750.000 Amerikaner an Krebs, und jeden Tag kamen 2.100 neue Fälle hinzu. Über 400.000 Krebspatienten starben, das sind 1.100 pro Tag. Der Triumph der modernen Medizin, die ihre Entwicklung vor etwa 100 Jahren begann, zeigt sich heute in großartigen Krankenhäusern, ausgeklügelten Technologien und topausgebildeten Spezialisten. Doch die Kraft und Brillanz all dieser Vollkommenheiten wird heute ernstlich herausgefordert durch das Problem Krebs.

Auf dem Gebiet der Krebsforschung haben Wissenschaftler solchen Techniken wie Chirurgie, Bestrahlung, Laser-Therapie, Chemotherapie,

Hormontherapie und anderen den Weg geebnet — doch diese Behandlungen eignen sich — im besten Falle — nur dazu, um vorübergehend und auch nur auf symptomatischer Ebene erfolgreich Linderung zu erzielen. In den meisten Fällen können sie ein erneutes Auftreten der Krankheit nicht verhindern, weil sie nicht die Grundursache oder den Beginn des Problems angehen.

In weiten Kreisen ist bereits bekannt, daß die Rate bei Krebs- und Herzerkrankungen, bei Diabetes und bei mentalen und anderen degenerativen Krankheiten im Verlauf des Jahrhunderts ständig angestiegen ist, und dies bei fast allen Bevölkerungsteilen der Erde.[1] In der Tat wird immer deutlicher, daß die zivilisierte Welt bald von einem Kollaps ungeahnten Ausmaßes bedroht werden dürfte, wenn die schnelle Ausweitung des biologischen Niedergangs so weitergeht.

Wir glauben, daß dieser Kollaps nicht unausweichlich ist; aber um das Auftreten einer solchen Katastrophe zu verhindern, müssen wir solche Probleme wie Krebs unter einem neuen Gesichtswinkel angehen. Das heißt konkret, wir müssen anfangen, nach den grundlegendsten Ursachen zu suchen und die grundlegendsten Lösungswege zu beschreiten, anstatt weiterhin zu versuchen, jedes Problem getrennt, allein nur unter Berücksichtigung der Symptome, zu behandeln.

Das Problem der degenerativen Krankheiten berührt uns in der einen oder anderen Weise alle. Daher sollte die Verantwortung, Lösungswege zu finden und zu beschreiten, nicht nur denen überlassen bleiben, die medizinischen und wissenschaftlichen Kreisen angehören. Es ist unsere Überzeugung, daß die Wiedererlangung von globaler Gesundheit sich nur durch gemeinsame Anstrengung, die Menschen aus allen Bevölkerungsteilen miteinbezieht, ergeben kann.

Als ich vor mehr als 30 Jahren nach Amerika kam, war das Problem Krebs weit weniger akut als heutzutage. Ende 1981 gab das „National Cancer Institute" bekannt, daß einer von drei Amerikanern im Laufe seines Lebens möglicherweise an Krebs erkranken würde. Steigt die Krebsrate im gegenwärtigen Tempo weiter an, dürften 50% der Bevölkerung zur Jahrhundertwende daran erkranken; und im nächsten Jahrhundert käme es dann so weit, daß praktisch jeder Krebs bekommt. Anstatt nun also zum Jahrhun-

1 Eine eingehendere Diskussion dieses Trends ist in *Das große Buch der makrobiotischen Ernährung und Lebensweise* (Michio u. Aveline Kushi) festgehalten.

dert der Gesundheit, des Friedens und des Fortschritts zu werden, verspricht das 21. Jahrhundert das „Jahrhundert des Krebses“ zu werden.

Ähnlich ist die Situation bei anderen chronischen und degenerativen Krankheiten. Vor 30 Jahren war einer von 20 Amerikanern geisteskrank; das hat sich heute mehr als verdoppelt auf mehr als einen von zehn. Fettleibigkeit ist anerkannt als Risiko-Faktor bei vielen der Haupt-Todesursachen, darunter Herz- und Kreislauferkrankungen, Leberbeschwerden und Diabetes; und Fettleibigkeit kann genauso wie Geisteskrankheit zu erheblicher Entkräftung wenn nicht gar zum Tode führen. Jeder dritte Amerikaner ist heute übergewichtig, heißt es, und zwar in einer Weise, die seine Lebenserwartung beträchtlich vermindert.

Zu Zeiten von Präsident Kennedy wurden Millionen von Dollars in die Erforschung der gewöhnlichen Erkältung gesteckt, und doch gibt es heute, fast 20 Jahre später, immer noch keine handfesten Resultate. Es ist eine Tatsache, keine wesentliche Krankheit kann mittels moderner Methoden wirklich geheilt werden. In manchen Fällen können sie wohl Symptome unter Kontrolle bringen, doch grundlegende Heilung können sie nicht schaffen.

Diese und viele andere Trends vorausgesetzt, können wir deutlich sehen, wie die USA und mit ihnen die gesamte moderne Zivilisation dicht am Rande der Selbstvernichtung stehen, das Resultat einer tiefsitzenden, chronischen, biologischen Degeneration. Was uns an Zeit bleibt, diesen Prozeß umzukehren, ist sehr, sehr wenig. Zu dem Zeitpunkt, wo die gegenwärtige Generation erwachsen wird, werden wir womöglich Zeugen des völligen Niedergangs unseres soeben entwickelten „Modern Way of Life“; der finale Kollaps dürfte innerhalb der nächsten 20 oder höchstens 40 Jahre hereinbrechen.

Diese traurige Pleite kann man jedoch auch als eine günstige Gelegenheit ansehen, nämlich zur tiefen Selbstreflektion zu kommen. Das Problem Krebs birgt in sich die Chance, ernsthaft unser gegenwärtiges Verständnis von Gesundheit und Krankheit zu überdenken und die grundsätzlichen Prämissen unserer Art zu leben zu überprüfen.

Beispielsweise betrachtet die moderne Art zu denken Krebs gewöhnlich als eine Abweichung, verursacht durch bestimmte Faktoren (z.B. Viren, Gene oder Karzinogene), die als „Feinde“ gesehen werden. Um den Krebs zu heilen, müssen diese „Feinde“ beseitigt werden — sie werden ausfindig gemacht und vernichtet, bombardiert mit chemischen Substanzen und Bestrahlung. Unser modernes Verständnis von Leben, Gesundheit, Krankheit und der menschlichen Natur ist *dualistisch.* Dualistisches Denken trennt das Gute vom Bösen, Freund und Feind, indem es das eine für wünschenswert hält und das andere nicht. Diese trennende Art des Denkens liegt gegenwärtig allen Bereichen der modernen Gesellschaft zugrunde, auch Erziehung und Religion, Politik und Wirtschaft, Wissenschaft und Industrie, und hat ihren Gipfel in jenem toten Punkt, der durch unser modernes Scheitern, das Problem Krebs zu lösen, erreicht wurde.

Solange unser grundlegender Gesichtswinkel dualistisch ist, ist es unmöglich, auch nur irgendeine Krankheit an ihrer Wurzel zu heilen, sei es Diabetes, Emphysem, Lepra, Arthritis, Geisteskrankheit oder auch nur gewöhnliche Erkältung. Die gegenwärtige Form des Angreifens kommt von unserer Unkenntnis von der wahren Natur von Leben und Gesundheit. In tieferem Sinne stellt das Rätsel Krebs unser modernes medizinisches Verständnis auf die Probe und ist gleichzeitig auch Herausforderung für die moderne Zivilisation an sich.

I. Moderne Theorien

Hinsichtlich der Ursache von Krebs gibt es derzeit zwei hauptsächliche Theorien. Die erste besagt, Krebs entstehe als ein Resultat von „krebserregenden Stoffen“, darunter Chemikalien und Konservierungsstoffe in der Nahrung, Chemikalien und Schadstoffe in der Umwelt wie Asbest oder Industriemüll und Außenreize wie Röntgenstrahlen oder ultraviolettes Licht. Die zweite Erklärung mit Gewicht ist die „Virus-Theorie“, entstanden durch mikroskopische Untersuchungen von Krebszellen, wodurch die Anwesenheit von Viren ans Licht kam. Diese Präsenz von Viren-Zellen führte zu dem Schluß, daß diese Zellen für die Kondition verantwortlich seien und Krebs von daher ansteckend sein könne.

Es gibt noch weitere verdächtige Faktoren: z. B. fingen einige Wissenschaftler an zu glauben, daß manche Schäden in Genen, die ein Individuum bei der Geburt erfährt, eine Prädisposition für Krebs im späteren Leben schaffen können, oder, anders gesagt, daß die Tendenz, Krebs zu entwickeln, erblich bedingt sein könne.

Keine dieser Theorien hatte jedoch die Entdeckung einer umfassenden, effektiven Behandlung zur Folge. Die bis dato hauptsächliche Entdeckung ist die, daß Früherkennung sich am ehesten als Mittel zur Bekämpfung der Krankheit empfehlen würde. Des weiteren dürften einige der gegenwärtigen Diagnosemethoden selber zu beschleunigtem Wachstum bösartiger Tumore beitragen. Beispielsweise wird Röntgen zur Feststellung von Tumoren in Brust oder Lunge jetzt gemeinhin verdächtigt, das Risiko zu erhöhen, daß sich ein bösartiges Gewächs in der Brust entwickelt.

Sobald ein Krebs festgestellt ist, bleibt die *operative Entfernung* des krebsbefallenen Gewebes oder eines vollständigen erkrankten Organs oder Drüse die vorrangige Behandlungsmethode. Andere weitverbreitete Behandlungen sind *Bestrahlung* (radioaktive Bombardierung der Krebszellen) und *Chemotherapie* (Injektion von starken chemischen Präparaten in die Blutbahn). Ferner gibt es verschiedene zusätzliche Formen der Behandlung, noch im Versuchsstadium, wie z.B. *Thermotherapie* (hohes Fieber wird erzeugt, indem der ganze Körper intensiver Hitze ausgesetzt wird), *Immunotherapie* (Versuch, des Körpers ursprüngliche, innere Abwehrkräfte zu mobilisieren, gewöhnlich durch Injektion von Vitamin A, Interferon oder anderen Stoffen), *Photoradiation* (Injektion und Laser-Stimulierung photo-aktiven Materials, welches sich in letales Gas umwandeln soll, das seinerseits die Krebszellen abtötet) oder *Laetril,* das umstrittene Vitamin B_{17}, kürzlich zum Experimentieren legal freigegeben in den USA.

Wie wirksam sind diese Behandlungsmethoden? Mit Bestimmtheit ist das schwer zu sagen, doch soweit es ersichtlich ist, besteht kein Anlaß zur Ermutigung. Fachleute haben z.B. herausgefunden, daß krebskranke Kinder, die mit Bestrahlung und Chemotherapie behandelt wurden, größere Aussichten als normale Kinder haben, in späteren Jahren erneut an Krebs zu erkranken. Generell läßt sich abschätzen, daß unbehandelte Krebs-Patienten tatsächlich länger leben dürften als solche, die eine Behandlung erfahren haben.

II. Krebs — die Ursache

Die Probleme von Krebs und anderen degenerativen Krankheiten lassen sich nicht von den Problemen der modernen Zivilisation als Ganzes trennen. Beispiel: Kürzlich saß ich auf der Bank eines Bostoner Gerichts. Mir schien, daß alle fünf Minuten ein neues Paar eintrat, um vom Richter die Zustimmung zur Ehescheidung zu erhalten. Dies geschah den ganzen Tag über und erinnerte mich an ein Fließband in der Automobilindustrie.

Danach traf ich mit mehreren Richtern zusammen und fragte sie, warum die Scheidungsrate so schnell angestiegen sei. Ein Richter antwortete: „Wir sind nicht mehr so respektiert und haben nicht mehr den gleichen Einfluß wie in der Vergangenheit. Gleichzeitig werden traditionelle Werte in der Schule nicht mehr unterrichtet, und ebensowenig werden sie zu Hause praktiziert und respektiert."

Alle waren der Meinung, daß etwas getan werden müßte, um dieses verhängnisvolle Scheitern in den familiären Beziehungen zu verhindern. Einer der Richter erwähnte, daß es in der Vergangenheit leichter gewesen sei, ein Paar wieder zur Versöhnung hinzuführen; heute jedoch sei es in den meisten Fällen fast unmöglich geworden, eine Scheidung zu verhindern. Ihre eigenen Bemühungen, sagte er, seien jetzt mehr darauf ausgerichtet, für das Wohlergehen der Kinder zu sorgen. Die Richter hatten ebenfalls festgestellt, daß der Einfluß von Kirche oder Schule, gesetzliche Einschränkungen oder die Intervention von seiten der Behörden den Trend anscheinend nicht länger aufzuhalten vermag. Ein Richter meinte schließlich, daß Scheidung praktisch zu einem Symptom unserer modernen Zivilisation an sich geworden sei.

Dasselbe kann von Krebs, Herzerkrankungen, Geisteskrankheiten und all den degenerativen Krankheiten gesagt werden. Die Epidemie degenerativer Krankheiten, der Niedergang traditioneller menschlicher Werte und die Zerrüttung der Gesellschaft an sich sind allesamt Hinweise darauf, daß mit dem modernen Leben grundsätzlich was falsch ist. Schauen wir uns die folgenden Beispiele an, die zu der Entstehung unserer modernen Situation beigetragen haben.

1. Ein materieller Blickwinkel

Zum gegenwärtigen Zeitpunkt neigen wir dazu, die Entwicklung der Zivilisation unter dem Aspekt unseres fortschreitenden, materiellen Wohlstands zu sehen; gleichzeitig sehen wir die Bedeutung der Entwicklung von menschlichem Bewußtsein und menschlichem Geist völlig unter Wert. Doch diese Sichtweise steht in keinem Verhältnis zu der wirklichen Natur unseres Daseins. Die eigentliche Welt der Materie ist winzig, nahezu bedeutungslos, im Vergleich zu den unermeßlichen Strömen von Raum und Energie, die sie einhüllen und woraus sie sich körperlich manifestiert hat.

Die materielle Welt ist nicht allein vergleichsweise unendlich winzig, dazu kommt, wie die moderne Atomphysik festgestellt hat, je mehr wir diese materielle Welt analysieren und auseinandernehmen, desto mehr finden wir heraus, sie hat überhaupt keine konkrete Existenz. Mit anderen Worten, die Suche nach einer kleinsten Einheit der Materie, die mit der Feststellung des Demokrit, die Wirklichkeit könne in „Atome und Raum" gegliedert werden, begann, ist zuende im 20. Jahrhundert, durch die Entdeckung, daß subatomare Partikel nichts weiter als hochgradig aufgeladene Träger fließender Energie sind.

Unsere Sinne jedoch, die ja begrenzt sind, verleiten uns zu der irrigen Annahme, daß die Dinge eine feste oder unveränderliche Natur besitzen. Dabei sind ja z.B. alle Zellen, alle Gewebe, die Haut und alle Organe, woraus der menschliche Körper sich zusammensetzt, in fortwährenden Veränderungen begriffen. Man hat errechnet, daß rote Blutkörperchen im Blutstrom etwa 120 Tage lang leben. Um nun eine relativ konstante Anzahl davon ständig aufrechtzuerhalten, werden jede Minute sage und schreibe 200.000.000 neue Zellen gebildet, und gleichzeitig wird dieselbe Anzahl Zellen nach und nach zerstört. Daraus folgt: Was wir für unser heutiges „Selbst" halten, ist ganz und gar verschieden von unserem gestrigen „Selbst" und unserem morgigen „Selbst". Das dürfte Eltern einleuchten, die ihre Kinder haben groß werden sehen. Doch unsere Entwicklung endet ja nicht mit Erlangung der körperlichen Reife: unser Bewußtsein und unsere Urteilsfähigkeit ändern und entwickeln sich auch das ganze Leben hindurch.

In Wirklichkeit gibt es nichts Statisches, Festes oder Dauerndes; dennoch nimmt der moderne Mensch häufig eine immer gleichbleibende, unflexible Haltung ein und erfährt als Folge davon immer wieder Frustration und Enttäuschung, wenn er mit der Vergänglichkeit des Lebens konfrontiert wird. Wir alle kennen ja die Geschichten von Leuten, die ihr Leben damit zubrachten, ein Vermögen anzuhäufen, nur um schließlich in Verzweiflung zu verfallen bei der Entdeckung, daß ihre grundlegenden Bedürfnisse unerfüllt geblieben sind.

2. Kommerzielle Ausrichtung, Künstlichkeit und Qualitätsverfall

Erfolgreiche Produktion von Konsumgütern gründet sich heute weitgehend darauf, sie massenweise auf den Markt zu bringen. Um erfolgreich zu sein, muß ein Produkt in irgendeiner Form die Sinne anregen oder erfreuen. An und für sich ist die Befriedigung der Sinne ja nicht zwangsläufig destruktiv.

Jeder hat das Recht, seine Grundbedürfnisse zu befriedigen. Schlimm wird es erst, wenn sinnliche Befriedigung zum Leitmotiv einer Gesellschaft wird. Das führt dazu, daß eine Gesellschaft degeneriert, denn der Bereich der Sinne ist ja so begrenzt im Vergleich zu unserer ursprünglichen Leistungsfähigkeit von Vorstellung, Verständnis, Mitgefühl, Einsicht und Liebe.

Ein gutes Beispiel ist die Qualität der Nahrungsmittel. Früher schätzten die meisten Leute Vollkornbrot, Naturreis und andere vollwertige Naturnahrung, schlicht und natürlich in Geschmack und Struktur. Heute, um die Sinne anzuregen, wird Naturreis gewöhnlich raffiniert und poliert zu nährstoffarmem, weißem Reis, ist Vollweizenbrot von kuchenartigem Weißbrot abgelöst worden.

Gleichzeitig ist eine riesige Industrie entstanden, um die Wirkung auf die Sinne zu steigern, nämlich durch Hinzufügen von künstlichen Farbstoffen, Geschmackszusätzen und Strukturmitteln zu unseren alltäglichen Nahrungsmitteln. Über die letzten 40 Jahre hin hat sich dieser Trend auf viele notwendige Bereiche des täglichen Lebens ausgeweitet, darunter Kleidung und Haushaltswaren, Möbel und Bettzeug, Küchenutensilien und anderes. Es ist jedoch vielen aufgefallen, daß die Anwendung künstlicher Technologie bei der Produktion von Konsumgütern oft zur Verminderung bei der Qualität führt.

Alles in allem sind wir auf dem Weg zu einer ganz und gar künstlichen Art zu leben — wir haben uns immer weiter entfernt von unserem Ursprung in der natürlichen Welt. Doch es gäbe keinerlei menschliches Leben ohne das Sonnensystem oder die Erde, oder ohne Luft, Wasser und Vegetation. Indem wir unsere Art zu leben gegen die Natur ausrichten, sind wir in Wahrheit dabei, uns selber zu bekämpfen und letztlich zu zerstören.

Krebs ist nur eines der Resultate dieser Gesamtorientierung. Doch anstatt die umfassenderen, umweltbedingten, gesellschaftlichen und diätetischen Ursachen von Krebs in Betracht zu ziehen, bewegt sich die meiste Forschung gegenwärtig in die entgegengesetzte Richtung und sieht die Krankheit vornehmlich als eine isolierte, zelluläre Störung, und die meisten Therapien konzentrieren sich lediglich darauf, den Krebstumor zu entfernen bzw. zu zerstören, und ignorieren dabei völlig die Gesamtkörper-Verfassung, die doch für die Krebs-Entwicklung verantwortlich ist.

Im allgemeinen beginnt Krebs als eine Wucherung in einem bestimmten Bereich, die den Zweck erfüllt, andere Körperfunktionen und -organe zu entgiften, indem das Gift aus allen Teilen des Körpers auf eine Stelle beschränkt (= lokalisiert) wird. Deshalb können die anderen Organe und der Körper als Ganzes weiterhin ganz normal arbeiten, während gleichzeitig der Krebs sich entwickelt. So gesehen ist Krebs keine Krankheit von bestimmten Zellen bestimmter Organe. Krebs ist ein Mittel des Selbstschutzes für einen insgesamt erkrankten Organismus.

Anders gesagt, aus ganzheitlicher Sicht stellt Krebs sich als Angriff dar auf den betreffenden Teil des Körpers, um Balance zu erzielen. Ohne die lokalisierende Funktion eines Tumors könnte die betreffende Person einer übermäßig toxischen Verfassung viel eher erliegen.

Es ist wichtig, daß wir das erkennen: Krebs ist die natürliche Bemühung des Körpers, eine funktionierende Harmonie aufrechtzuerhalten.

Jetzt sind wir an der Stelle, wo wir die entscheidende Frage stellen: „Was hat diesen vergifteten Zustand geschaffen?“ Bei der Betrachtung dieser Frage können wir nicht die Schlüsselrolle unserer täglichen Nahrung bei der Bestimmung unseres physiologischen Zustands übergehen. Wie oben erwähnt, hat sich über die vergangenen 50 Jahre die Art und Weise der Nahrungsmittel, die wir zu uns nehmen, drastisch verändert, und zwar in Zusammensetzung, Qualität, Verarbeitung und Proportion. Mit dem Aufkommen von Überfluß sind schwere Nahrungsmittel wie fettes Fleisch, Milchprodukte und Zucker in großen Mengen umfassend verfügbar geworden. Einfache, unraffinierte Nahrungsmittel sind in überwältigender Weise von solchen Sachen wie Weißbrot, Orangensaft, Pommes frites, Cola, behandeltem Käse und Fleischerzeugnissen verdrängt worden, und von einer weiten Palette von chemischen Zusatzstoffen, Drogen und Medikamenten.

Bemerkenswert ist, sowie diese Nahrungsmittel immer weitere Verbreitung erfuhren, ist die Häufigkeit vieler Krebsarten in rascher Folge angestiegen. Alles und jedes dieser Nahrungsmittel schafft möglicherweise eine chronisch vergiftete Kondition des Blutes und kann von daher für die Entstehung von Krebs verantwortlich sein. Wenn wir die physiologische Qualität von Blut, Zellen, Lymphe und anderen Körperflüssigkeiten durch angemessene Ernährung positiv beeinflussen, können wir diese vergiftete Kondition umkehren, und die durch den Krebszustand verkörperte Lokalisierung wird unnötig. Praktisch heißt das, *potentieller Krebs kann vermieden werden, und vorhandener Krebs kann rückgebildet werden,* vorausgesetzt, bei der täglichen Nahrungszufuhr findet die richtige Veränderung statt.

Das heißt konkret, wenn wir die traditionellen Ernährungsmodelle über das vergangene Jahrtausend hin studieren, stellen wir fest, daß menschliche Ernährung generell aus vollem, ganzem Getreide, Bohnen und frischem Gemüse bestand, ergänzt mit saisonalen Früchten, Nüssen und Samen, geringen Mengen magerem Fleisch und in manchen Regionen eßbaren Algen (Meeresgemüse) und fermentierten Sojabohnenprodukten. Zusammen mit der richtigen Art und Weise der Auswahl, Zusammenstellung und Zubereitung erzeugen diese Nahrungsmittel nicht die chronisch toxische Kondition, die dem Krebs zugrundeliegt.

Krebs entsteht lange vor der Bildung eines malignen Tumors: Er hat seine Wurzeln in der Qualität jener äußeren Faktoren, die wir auswählen und konsumieren. Wird der Krebs schließlich entdeckt, wird sein äußerer Ursprung allerdings gewöhnlich übersehen, und die Krankheit wird als geheilt angesehen, sobald der Tumor oder die Tumore beseitigt oder zerstört sind. Doch wird die Ursache nicht verändert, wächst der Krebs häufig immer weiter, oder aber er kehrt wieder, entweder an derselben Stelle oder woanders. Das fällt dann gewöhnlich auf bei der nächsten Behandlungsrunde, die wiederum die Ursache ignoriert. Diese Art der Herangehensweise repräsentiert einen oft aussichtslosen Versuch, allein die Symptome der Krankheit erfolgreich zu bekämpfen.

Deshalb müssen wir über das unmittelbare Symptom hinausblicken und uns umfassendere Faktoren anschauen wie des Patienten gesamte Blutqualität, die Art Nahrung, deren Verzehr diese Blutqualität geschaffen hat sowie die Mentalität und die Lebensart, die den Patienten zu der Auswahl dieser speziellen Nahrung verleitet hat. Genauso wichtig ist, über den einzelnen Patienten hinaus und in den Bereich der Gesellschaft insgesamt zu blicken. Faktoren wie die Ausrichtung der Lebensmittelindustrie, die Qualität der modernen Landwirtschaft und unsere zunehmend unnatürliche und sitzende Lebensweise spielen eine große Rolle bei dem Problem Krebs.

III. Krebs — die makrobiotische Antwort

Krebs ist nicht das Resultat irgendeines externen Faktors, auf den wir keinerlei Einfluß ausüben können. Nein, Krebs ist vielmehr bloß das Produkt unseres eigenen täglichen Verhaltens, einschließlich des Denkens, des Lebensstils und der Art und Weise des Essens und Trinkens. Betrachten wir z.B. zwei Leute, die beide in so gut wie derselben Umwelt leben, und wir stellen fest, der eine erkrankt an Krebs und der andere nicht — wie kommt das? Das kann nur daher kommen, daß jede Person ihr ganz eigenes Verhaltensmuster, darunter alle oben angesprochenen Faktoren, lebt.

Bringen wir diese einfachen Faktoren in eine weniger extreme, besser zu lenkende Balance, wird das Krebssymptom nicht mehr weiter erzeugt und verschwindet. Um den Prozeß der Wiedererlangung einer solchen Balance in unserem Leben zu unterstützen, ist es förderlich, die folgenden Punkte zu praktizieren.

1. Selbstreflektion

Krankheit ist ein Anzeichen dafür, daß unsere Art zu leben nicht mit der Umgebung übereinstimmt. Um nun echte Gesundheit zu schaffen, müssen wir unsere grundlegende Lebenseinstellung überdenken. In gewissem Sinne kommt Krankheit von unserer Arroganz zu glauben, daß der Hauptzweck des Lebens darin besteht, uns Sinnes-Befriedigung, gefühlsmäßiges Wohlbefinden oder materiellen Reichtum zu bescheren. Resultat dieses eher begrenzten Blickwinkels ist, wir stellen oft unser eigenes Glück über das jedes anderen, und im täglichen Leben werden wir häufig immer mehr beherrscht von Konkurrenz, Mißtrauen und Abwehr.

Eine natürlichere, harmonischere Balance kann nur entstehen, wenn wir die egoistische Haltung ablegen und uns einer universelleren Einstellung zuwenden. Als ersten Schritt können wir damit beginnen, für unsere Eltern, Familienangehörigen, Freunde und alle anderen Menschen in unserer Gesellschaft zu sorgen und ihnen unsere Liebe entgegenzubringen; ja, wir erweitern unsere Liebe und Sympathie sogar auf diejenigen, die wir für unsere „Feinde" halten. Diese Einstellung ist grundlegend für das makrobiotische Herangehen an Gesundheit.[2]

[2] Kürzlich wurde eine neunjährige Erhebung bei 7.000 zufällig ausgewählten Erwachsenen von Forschern der „Yale University School of Medicine" durchgeführt, worin steht, daß Personen mit großem Umfang an sozialen Kontakten bessere Aussichten haben, ein längeres Leben zu führen, als diejenigen mit einem sehr beschränkten Umfang an Kontakten. Ein stabiles Geflecht von Freunden, Bekannten und Verwandten, so heißt es da, senkt die Wahrscheinlichkeit zu sterben auf einen Faktor von 2,3 bei Männern und 2,8 bei Frauen. — Quelle: *Science News,* Vol. 118.

2. Achtung gegenüber der natürlichen Umgebung

Die Beziehung zwischen Mensch und Natur ist wie diejenige zwischen Embryo und Plazenta. Die Plazenta nährt, trägt und erhält den sich entwickelnden Embryo. Es wäre ja höchst absonderlich, würde der Embryo versuchen, diesen schützenden Organismus zu zerstören. Genauso ist es ganz einfach eine Angelegenheit von gesundem Menschenverstand, daß wir darum bemüht sein sollten, die Ganzheit der natürlichen Umgebung, von der wir, stellvertretend für das Leben an sich, abhängig sind, zu bewahren. Doch schon das ganze letzte Jahrhundert hindurch haben wir die Verseuchung unseres Bodens, unseres Wassers und unserer Luft stetig verschlimmert. Ist das nicht ein Kurs der Selbstzerstörung?

Unsere alltägliche Art zu leben ist auch immer unnatürlicher geworden. Die meisten modernen Menschen z.B. schauen sehr viel Fernsehen, und zwar Farbfernsehen, und setzen sich dadurch kontinuierlich großen Mengen unnatürlicher Strahlen aus. Viele Haushalte und institutionelle Einrichtungen kochen heute mit Mikrowellen- oder Elektroherd, was in Wirklichkeit unsere natürlichen Abwehrkräfte gegenüber Krankheiten schwächt.

Die Kleidung der meisten Leute besteht aus synthetischen Fasern (z.B. Nylon-Strümpfe und -Unterwäsche, T-Shirts aus Polyester). Viele Menschen verwenden auch Bettwäsche, Decken und Teppiche sowie andere Dinge im Haushalt, die aus synthetischem Material hergestellt sind. Synthetische Produkte wie diese behindern den reibungslosen Energieaustausch zwischen Körper und Umgebung; natürlich können sie auch dazu beitragen, daß sich eine mögliche Krankheit entwickelt, oder aber die Genesung von einer Krankheit schwieriger machen.

3. Natürlich ausgewogene Ernährungsweise

Die Billionen Zellen, aus denen der menschliche Körper besteht, werden vom Blutstrom gebildet und genährt. Neue Blutkörperchen werden fortwährend aus den Nährstoffen erzeugt, die durch unsere tägliche Nahrung geliefert werden. Ist unsere Ernährung unangemessen, beginnt sich die Qualität unseres Blutes, und natürlich auch diejenige unserer Zellen, zu verschlechtern. Krebs, eine Erkrankung im zellulären Bereich, ist vornehmlich das Ergebnis von unangemessener Ernährung über eine lange Zeitspanne hin.

Zur Wiederherstellung einer rundum gesunden Blut- und Zellbeschaffenheit empfehlen wir die folgenden diätetischen Prinzipien:

- **In Harmonie mit der evolutionären Ordnung.**

Wenn wir Merkmale untersuchen wie die Struktur und Funktion unserer Zähne oder die Länge von Darm- und Verdauungstrakt, wird deutlich, daß ganzes, vollwertiges Getreide die passendste Hauptnahrung für den Menschen ergibt, gefolgt von örtlich gewachsenem Gemüse, Bohnen und weiteren, regional bedingten Ergänzungen.[3].

- **In Harmonie mit der globalen Ernährungs-Tradition.**

Die moderne Ernährungsform hat sich weitestgehend über die letzten 50 Jahre hin entwickelt und enthält vieles, was in der Vergangenheit unbekannt war, wie z.B. schwere, fettige Nahrungsmittel, raffinierter Zucker und hochgradig behandelte oder künstliche Nahrungsmittel. Gleichzeitig werden die traditionellen Hauptnahrungsmittel der Menschheit — ganzes, vollwertiges Getreide, Bohnen und Gemüse — nicht länger als solche verwendet. Das steigende Auftreten von degenerativen Krankheiten weist dichte Parallelen auf zu diesen Veränderungen in der menschlichen Ernährung.

- **In Harmonie mit der ökologischen Ordnung.**

Ratsam ist, unsere Ernährungsweise hauptsächlich auf solche Nahrungsmittel zu stützen, die in etwa derselben Gegend erzeugt sind, in der wir leben. Ein traditionelles Volk wie die Eskimos stützt seine Kost hauptsächlich auf tierische Produkte, und das ist angemessen in kaltem, polarem Klima. In Indien und anderen eher tropischen Regionen ist eine fast ausschließlich auf Nahrungsmitteln pflanzlicher Qualität beruhende Kost der Gesundheit zuträglicher. Fangen wir jedoch damit an, Nahrungsmittel zu essen, die aus Gegenden mit anderen klimatischen Verhältnissen importiert worden sind, ergibt sich daraus ein Zustand chronischen Ungleichgewichts, vor allem dann, wenn wir in großen Mengen Zucker, Ananas, Bananen, Zitrusfrüchte und andere tropische Früchte essen, selber aber in einem gemäßigten Klima leben. Ganzes, vollwertiges Getreide, Bohnen, örtlich gewachsene Gemüse und andere, regional bedingte Ergänzungen, das ist die ideale Hauptnahrung in einer gemäßigten Klimazone.

- **In Harmonie mit dem Wechsel der Jahreszeiten.**

So eine Angewohnheit, im geheizten Zimmer Eiscreme zu essen, wenn es

[3] Für weiteres, gründlicheres Erörtern von dem Verhältnis der Nahrung zu dem Prozeß der biologischen Evolution siehe weitere Bücher des Autors im Anhang.

draußen schneit, ist ganz offensichtlich nicht im Einklang mit der jahreszeitlichen Ordnung. Dasselbe gilt für auf Holzkohlen gegrillte Steaks in sommerlicher Hitze. Besser ist, Auswahl und Zubereitung der täglichen Nahrung auf natürliche Weise anzupassen, um mit den wechselnden Jahreszeiten in Harmonie zu sein. Bei kälterem Wetter z.B. sollten wir mit längeren Kochzeiten arbeiten, gleichzeitig aber die Beigabe von rohem Salat oder Obst möglichst gering halten. Zum Sommer passen besser leichter gekochte Gerichte, während die Beigabe von tierischen Nahrungsmitteln und kräftig gekochten Speisen auf ein Mindestmaß herabgesetzt werden sollte.

- **In Harmonie mit den individuellen Unterschieden.**

Bei der Auswahl und Zubereitung unserer täglichen Nahrung sind auch individuelle Unterschiede zu beachten, und zwar Abweichungen bezüglich Alter, Geschlecht, Aktivität, Beschäftigung, ursprünglicher Konstitution und weiterer Faktoren. Nachfolgend tägliche Empfehlungen:[4]

1. *Wasser* – Es ist ratsam, zum Kochen wie zum Trinken reines, natürliches Wasser bester Qualität zu verwenden. Quell- und Brunnenwasser eignet sich für den regelmäßigen Gebrauch; chemisch behandeltes oder destilliertes Wasser ist am besten zu vermeiden.
2. *Kohlenhydrate* – Es empfiehlt sich, Kohlenhydrate meist in Form von Polysacchariden zu essen, wie sie in Getreide, Gemüse und Bohnen vorkommen; auf ein Mindestmaß zu beschränken oder ganz zu vermeiden ist die Einnahme von Mono- und Disacchariden, die in Früchten, Honig, raffiniertem Zucker und anderen Süßmitteln zu finden sind.
3. *Eiweiß* – Es ist ratsam, Eiweiß vorrangig aus pflanzlichen Quellen (Vollgetreide und Bohnenprodukte) zu verwenden, dagegen den Gebrauch von tierischem Eiweiß zu verringern.
4. *Fett* – Es empfiehlt sich, die harten, gesättigten Fette zu meiden, die sich in den meisten tierischen Produkten befinden. Ungesättigte Fette hoher Qualität wie jene in Pflanzenölen sind geeigneter für den regelmäßigen Gebrauch.
5. *Salz* – Es ist ratsam, sich in erster Linie auf natürliches Meersalz zu stützen, welches eine Vielfalt von Spurenelementen enthält, und raffi-

[4] Diese Empfehlungen lehnen sich eng an jene an, die in den letzten fünf Jahren von dem „Nutrition Subcommittee of the US Senate", dem „Surgeon General of the United States", dem US-Gesundheitsministerium und der „National Academy of Sciences" sowie zahlreichen internationalen Gesundheitsorganisationen aufgestellt worden sind.

niertes Salz zu meiden, welches fast 100% Natriumchlorid ist und keine Spurenelemente hat.

In einem gemäßigten Vier-Jahreszeiten-Klima besteht eine bestmögliche tägliche Kost aus 50-60% ganzem, vollwertigem Getreide; 5% Suppe (ein oder zwei kleine Schalen voll), vorzugsweise mit *Miso* oder *Tamari*-Sojasoße angemacht; 25-30% auf verschiedenste Art und Weise zubereitete Gemüse; sowie 5-10% Bohnen und Algen (Meeresgemüse). Ergänzende Nahrungsmittel können gelegentlich sein örtlich gewachsene Früchte, nach Möglichkeit gekocht; Meeresfrüchte; und eine Vielfalt an Samen und Nüssen. (Eine ausführliche Beschreibung der makrobiotischen Standardernährung folgt später in diesem Kapitel.)

4. Ein aktives tägliches Leben

Vielen von uns bietet das moderne Leben weniger körperlich und geistig herausfordernde Umstände, als es die Vergangenheit tat. Daraus folgt, daß häufig Funktionen wie Blut- und Lymphkreislauf, die aktive Erzeugung von kalorischer und elektromagnetischer Energie und die Tätigkeit von Verdauungs- und Nervensystem stagniert. Doch ein körperlich und geistig aktives Leben ist unerläßlich für echte Gesundheit. Von daher ist es anzuraten, die quasi überregulierten Schablonen des modernen Lebens mit regelmäßigen körperlichen und geistigen Übungen zu ergänzen.

IV. Medizinisch unheilbar oder makrobiotisch hoffnungsvoll?

In den letzten 15 Jahren habe ich Tausende Krebspatienten getroffen. 90% oder mehr von ihnen hatten bereits Chemotherapie, Bestrahlung oder irgendeine andere Behandlung hinter sich. Viele galten als unheilbar. In einigen Fällen gab es nichts, was die Medizin für sie tun konnte; in anderen Fällen waren schon alle möglichen Therapien versucht worden, doch ohne Erfolg.

Patienten, denen häufig Behandlung zuteil wurde, brauchen länger für ihre Genesung als diejenigen ohne das, und ihre Wiederherstellung gestaltet sich oft komplizierter und schwieriger. Mit Makrobiotik versuchen wir die Qualität von Blut und Zellen auf die natürlichste Weise zu verändern. Wurden jedoch zuerst starke, künstliche Behandlungen vorgenommen, muß sich die betreffende Person nicht nur von dem Krebs, sondern auch von den giftigen, unnatürlichen Auswirkungen der Behandlung erholen.

Damit kommen wir zu dem Unterschied zwischen den Fällen, die als *medizinisch unheilbar* gelten, und denjenigen, die als *makrobiotisch unheilbar* zu betrachten sind. Ein medizinisch unheilbarer Fall liegt dann vor, wenn heutige Behandlungsmethoden keine Hoffnung auf Genesung versprechen. In einigen Fällen wird eine Probeoperation durchgeführt und dem Patienten mitgeteilt, daß keine Behandlung mehr erfolgt. Personen in dieser Lage haben oft eine bessere Chance zur Genesung als diejenigen, die als hoffnungsvoll gehandelt werden und Bestrahlung, Chemotherapie, Operation oder irgendeine andere Form der Behandlung bekommen.

Eine Vielzahl Faktoren trägt zur Akzeptanz der makrobiotischen Kost und zur Wiederherstellung der Gesundheit bei. Menschen mit einem Gefühl von Dankbarkeit, die ihre Krankheit akzeptieren und das, was diese sie lehrt, besitzen eine Geisteshaltung, die der Genesung sehr zuträglich ist. Sie sehen oft ein, daß ihre frühere Art zu essen und zu leben für ihre Situation hauptsächlich verantwortlich war, und sind entschlossen, einen ganz neuen Anfang zu machen und sich zu ändern. Leute, die weiter ihre Fröhlichkeit, ihren Humor behalten und ihren Willen zu leben, haben auch größere Aussichten auf Erfolg. Diese Menschen haben gewöhnlich eine starke Konstitution von Mutter, Großeltern und Vorfahren geerbt und besitzen noch Kraftreserven aus der Zeit ihrer embryologischen Entwicklung und frühen Kindheit.

Auch Unterstützung und Ermutigung von seiten der engeren Familienangehörigen steigert die Wahrscheinlichkeit der Wiederherstellung. Im idealen Fall sollten die Angehörigen aus dem engsten Familienkreis die Situation klar verstehen und sich mit großem Enthusiasmus die makrobiotische Ernährungs- und Lebensweise zu eigen machen. Die Liebe und Fürsorge, die von der eigenen Familie kommt, kann den Ausschlag geben zwischen Erfolg und Scheitern.

Auf der anderen Seite gibt es mehrere Faktoren, die die reibungslose Durchführung einer Ernährungs- und Lebensweise, die Gesundheit verheißt, behindern:

1. Keine Dankbarkeit

Menschen, die undankbar sind, machen häufig Bemerkungen wie diese:

„Warum soll ich denn so einen Naturreis essen? Und warum muß ich dies fade, schlappe Gemüse essen?“ oder: „Wie lange muß ich denn diese Diät noch machen?“ Eine undankbare Person kommt gar nicht darauf, daß sie selbst eventuell für ihren Krebs verantwortlich sein könnte, sondern glaubt stattdessen gewöhnlich, der Krebs sei das ungerechte Resultat irgendeines unbekannten, äußeren Faktors. Wer mit einer solchen Einstellung mit Makrobiotik anfängt, kehrt häufig zu seiner früheren Kost aus Fleisch, Zucker, Eiern, Käse und anderer ähnlicher Nahrung zurück, kaum daß er irgendeine Besserung spürt.

2. Ungenaue Durchführung

In einigen Fällen werden die makrobiotischen Ernährungsempfehlungen nicht richtig verstanden oder nicht sorgsam praktiziert. Bei Empfehlungen z.B. wie: „Essen Sie jeden Tag 50-60% Vollgetreide, kochen Sie Reis in einem Drucktopf und fügen eine Prise Salz hinzu!“ geben die meisten Leute an, sie verstehen das. Sind sie jedoch zu Hause, kochen manche vielleicht mit zuviel Salz oder ganz ohne Salz, oder mit zuviel Wasser oder zuwenig; oder sie dämpfen oder backen ihren Reis, statt ihn im Drucktopf zu kochen. Manche Leute essen gar 100% Getreide statt 50-60%. Natürlich erschwert diese Art der Durchführung ihre Heilung.

Wenn wir zu weiterem Studium in makrobiotischem Kochen raten, bekommen wir zuweilen zu hören, sie wüßten ja bereits, wie sie kochen müßten. Doch ihr früherer Kochstil war einer der Hauptfaktoren, die ihren Krebs zum Wachsen brachten. Leute, die der Meinung sind, sie wüßten schon alles über das Kochen, haben oft mehr Schwierigkeiten mit der Makrobiotik, weil sie ihre vorherigen Kenntnisse vergessen und ganz von vorne anfangen müssen.

3. Kein Lebenswille

In manchen Fällen wird Leuten, die selber keinen Lebenswillen mehr haben, die Makrobiotik vorgestellt, oft von einer anderen wohlmeinenden Person. Doch Leute wie diese, die häufig ihnen gegebene Ratschläge ignorieren, haben nur eine sehr geringe Chance der Heilung.

4. Zuwenig familiärer Rückhalt

Unter den vielen Patienten, die ich beraten habe, gab es zahlreiche Herren mittleren Alters, die trotz der Tatsache, daß sie verheiratet waren, alleine zu mir kamen. Auf meine Frage, warum ihre Frauen nicht mitgekommen seien, bekam ich oft die Antwort, daß ihre Frauen nicht mit ihrem Wunsch einverstanden seien, mit Makrobiotik anzufangen. Danach befragt, wer denn kochen würde, entgegneten sie meistens, sie selber wollten es probieren. Genauso habe ich auch viele Frauen getroffen, die nicht die Unterstützung ihrer Ehegatten hatten.

Menschen wie diese haben meine größte Sympathie, denn sie sind im wahrsten Sinne des Wortes allein. Ihre Familien lassen es an jener Liebe und Fürsorge fehlen, die für ihre Genesung unerläßlich ist.

Ich habe viele Patienten getroffen, die geheilt wurden, doch alle waren entweder alleinstehend oder hatten vollen Rückhalt in der Familie, was manchmal so weit ging, daß die anderen Mitglieder der Familie auch mit der Makrobiotik begannen und lernten, für den Patienten angemessen zu kochen und zu sorgen. Daraus folgt, wenn Sie mit der Makrobiotik beginnen möchten und Ihr Ehepartner sich diesem Wunsch widersetzt, sollten Sie die Möglichkeit einer vorübergehenden Trennung in Erwägung ziehen, mindestens so lange, bis Sie geheilt sind. Jemand, der seinem Partner die Hilfe verweigert, Leben, Gesundheit und Glück wiederzuerlangen, kann nicht länger als treuer Gefährte gelten.

5. Verlust der Selbstheilungskräfte

Extensive Behandlung mit Chemotherapie oder Bestrahlung oder viele Jahre permanent schlechte Ernährung können die Schwächung der körpereigenen Selbstheilungskräfte bewirken und den natürlichen Heilungsprozeß behindern. Hat eine Person vollständig ihre Selbstheilungskräfte durch derartige Behandlungen eingebüßt, sind Zweifel angebracht, daß Makrobiotik ihr helfen kann zu genesen.

*

Ist einer von diesen Faktoren vorhanden, kann der betreffende Fall als makrobiotisch unheilbar angesehen werden, ungeachtet des tatsächlichen Tumorstadiums. Dennoch ist es auch für solche Personen von Wert, mit der Makrobiotik anzufangen, da dadurch viel unnötige Schmerzen und Leiden vermindert werden können. Es hat einzelne Fälle gegeben, wo Leute in unheilbarer Verfassung mit der Kost begannen, und mehrere Wochen später wurden sie sehr friedvoll und bekamen mit, wie der Schmerz wegging.

Wenn dann das Ende kam, waren sie in der Lage, auf eine viel friedlichere und würdigere Weise zu sterben, und ihre Familien zeigten viel Verständnis.

Wer das erste Mal von Makrobiotik hört, dem mangelt es gewiß an Vertrauen darin, da er sie nicht kennt. Entschließt er sich jedoch, die Makrobiotik zusammen mit konventioneller Therapie durchzuführen, könnte sich seine Genesung verlangsamen. Diese Herangehensweise mag für eine gewisse Zeit funktionieren, doch sobald der Patient Besserung zeigt, sollte damit begonnen werden, die Häufigkeit der Behandlung von außen zu verringern. Die Übergangszeit sollte zwischen einem und vier Monaten dauern.

Was eine Operation während so einer Übergangszeit betrifft, so empfiehlt es sich, sie nur in absoluten Notfällen einzusetzen — eine Situation z.B., wo ein Tumor den Nahrungsfluß durch den Verdauungstrakt völlig verstopft. Da teilweise Verstopfungen in den Verdauungsgängen durch makrobiotische Heilmittel beseitigt werden können, ist eine Operation wirklich nur im äußersten Notfall anzuraten.

Auch wenn die Prinzipien der Makrobiotik nichts weiter als jedermanns intuitiver, gesunder Menschenverstand sind: Makrobiotik erfordert Hingabe, Engagement und Ausdauer. Makrobiotik erfordert eine Veränderung im Lebensstil hin zu einer viel gesünderen, ausgewogeneren Ernährungs- und Lebensweise. Die Leute wollen oft gern wissen, wie das denn sei mit auswärts essen gehen, Gäste bewirten und Reisen machen. Sowas ist ja gut und schön, vorausgesetzt, es besteht auch die Möglichkeit, gut zu essen. Ernsthaft kranken Menschen raten wir jedoch, diese Aktivitäten zu unterlassen, da sie ihre diätetische Praxis durcheinanderbringen. Wichtig ist, immer daran zu denken, daß Gesundheit die Grundlage allen menschlichen Tuns ist. Mit wirklicher Gesundheit ist es durchaus möglich, sich alle Träume und Wünsche zu erfüllen. Ohne Gesundheit sind Sie jedoch nicht einmal in der Lage, die grundlegendsten Lebensfunktionen am Laufen zu halten. Wenn Gesundheit für Sie absoluten Vorrang hat, sollte die korrekte Durchführung der Ernährungsweise über allem anderen stehen. Lernen Sie deshalb, wie Sie Ihre Gäste mit vollwertigen, ausgewogenen Speisen bewirten können, und wenn Sie unterwegs sind, sorgen Sie dafür, daß im voraus alles Notwendige veranlaßt wird, daß Sie die richtige Nahrung zubereiten und essen können.

V. Ernährung und Krebs

Bei beginnender Krebserkrankung erscheint häufig ein grünlicher Schatten auf der Haut. Das Auftreten dieser Farbe steht für einen Prozeß biologischer Degeneration. Zum besseren Verständnis dessen wollen wir nun die Ordnung der Farben in der biologischen Welt betrachten.

Von den sieben Grundfarben hat Rot die größte Wellenlänge und ist eher yang. Die gegenüberliegenden Farben — Violett, Blau und Grün — haben kleinere Wellenlängen und sind kühler; deshalb ordnen wir sie als eher yin ein.[5] Rot ist die Farbe des mehr yangbetonten Tierreiches und ist leicht erkennbar an der Farbe des Blutes. Auf der anderen Seite ist das grüne Chlorophyll Grundlage des Pflanzenreiches. Essen verkörpert den Prozeß, bei welchem wir grünes, pflanzliches Leben in rotes, tierisches Blut umwandeln. Das geschieht aufgrund der Fähigkeit, Magnesium, das im Zentrum

Abbildung 1: *Die Beziehung zwischen Farben und der Entstehung von Krebs: Die biologischen Prozesse I. Menschwerdung und II. Zerfall der Zellen*

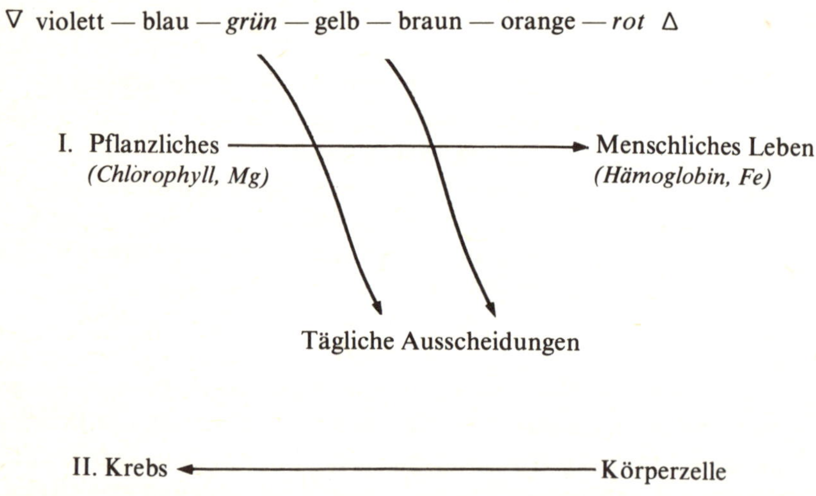

Das obige Diagramm veranschaulicht die Einteilung der Grundfarben von Yin (∇) nach Yang (Δ). Der Prozeß der Menschwerdung stellt die Umwandlung dar von grünem, pflanzlichem Leben in menschliches Blut und menschliche Körperzellen. Krebs zeigt den umgekehrten Prozeß auf (II), wenn Körperzellen zerfallen, wodurch oft ein grünlicher Schatten auf der Haut entsteht.

des Chlorophyll-Moleküls liegt, in Eisen, welches die Basis des Hämoglobin bildet, umzuwandeln.

Die mehr yinbetonten Farben — Violett und Blau — finden sich in Himmel und Atmosphäre wieder, beides eher ausgedehnte oder yinbetonte Bestandteile der Umgebung. Die eher yangbetonten Farben — Gelb, Braun und Orange — tauchen in der kompakteren Welt der Minerale auf. Während der Umwandlung von pflanzlichem Leben in menschliches Blut und menschliche Zellen werden Abfallprodukte durch Funktionen wie Urinieren und Stuhlgang weggeschafft. Diese repräsentieren die Zwischenstadien bei der Umwandlung von pflanzlichem in menschliches Leben und sind daher gelb und braun, Farben, die im Spektrum zwischen grün und rot liegen. Krebs verkörpert den umgekehrten Prozeß, in dem Körperzellen zerfallen und sich zurück in pflanzliches Leben verwandeln, das zeigt sich in dem grünlichen Schatten, der auf der Haut sichtbar wird.

Im Fall von Dickdarmkrebs z.B. kann diese Verfärbung an beiden Händen auf der Außenseite, und zwar in der Einbuchtung zwischen Daumen und Zeigefinger, auftreten (Abbildung 2). Nachfolgend sind mehrere Beispiele aufgeführt:[6]

Krebsart	*Region, wo grünliche Schatten auftreten*
Dünndarm	Außenseite des kleinen Fingers
Lunge	eine oder beide Wangen
Magen	entlang der äußeren Vorderseite beider Beine, vor allem unter dem Knie
Blase / Uterus	rund um beide Fußknöchel an der Außenseite des Beines
Leber	rund um die mittlere Erhöhung auf dem Fuß

Für weiteres Verständnis der Entstehung von Krebs können wir den Vergleich mit einem Baum heranziehen (Abbildung 3). Ein Baum ist von seiner Struktur her das genaue Gegenteil vom menschlichen Körper. Körperzellen z.B. haben eine mehr geschlossene Struktur und werden von rotem

[5] Für genaue Erläuterung des Yin / Yang-Prinzips siehe *Das Buch der Makrobiotik* und weitere Bücher des Autors im Anhang.

[6] Für weitere Entsprechungen siehe *Natürliche Heilung mit Makrobiotik*, das *Handbuch der fernöstlichen Diagnose* und weitere Bücher des Autors im Anhang.

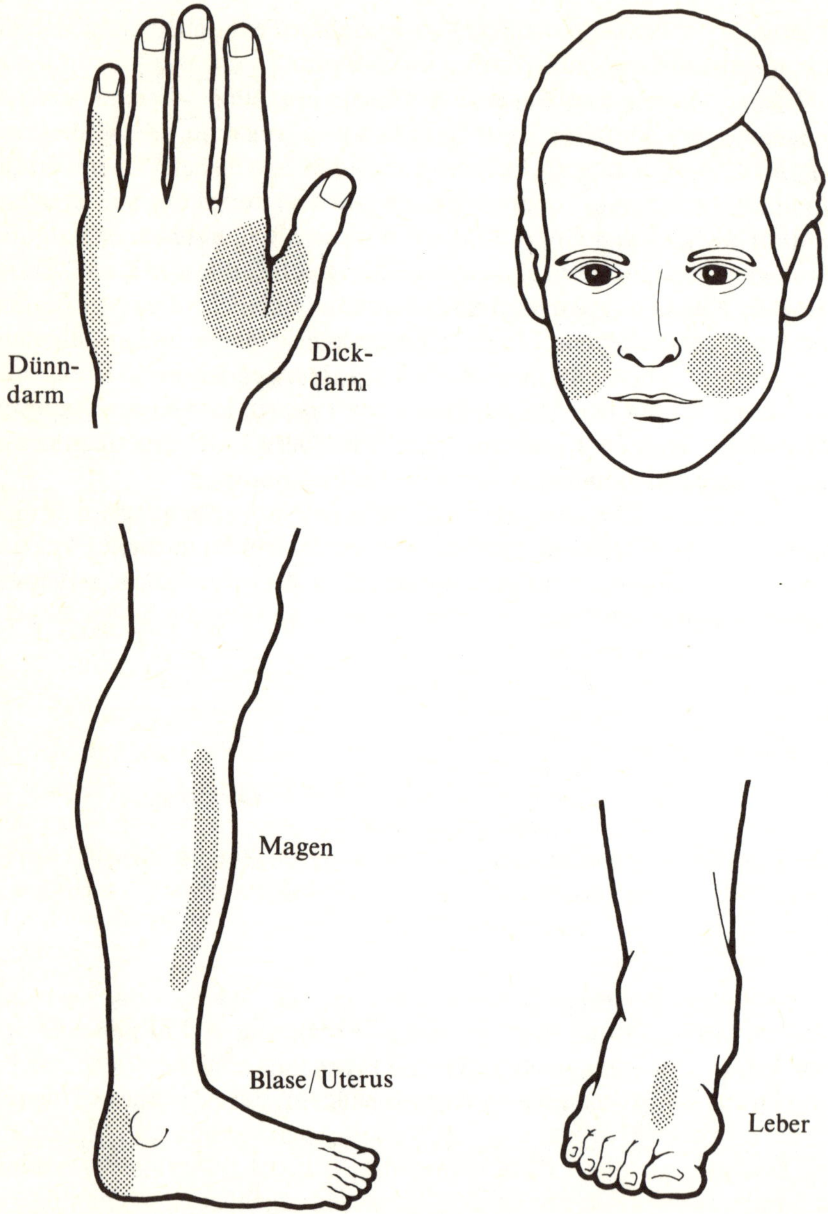

Abbildung 2: *Entsprechungen zwischen grünlicher Verfärbung und Krebsarten*

Blut genährt, während die Blätter eines Baumes eine mehr ausgedehnte Struktur haben sowie grüne Farbe. Eines Baumes Lebenssaft stammt aus den Nährstoffen, die durch äußere Wurzeln absorbiert werden. Die Wurzeln des Körpers liegen tief drinnen in den Gedärmen, in der Gegend, wo Nährstoffe ins Blut absorbiert und dann über alle Körperzellen verteilt werden. Ist die Nährstoffqualität jedoch ständig unergiebig, verlieren die Zellen möglicherweise ihre Fähigkeit zu normaler Funktion, sobald die Qualität des zellulären Umfelds sich zu verschlechtern beginnt. Diese Verfassung rührt von wiederholter Zufuhr unergiebiger Nährstoffe her, sie kommt nicht überraschend. In der Zeit ihres Entstehens bilden sich wohl etliche andere Symptome in anderen Regionen des Körpers. Krebs entwickelt sich also mit der Zeit aus einem chronischen Vor-Krebs-Stadium. Nach meiner Schätzung haben so gut wie 80-90% der amerikanischen Bevölkerung irgendeine Form von Vor-Krebs-Kondition.

Fortwährender Überkonsum von extremen Nahrungsmitteln ruft eine Vielzahl von Anpassungsmechanismen hervor. Darunter normale Funktionen wie Ausscheidung, Atmung usw. und genauso auch chronische Absonderungen und Speicherung von Überschüssen, ein Vor-Krebs-Anzeichen. Nachfolgend mehrere dieser Prozesse:

1. Normale Ausscheidung

Essen wir ein vernünftiges Maß an hochqualitativer Nahrung und bleiben dabei aktiv im Leben, wird durch normale, biologische Funktionen — Urinieren, Stuhlgang, Atmung, Ausdünstung usw. — jegliche Form von Exzeß gründlich ausgeschieden. Ausscheidung findet ebenfalls statt durch das tägliche Denken und Handeln, ebenso wie durch normale Vorgänge wie Menstruation, Geburt und Stillen.

2. Abnormale Ausscheidung

Im Grunde jeder ißt und trinkt jedoch im Übermaß, und das löst oft eine ganze Reihe von abnormalen Ausscheidungsmechanismen aus, die da wären Durchfall, übermäßig häufiger Stuhlgang oder häufiges Urinieren über die normalen 3-4 Mal am Tag hinaus. Angewohnheiten wie sich am Kopf kratzen, mit den Füßen trommeln, häufiges Blinzeln und anderes repräsentieren ebenfalls abnormale Ausscheidungen, auch so Gefühle wie Ärger. Von Zeit zu Zeit wird Überschuß durch akutere oder heftigere

Kapitel 1

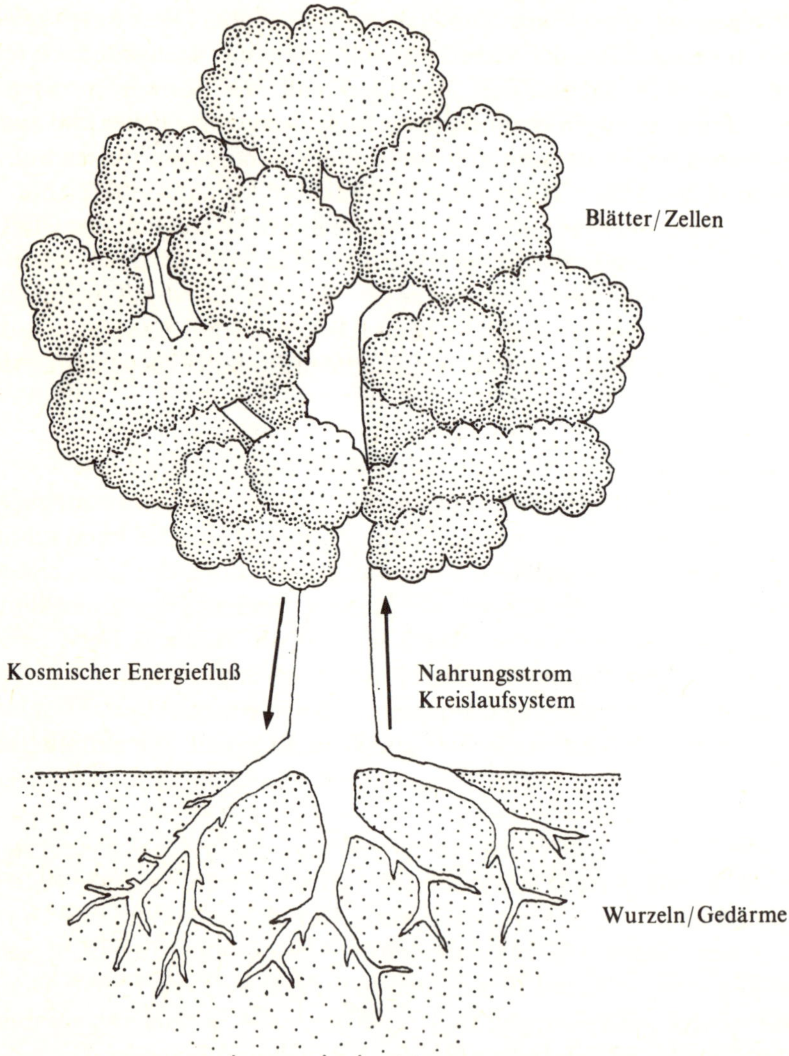

Abbildung 3: *Vergleich zwischen einem Baum und dem menschlichen Körper*

Symptome wie plötzliches Fieber, Husten oder Schnupfen ausgeschieden.

3. Chronische Ausscheidung

Chronische Ausscheidungen sind das nächste Stadium in diesem Prozeß und zeigen sich oft in Form von Hauterkrankungen. Diese treten gewöhnlich in Fällen auf, wo die Nieren ihre Fähigkeit, das Blut gründlich rein zu halten, verloren haben. Z.B. Hautmerkmale wie Sommersprossen und dunkle Flecken zeigen chronische Ausscheidung von Zucker und anderen einfachen Kohlenhydraten an; weiße Flecken hingegen weisen auf Ausscheidung von Milch, Hüttenkäse und anderen Milchprodukten hin.

Harte, trockene Haut tritt auf, wenn die Blutbahn voll Fett und Öl ist, was möglicherweise zu Verstopfung von Poren, Haarfollikeln und Schweißdrüsen führt. Wenn diese Verstopfungen die Zufuhr von Flüssigkeit zur Oberfläche verhindern, wird die Haut trocken. Viele Leute glauben, dieser Zustand sei Resultat von Fettmangel, dabei ist die Ursache ein Zuviel an Fett und Öl.

4. Ansammlung

Wenn wir damit fortfahren, schlecht zu essen, bringen wir womöglich den Körper an den Rand seiner Ausscheidungsfähigkeit. Das kann schlimme Folgen haben, wenn sich eine Fettschicht direkt unter der Haut bildet, die Ausscheidungen an die Körperoberfläche verhindert. Diese Kondition liegt begründet in wiederholtem Überkonsum von Milch, Käse, Eiern und anderen fettigen, öligen oder schmierigen Nahrungsmitteln.

Ist dieses Stadium erreicht, beginnen sich Schleim oder Fettablagerungen im Körper zu bilden, und zwar zuerst in Regionen mit unmittelbarem Zugang nach außen. Diese Ablagerungen entstehen häufig an folgenden Stellen (Abbildung 4):

1. *Nebenhöhlen* – Die Nebenhöhlen sind häufiger Ort für Schleimansammlungen, und daraus ergeben sich oftmals Symptome wie Allergien, Heuschnupfen und verstopfte Nase. Heuschnupfen und Niesen treten auf, wenn Staub oder Blütenpollen die Ausscheidung dieser Überschüsse stimulieren, während sich oft tief innerhalb der Nebenhöhlen kalkige, steinartige Ablagerungen bilden. Dicke, zähe Schleimablagerungen in den Nebenhöhlen mindern geistige Klarheit und Wachsamkeit.
2. *Innenohr* – Schleim- und Fettansammlung im Innenohr behindert ein-

wandfreies Funktionieren des Innenohr-Mechanismus und kann zu häufigen Schmerzen, Schwerhörigkeit und selbst Taubheit führen. 12 Millionen Amerikaner etwa sind derzeit taub, und diese Zahl steigt ständig, während Millionen andere unter Schwerhörigkeit leiden.

3. *Lunge* – In der Lunge finden sich oft Ansammlungen von verschiedenen Formen des Überschusses. Neben so offensichtlichen Symptomen wie Husten und Stauungen in der Brust sind oft die Alveolen oder Lungenbläschen voller Schleim, was die Atmung erschwert. Gelegentlich kann sich eine Schleimschicht in den Bronchien ablösen und durch Husten ausgeschieden werden, doch sind die Bläschen von Schleim umhüllt, setzt

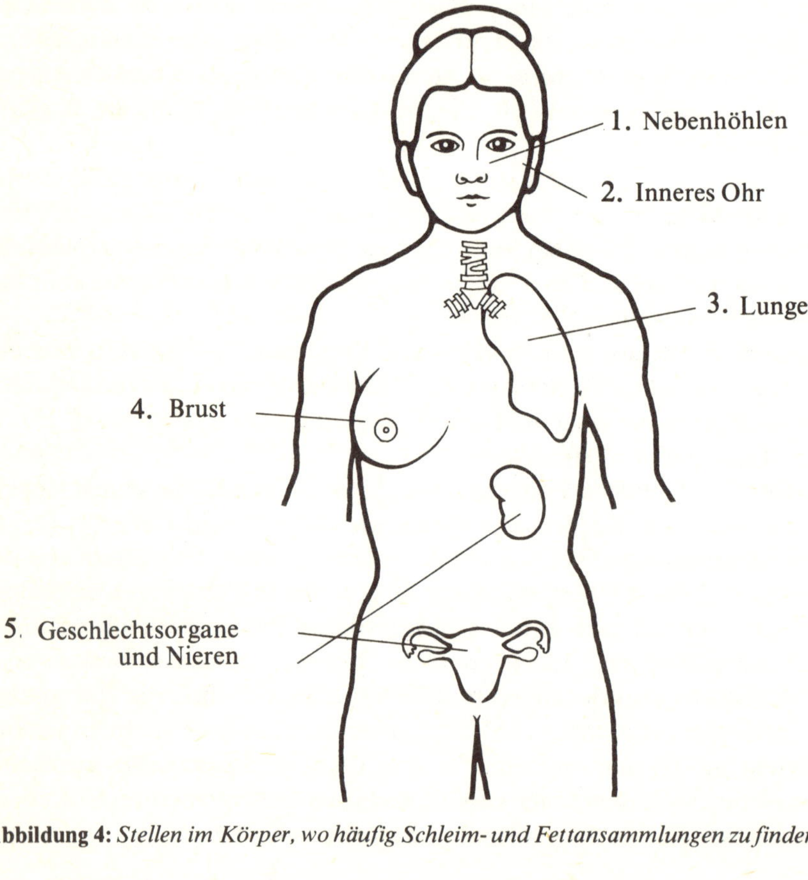

Abbildung 4: *Stellen im Körper, wo häufig Schleim- und Fettansammlungen zu finden sind*

er sich eher fest und kann da über Jahre verbleiben. Wenn dann Schadstoffe aus der Luft oder Zigarettenrauch in die Lunge kommen, werden ihre schwereren Bestandteile von diesem klebrigen Umfeld angezogen und dort festgehalten. In ernsten Fällen können diese Ablagerungen die Entstehung von Lungenkrebs bewirken. Doch als Ursache zugrunde liegt dieser Kondition eine Ansammlung von klebrigem Fett und Schleim in den Lungenbläschen und den sie umgebenden Blut- und Kapillargefäßen.

4. *Brüste* – Die Ansammlung von Überschüssen in diesem Bereich führt oft zu Verhärtung der Brüste sowie Bildung von Zysten. Der Überschuß sammelt sich hier gewöhnlich in Form von Schleim- und Fettsäureablagerungen, die beide die Art einer klebrigen oder zähen Flüssigkeit haben. Diese Ablagerungen entwickeln sich auf die gleiche Weise zu Zysten, wie Wasser sich zu Eis verfestigt, und dieser Prozeß wird beschleunigt durch den Verzehr von Eiscreme, kalter Milch, Limonade, Orangensaft und ähnlichen Nahrungsmitteln, die erfrischende bzw. kühlende Wirkung haben.

   Frauen, die ihre Kinder stillen, kommen weniger infrage dafür, Zysten oder Krebs in der Brust zu entwickeln. Frauen, die nicht stillen, fehlt diese Gelegenheit der Ausscheidung durch die Brust, und sie sehen demzufolge eher der Möglichkeit ins Auge, in diesem Bereich Überschußansammlungen zu entwickeln.

5. *Geschlechtsorgane und Nieren* – Die Prostatadrüse ist häufig Sitz von Ansammlungen. Das hat zur Folge, daß sie oft vergrößert ist und sich in ihr und um sie herum harte Fettablagerungen oder Zysten bilden. Das ist ein Hauptgrund für Impotenz.

   Da die weiblichen Fortpflanzungsorgane einen Kanal bilden, der zur Außenseite des Körpers führt, sind sie noch häufiger ein Ort für die Ansammlung von Überschüssen, weil der Körper diese auszuscheiden versucht. Dieser Überschuß kann ebenso zur Bildung von Eierstockzysten führen wie auch zur Verstopfung der Eileiter. Vielfach behindert Schleim oder Fett in Eierstöcken oder Eileitern das Durchfließen von Ei und Samen, was Unfähigkeit zur Empfängnis ebenso wie chronischen Ausfluß zur Folge hat. Probleme mit den weiblichen Sexualorganen sind inzwischen so weitverbreitet in den USA, daß laut einer kürzlichen Erhebung 50% aller Amerikanerinnen vor dem Erreichen des 60. Lebensjahres eine Hysterektomie hatten vornehmen lassen.

Schleim- und Fettablagerungen sammeln sich auch in den Nieren an. Diese Ablagerungen verstopfen das feine Netzwerk von Zellen im Niereninnern und veranlassen sie, Wasser zurückzuhalten und chronisch geschwollen zu sein. Da die Ausscheidung gestört ist, wird Flüssigkeit, die nicht ausgeschieden werden kann, oft in den Beinen abgelagert, was zu periodischem Anschwellen und Schwäche führt. Wenn nun jemand mit dieser Kondition eine große Menge Nahrungsmittel mit kühlender Wirkung zu sich nimmt, kristallisieren Schleim- und Fettablagerungen oft zu Nierensteinen.

Obwohl diese Symptome keine Beziehung untereinander zu haben scheinen, liegt ihnen allen dieselbe Ursache zugrunde. Doch die moderne Medizin hat oftmals diese Sichtweise nicht. Kommt z.B. jemand ins Krankenhaus, der schwerhörig ist oder grauen Star hat, überweist man ihn oft zu einem Ohren- oder Augenspezialisten. Dabei weist ein Symptom wie grauer Star auf eine Vielzahl von damit verbundenen Problemen hin, wie z.B. Schleimansammlungen in Brüsten, Nieren und Sexualorganen.

Wenn eine Person noch darüberhinaus immer weiter eine exzessive Ernährungsweise betreibt, beginnt sich das auch auf die tiefer innen liegenden Organe auszuwirken. Ein bekanntes Beispiel ist die Ansammlung von Cholesterin und gesättigten Fetten in und um das Herz sowie in den Arterien. Kommt eine Person an den Punkt, wo alle hauptsächlichen Organe übermäßig mit Ablagerungen belastet sind und die Ausscheidung durch die Haut von einer Fettschicht verwehrt wird, ist das Ergebnis oft Fettleibigkeit und vergiftetes, säurehaltiges Blut.

Kein Organismus kann in diesem Zustand überleben. Um also einen direkten Zusammenbruch zu verhindern, werden die Giftstoffe lokalisiert, und das führt zur Bildung einer degenerativen Zelle. Solange die Zufuhr von ungeeigneter Nahrung anhält, lokalisiert der Körper weiter die Giftstoffe, was zum kontinuierlichen Wachstum des Krebses führt. Kann eine einzelne Stelle keinen Giftüberschuß mehr absorbieren, muß der Körper nach einem anderen Ort suchen, um ihn zu lokalisieren, und so breitet der Krebs sich aus. Das geht so weiter, bis der Krebs über den ganzen Körper verbreitet ist und die betreffende Person möglicherweise stirbt.

Symptome wie Scheidenausfluß, Eierstockzysten, Brustverhärtungen, Hautabsonderungen, trockene Haut und ähnliche Probleme repräsentieren

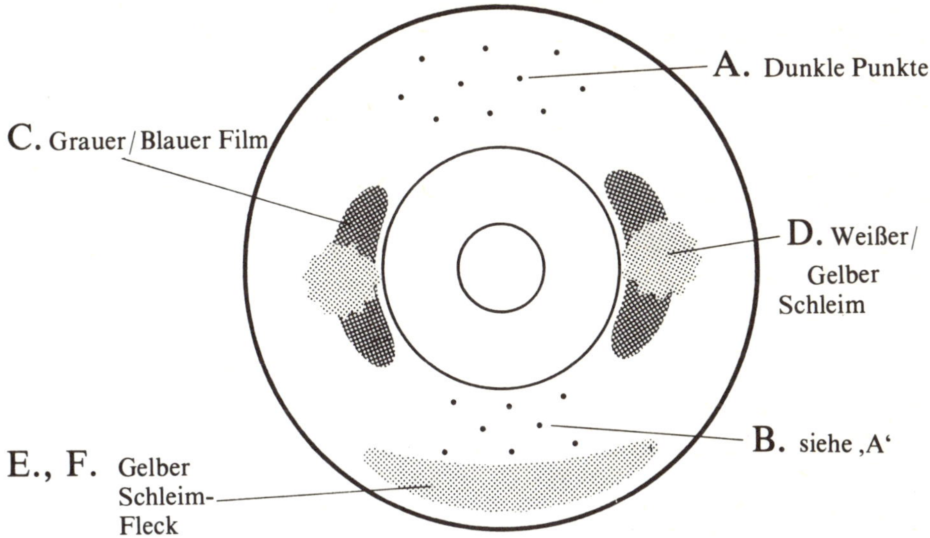

Abbildung 5: *Merkmale im Weißen des Auges*

also alle präkanzeröse oder Vor-Krebs-Zustände. Doch sie brauchen sich nicht weiter hin zum Krebs zu entwickeln, wenn wir unsere Ernährungsweise ändern.

VI. Diagnose von Vor-Krebs-Konditionen

Präkanzeröse (oder Vor-Krebs-) Zustände kann man durch sorgfältige Betrachtung des Weißen im Auge diagnostizieren.[7] Vor-Krebs-Konditionen kann man oft an folgenden Kennzeichen erkennen:

A. *Kalkige, steinartige Ablagerungen in den Nebenhöhlen* werden häufig durch dunkle Punkte in der oberen Region des Augenweiß angezeigt.

B. *Nierensteine und Eierstockzysten* werden oft durch dunkle Punkte im unteren Bereich des Augenweiß angezeigt.

C. + D. *Schleim- und Fettansammlung in den zentral gelegenen Organen (Leber, Gallenblase, Milz und Bauchspeicheldrüse)* erscheint häufig in Form von einem blauen, grünen oder bräunlichen Schatten, oder als

[7] Für eine eingehendere Erläuterung dieser und anderer traditioneller Methoden der Diagnose siehe *Dein Gesicht lügt nie (Einführung in die fernöstliche Diagnose)*, das *Handbuch der fernöstlichen Diagnose* und die *Orientalische Diagnose*, alle von Michio Kushi.

weiße Flecken, im Augenweiß auf beiden Seiten der Iris. Das weist häufig auf verminderte Funktionsfähigkeit dieser Organe hin.

E. *Fett- und Schleimansammlungen in und um die Prostata* werden oft durch gelben Belag auf dem unteren Teil des Augapfels angezeigt.

F. *Fett- und Schleimansammlungen in den weiblichen Fortpflanzungsorganen* werden häufig durch einen gelben Belag im selben Bereich des Auges wie E angezeigt. Scheidenausfluß, Eierstockzysten, fibroider Tumor und ähnliche Störungen können dadurch auch angezeigt werden.

VII. Yin und Yang und die Krebsentstehung

Yin und Yang gehen zurück auf die beiden grundlegenden Kräfte bzw. Tendenzen, die es überall im gesamten Universum gibt. Im menschlichen Körper beispielsweise wirken die beiden Teile des autonomen Nervensystems (Sympathikus und Parasympathikus) auf gegensätzliche und doch ergänzende Art und Weise, um die automatischen Körperfunktionen zu lenken. Das endokrine System (Blutdrüsensystem) funktioniert in ähnlicher Form. Die Bauchspeicheldrüse z.B. sondert Insulin ab, welches den Blutzuckerspiegel senkt, und ebenso ein Anti-Insulin, welches ihn steigen läßt.

Bei den Krankheiten gibt es die einen, die von einer übermäßig ausdehnenden Tendenz verursacht werden, und die anderen, die wegen einer übermäßig zusammenziehenden Tendenz entstehen. Wieder andere resultieren aus einer übermäßigen Kombination dieser beiden. Im Fernen Osten nennt man die mehr ausdehnende Tendenz *Yin*, wohingegen die entgegengesetzte, mehr verdichtende Tendenz *Yang* heißt.[8]

Beispiel für eine mehr yangbetonte Krankheit ist ein Kopfschmerz, der entsteht, wenn die Gewebe und Zellen vom Gehirn sich zusammenziehen und gegeneinanderdrücken, was zu Schmerzen führt; ein mehr yinbetonter Kopfschmerz tritt auf, wenn Gewebe und Zellen als Resultat von Schwellung oder Ausdehnung gegeneinanderdrücken. Ähnliche Symptome kön-

[8] Die Begriffe „Yin“ und „Yang“ („Yo“ auf japanisch) sind viele tausend Jahre im Fernen Osten allgemein verwendet worden. Die Ausdrücke *Yin-Kyoku* und *Yo-Kyoku* z.B. werden häufig beim modernen Studium von Elektrizität und Magnetismus gebraucht, um einen negativen und einen positiven magnetischen Pol bzw. negative und positive Ladung zu beschreiben. Ferner heißt das Elektron *Yin-Denshi* oder „Yin-Partikel“, und das Proton wird *Yo-Denshi* oder „Yang-Partikel“ genannt. Diese Begriffe werden häufig im Alltag gebraucht.

nen also aus entgegengesetzten Ursachen entstehen.

Epilepsie ist eine mehr yinbetonte Störung, verursacht durch Überkonsum von Soda, Fruchtsaft, Bohnenkaffee und anderen Flüssigkeiten, aber auch von Zucker und anderen Nahrungsmitteln, die nach dem Verzehr flüssig werden. Dieses Leiden kann ohne weiteres eingedämmt werden, indem man diese Sachen wegläßt oder auf ein Mindestmaß beschränkt.[9]

Krebs zeichnet sich durch ein rasches Anwachsen der Anzahl befallener Zellen aus und kann in dieser Hinsicht als ein mehr ausdehnendes oder yinbetontes Phänomen gelten. Die Ursache von Krebs ist jedoch komplexer. Wie jeder weiß, kann Krebs nahezu überall im Körper auftreten. Hautkrebs, Hirntumore, Leber-, Gebärmutter-, Dickdarm-, Lungen- und Knochenkrebs sind nur ein paar der bekannteren Arten. Und jeder Krebs hat eine etwas andere Ursache.

Lassen Sie uns zum besseren Verständnis den Unterschied zwischen Prostata- und Brustkrebs betrachten, die beide an Häufigkeit zunehmen. Kürzlich hat man weibliche Hormone eingesetzt, um Prostatakrebs vorübergehend einzudämmen. Gleichzeitig fand man heraus, daß ein männliches Hormon einen ähnlich hemmenden Effekt auf Brustkrebs hatte.

Nehmen wir nun aber mal an, diese weiblichen Hormone wären Frauen mit Brustkrebs verabreicht worden. Das hätte bewirkt, daß bei ihnen der Krebs schneller wachsen würde, das gleiche könnten wir beobachten mit männlichen Hormonen bei Prostatakrebs. Frauen, die Östrogen enthaltende Antibabypillen eingenommen haben, leben also mit erhöhtem Risiko, an Brustkrebs zu erkranken.

Wir sehen nun an den obigen Beispielen, daß Brust- und Prostatakrebs entgegengesetzte Ursachen haben. Wenn mehr yinbetonte, weibliche Hormone den Prostatakrebs neutralisieren helfen, können wir annehmen, daß diese Kondition durch einen Überschuß an Yang-Faktoren verursacht wird. Und wenn Brustkrebs vorübergehend von mehr yangbetonten, männlichen Hormonen neutralisiert wird, hat dieses Leiden eine entgegen-

[9] Ein Beispiel für physiologische Umwandlungen, die aus Veränderungen in der Yin/Yang-Balance heraus vor sich gehen, kann man in einer Erscheinung sehen, die *Hämolyse* genannt wird. Gibt man rote Blutkörperchen in Wasser (mehr yin), schwellen sie erst an und platzen dann. Kommen sie in eine 0,9%ige Salzlösung (mehr balanciert), bleiben sie unverändert, da die Salzkonzentration in der Lösung in etwa dieselbe ist wie die totale Salzkonzentration im Blutplasma und im roten Blutkörperchen selbst. Gibt man die roten Blutkörperchen in eine konzentriertere Lösung (yang), z.B. 2% Salz, beginnt Wasser aus den Zellen auszutreten, sie schrumpfen und verschrumpeln.

Tabelle 1: *Gängige Krebsarten in der amerikanischen und japanischen Bevölkerung*

Krebsart	Vorkommen per 10.000					
	Japan			USA		
	männlich	weiblich	insgesamt	männlich	weiblich	insgesamt
Magen	49.1	37.6	86.7	7.7	5.6	13.3
Dickdarm	2.1	3.1	6.2	9.3	13.0	22.3
Brust	0.0	4.0	4.0	0.2	9.2	9.4

Tabelle 2: *Gängige Krebsarten in unterschiedlichen US-Bevölkerungskreisen*

Krebsart	Vorkommen per 10.000											
	Weiße			Schwarze			Chinesen			Japaner		
	M	W	Insg.	M	W	Insg.	M	W	Insg.	M	W	Insg.
Dickdarm	32.7	27.3	60.0	28.1	23.8	51.9	27.5	15.9	43.4	16.0	22.5	38.5
Brust	0.8	88.7	89.5	1.5	64.5	66.0	0.4	49.1	49.5	0.0	44.1	44.1
Eierstöcke	—	15.1	15.1	—	10.2	10.2	—	7.3	7.3	—	6.0	6.0
Kehlkopf	0.8	0.4	1.2	1.2	0.4	1.6	21.8	7.4	29.2	1.0	0.0	1.0

gesetzte, mehr yinbetonte Ursache. Krebs von Magen, Speiseröhre und Mund gleicht dahingehend dem Brustkrebs, daß allen die grundlegende Ursache gemein ist, nämlich Überschuß von mehr yinbetonten Faktoren, während die Krebsarten des unteren Verdauungstraktes generell ihre Ursache in einem Zuviel an mehr yangbetonten Faktoren haben, wie es bei Prostatakrebs der Fall ist.

Allgemein kann man sagen, mehr yinbetonte Krebsarten werden durch den Verzehr von mehr yinbetonten oder expansiven Nahrungsmitteln wie Zucker, Früchten, Milchprodukten (vor allem Milch und leichtem Käse), Öl, Mehl (vor allem weißem Mehl), Alkohol, Drogen/Medikamenten, Bohnenkaffee, Honig, Ahornsirup und anderen Süßigkeiten, Chemikalien, Kartoffeln, Tomaten und Gewürzen und Anregungsmitteln in ihrer Entwicklung beschleunigt. Auf der anderen Seite werden mehr yangbetonte Krebsarten durch wiederholten Überkonsum von mehr yangbetonten oder zusammenziehenden Nahrungsmitteln in ihrer Ausbildung beschleunigt, darunter Fleisch, Salz, Eier, harter salziger Käse, Geflügel und Fisch.

In ihrem Bemühen, mehr über die möglichen Ursachen der verschiedenen Krebsarten zu erfahren, haben Forscher wiederholt vergleichende Studien über die Krankheitsrate bei verschiedenen Bevölkerungsgruppen herangezogen. Aus unserer Sicht enthüllen viele dieser epidemiologischen Untersuchungen interessante Beziehungen zwischen verschiedenen Ernährungsgewohnheiten — dem Schwerpunkt von bestimmten Nahrungsmitteln gegenüber anderen — und bestimmten Krebsarten.

Zum Beispiel verglich eine Studie aus dem Jahr 1963 den Häufigkeitsquotienten von unter Japanern und Amerikanern gleichermaßen vorkommenden Krebsarten und enthüllte einige alarmierende Zahlen: Die Amerikaner erkrankten mehr als doppelt soviel an Brustkrebs und mehr als dreimal soviel an Dickdarmkrebs — doch die Japaner ihrerseits warteten mit mehr als sechsmal soviel Magenkrebs auf als die Amerikaner (Tabelle 1).

Eine weitere Untersuchung verglich die Häufigkeit von Krebs unter Weißen, Schwarzen, Chinesen und Japanern, alles Amerikaner lebend in Kalifornien zwischen 1969 und 1973, und kam zu ähnlich aufschlußreichen Ergebnissen (Tabelle 2).

Diese Zahlen legen deutlich die unterschiedlichen Ernährungsgewohnheiten dar. Innerhalb des generellen modernen Ernährungsschemas von stark fetthaltigen, gezuckerten, raffinierten und künstlichen Nahrungsmitteln gibt es deutliche Abweichungen. Die japanische Neigung zu Magenkrebs ist auffallend eng verbunden mit einer Betonung von raffinierten Getreideprodukten, wie z.B. weißem Reis, zusammen mit Zucker, Essig, Natrium-Glutamat und anderen künstlich behandelten Würzmitteln.

Bemerkenswert ist die außerordentlich hohe Zahl der Fälle von Kehlkopfkrebs bei den Chinesen, bedingt hauptsächlich durch den Verzehr von Nahrungsmitteln, in denen Fett und Öl mit Zucker, Chemikalien und Würzmitteln, allesamt mehr yinbetonte Faktoren, kombiniert wird. In den USA tritt Krebs häufiger im unteren Teil des Verdauungstraktes auf, wohingegen Krebs im Fernen Osten eher in den oberen Bereichen konzentriert ist.

Zwischen 1947 und 1974 schnellte der Milchverbrauch um das 23fache in die Höhe; der Eierkonsum stieg um das 13fache. Fleisch und andere beliebte amerikanische Nahrungsmittel sind ganz alltäglich geworden, und die japanische Ernährungsweise in ihrer Gesamtheit hat sich rasch in eine Imitation der westlichen verwandelt. Resultat ist, Magenkrebs ging um ein

Drittel zurück — Dickdarm- und Brustkrebs haben jedoch gewaltig zugelegt und nähern sich amerikanischen Verhältnissen. Ähnliches ist bei Japanern zu beobachten, die in die USA einwanderten; nach drei Generationen in der neuen Umgebung und mit den neuen Eßgewohnheiten paßt sich die Krebsrate bei Dickdarm und Magen automatisch an die amerikanischen Standards an (Abbildung 6). Hier haben wir tatsächlich einen ersten epidemiologischen Beweis, daß die „Vererbungs-Theorie" falsch sein dürfte.

Die Japaner haben deshalb eine verstärkte Neigung zu Magenkrebs, weil sie in großen Mengen Zucker, Chemikalien und mehr yinbetonten, mit chemischen Mitteln angebauten und behandelten, weißen Reis essen. Amerikaner erkranken mehr an Dickdarmkrebs, vornehmlich weil sie einen hohen Konsum von Fleisch, Eiern und anderen mehr yangbetonten Sachen haben. Yin- und Yang-Nahrungsmittel werden natürlich immer in Kombination gegessen. Aber bestimmte Leute essen eine größere Menge von dem einen, und andere Leute essen eine größere Menge von dem anderen. Brustkrebs bekommt eine Frau hauptsächlich durch Überkonsum von mehr yinbetonter Nahrung, vor allem Milch, Zucker, Früchten und Fruchtsäften; Prostatakrebs dagegen kommt vorrangig von exzessi-

Abbildung 6: *Sterblichkeits-Trend bei japanischen US-Immigranten*
(Haenszel and Kurihara, 1968)

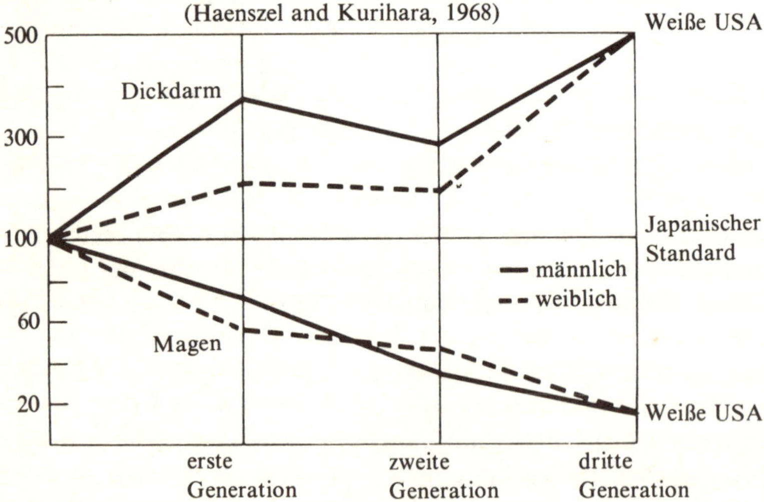

Abbildung 7: *Entgegengesetzte Tendenzen bei Krebs in Fernost und USA*

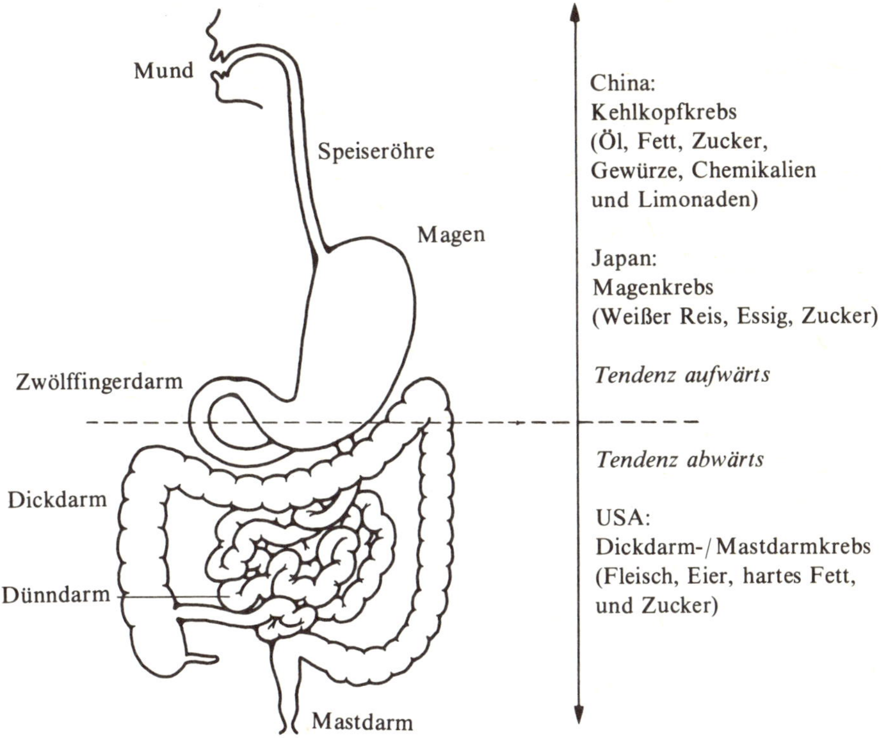

vem Verzehr von Eiern, Fleisch, salzigem Käse, Geflügel und anderen mehr yangbetonten Sachen.

Abbildung 7 zeigt die Verbindung zwischen der Nahrung verschiedener Bevölkerungen und mehreren Krebsarten im Verdauungsbereich.

Allgemein kann man sagen, mehr yangbetonte Krebsarten erscheinen in den unteren, tiefer liegenden Teilen des Körpers und involvieren die mehr kompakten Organe, während mehr yinbetonte Krebsarten gewöhnlich in den oberen oder mehr peripheren Teilen des Körpers oder in den hohlen Organen auftreten. Der Dickdarm z.B. zählt zu der tieferen, unteren Kategorie, und Krebs entsteht hier im *Mastdarm* und im *Colon descendens* (absteigender Darm), den mehr yangbetonten Teilen, und ist auch mehr yang; Krebsarten mehr yinbetonten Ursprungs bilden sich in den mehr yinbetonten *Colon transversum* (Querdarm) und *Colon ascendens* (auf-

Abbildung 8: *Analyse Dickdarmkrebs USA in Prozent*

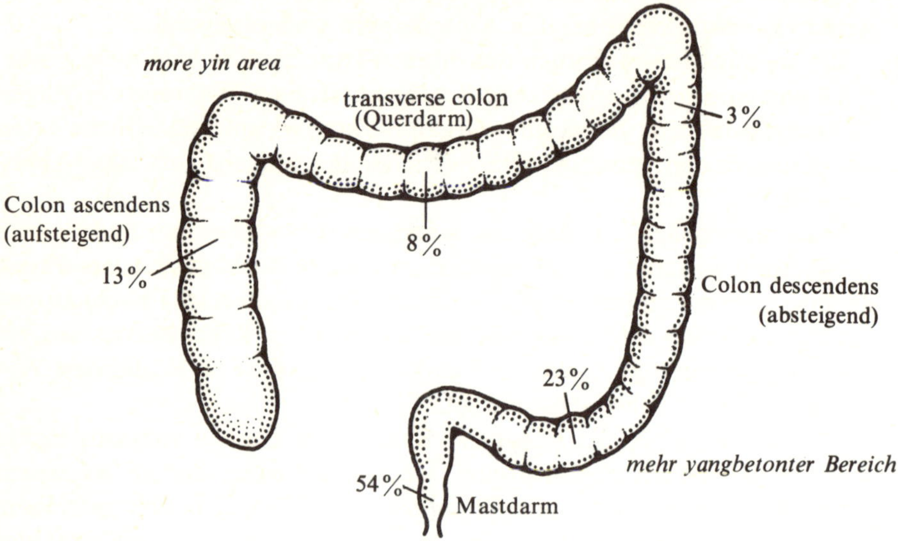

Abbildung 9: *Komplementäre Bereiche des Magens*

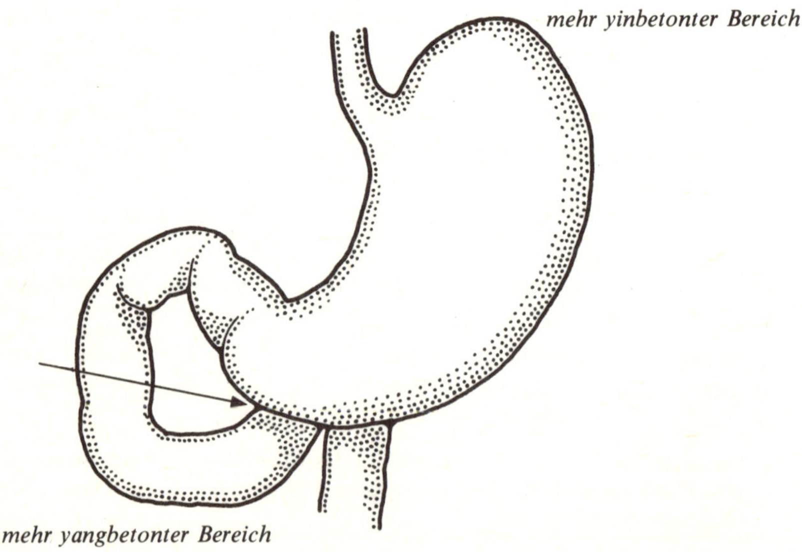

steigender Darm). Abbildung 8 zeigt, in welchem Verhältnis diese vier Arten Dickdarmkrebs bei den Amerikanern verbreitet sind.

Ein weiteres Beispiel: auch den Magen kann man in eine mehr yinbetonte und eine mehr yangbetonte Region unterteilen. Während der Magen als Ganzes ein mehr yinbetontes Organ ist, können unterschiedliche Arten von Krebs in den verschiedenen Bereichen des Magens auftreten (Abbildung 9).

Man muß bedenken, daß alle beide, extrem yinbetonte und extrem yangbetonte Faktoren, an der Bildung von Krebs beteiligt sind, wenn auch der eine oder der andere jeweils dominiert. Trotz ihrer stark fleischhaltigen Ernährung haben die Eskimos beispielsweise selten Krebs bekommen, bis man den raffinierten Zucker in ihre Kost eingeführt hatte, der den Yin-Impuls für das Krebswachstum liefert.

Fassen wir zusammen: Manche Krebsarten können sich aus einem Überschuß an extrem yinbetonter Nahrung ergeben, andere aus einem Überschuß von extrem yangbetonten Sachen und wieder andere aus einem Überschuß von beiden Extremen. In Tabelle 3 ist eine Auflistung der gängigen Krebsarten und ihrer Yin/Yang-Entsprechung.

Was wir als Karzinogene kennen, kann auch in den Begriffen Yin und Yang verständlich gemacht werden. Vor Jahren war z.B. Teer als krebsauslösender Stoff in Verdacht. Um diese Hypothese zu beweisen, versetzte eine Gruppe japanischer Wissenschaftler wiederholt Ohren von Kaninchen mit Teer. Nachdem das kontinuierlich viele Tage durchgeführt worden war, begann sich Krebs zu entwickeln, und daraus wurde geschlossen, daß Teer ein Karzinogen sein müsse. Teer ist jedoch nicht aus sich

Tabelle 3: *Generelle Yin/Yang-Einteilung der Krebs-Bereiche*

Ursache mehr yin	Ursache mehr yang	Yin und Yang in Kombination
Brust	Dickdarm	Lunge
Magen	Prostata	Blase
Haut	Mastdarm	Gebärmutter
Mund (außer Zunge)	Eierstock	Niere
Speiseröhre	Knochen	Milz
Leukämie	Bauchspeicheldrüse	Melanom
Hodgkin-Krankheit	Gehirn (innere Bereiche)	Zunge
Gehirn (äußere Bereiche)		

heraus ein krebsauslösender Faktor. Wenn man immer wieder einen mehr yangbetonten Faktor wie Teer auf die Haut des Kaninchens auflegte, entzündeten sich die Zellen, da sie Yin-Faktoren aus der Blutbahn herauszogen, und diese Entzündung begann sich nun auszubreiten. Das ist einfach nur ein Beispiel für das Naturgesetz: „In seinem Extremzustand erzeugt Yang Yin; während Yin in seinem Extremzustand Yang erzeugt."

Ein anderes bekanntes Beispiel ist die Aktivierung und nachfolgende Ausdehnung (yin) von Atomen und Molekülen, nachdem sie Hitze (yang) ausgesetzt waren. Die Tatsache, daß Atome und Moleküle, nachdem sie Kälte (yin) ausgesetzt waren, langsamer werden und nachfolgend kondensieren (yang), unterstreicht auch dieses Grundprinzip.

In ähnlicher Form ist auch die Sonne oft angeklagt worden, Hautkrebs zu verursachen. Doch von sich aus ist die Sonne nicht Ursache dieses Leidens. Einem mehr yangbetonten Faktor wiederholt ausgesetzt zu sein, kann ein Wuchern von Zellen auslösen, vor allem dann, wenn Nahrungsmittel wie Öl, Fett, Zucker, Milch, Cola und anderes extremes Yin Tag für Tag verzehrt werden. Diese Nahrungsmittel schaffen die eigentliche Grundlage für die Bildung von Hautkrebs, eine mehr yinbetonte Störung, das Sonnenlicht als der Yang-Faktor dient lediglich als Katalysator, um diese Yin-Faktoren zu lokalisieren.

Vor mehreren Jahren ist festgestellt worden, daß die in gegrilltem Fleisch oder Fisch enthaltenen Fett- und Eiweißmoleküle sich oft in Krebszellen verwandeln. Seit Tausenden von Jahren haben Menschen jedoch solche Gerichte wie Sardinen, Fisch oder Fleisch in gegrillter Form gegessen, doch sie sind nur selten an Krebs erkrankt. Traditionell wurden diese Speisen zusammen mit großen Mengen frischen grünen Gemüses gegessen, das eine komplementäre Balance schuf, welche verhinderte, daß Krebs entstehen konnte.

VIII. Die makrobiotische Standardernährung

Um der Entwicklung von Krebs entgegenzutreten, ist es wichtig, in die tägliche Ernährung ein gemäßigteres Gleichgewicht wiedereinzuführen. Eine mehr zur Mitte hin balancierte Ernährungsweise, die auf Nahrungsmitteln wie ganzem, vollwertigem Getreide, Bohnen und gekochtem Gemüse (Abbildung 10) basiert, kann demzufolge die Genesung von beiden Krebstypen, den mehr yinbetonten und den mehr yangbetonten, unterstüt-

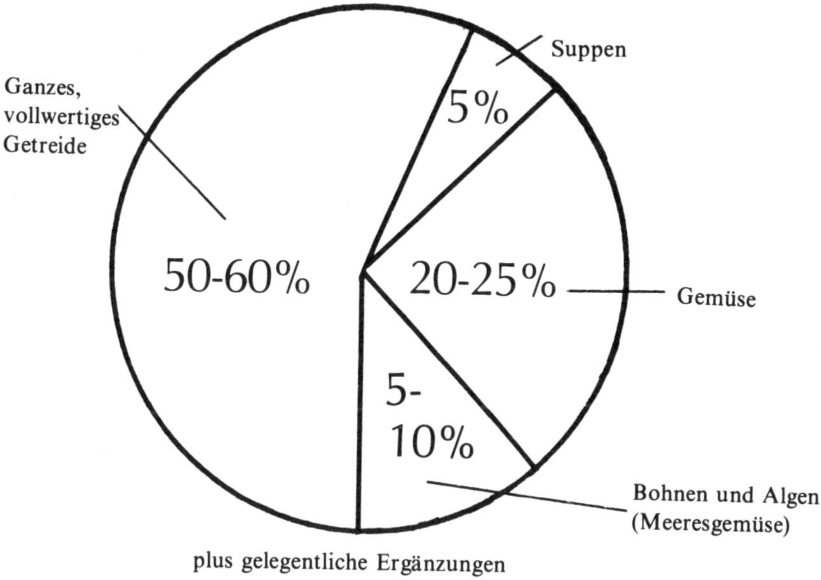

Abbildung 10: *Die makrobiotische Standardernährung*

zen.

Das heißt natürlich nicht, daß bei jedem Fall dasselbe diätetische Programm angewandt werden sollte. In jeder speziellen Situation sind alle möglichen Anpassungen anzuraten. Bevor wir uns jedoch diesen Anpassungen zuwenden, werfen wir erst einen Blick auf die zur Mitte hin balancierte, makrobiotische Standardernährung. Bitte vergessen Sie nicht, daß diese Richtlinien keine medizinische Beratung bedeuten und auch kein persönliches Studium mit einem qualifizierten Makrobiotik-Berater ersetzen wollen.

1. Ganzes, vollwertiges Getreide

Wir empfehlen, daß ganzes, vollwertiges Getreide 50-60% jeder Mahlzeit ausmacht. Mit ganzem Getreide sind gemeint Naturreis, Hirse, Vollweizen, Hafer, Roggen, Mais, Gerste und Buchweizen. Beachten Sie bitte, daß ganzes Getreide unbedingt Mehlprodukten vorzuziehen ist, da letztere die Neigung zeigen, daß sie schwerer zu verdauen sind und Schleim erzeugen können.

2. Suppe

Eine oder zwei Tassen oder kleine Schalen Suppe sollten in der täglichen Ernährung enthalten sein, vorzugsweise jene mit *Miso, Tamari* oder *Shoyu.*[10] Hinweis: Die Suppe sollte nicht besonders salzig schmecken und eine Vielfalt passender Gemüse enthalten (siehe unten). *Wakame*-Algen können auch einmal pro Tag hineingegeben werden. Von Zeit zu Zeit kann auch eine Suppe aus ganzem Getreide und Bohnen gereicht werden.

3. Gemüsegerichte

Gemüsegerichte sollten 25-30% ausmachen, gemessen daran, was an einem Tag gegessen wird. Gemüse für den täglichen Gebrauch sind u.a. Grünkohl, Weißkohl, Mangold, Wasserkresse, Chinakohl, Löwenzahn, Klettenwurzel, Möhren, weißer Rettich (Daikon), Rüben mitsamt Grün, Zwiebeln, Eichel-, Hubbard- und Butterblumenkürbis, Rettich, Blumenkohl und andere, örtlich relevante Arten.

Zu vermeiden sind Gemüse wie Tomaten, Auberginen, Kartoffeln, Spargel, Spinat, Süßkartoffeln, Rote Beete, Zucchini, Yamswurzeln, Avocados, grüner und roter Paprika und andere übermäßig säurehaltige Arten.

Gemüse können auf vielfältige Art und Weise zubereitet werden, darunter Kochen, Dämpfen und Dünsten/Sautieren. Krebspatienten dürften ihren Fettverzehr drosseln wollen, und zwar durch Vermeiden von fritierten Speisen und durch Beschränkung ihres Ölverbrauchs beim Gemüsedünsten auf etwa zweimal die Woche.

Im allgemeinen kann bis zu ein Drittel des Gemüseanteils in Form von Salaten gegessen werden (aber besser ohne Mayonnaise und kommerzielle Salatdressings). Krebspatienten werden jedoch ihren Anteil von rohem Salat einschränken müssen. Eine kleine Menge Salat kann wohl gegessen werden, wenn es sich um einen Fall von mehr yangbetontem Krebs han-

[10] *Miso* wird hergestellt aus Sojabohnen, Vollgetreide (etwa Gerste, Reis oder Weizen) und Meersalz. Es unterliegt einem natürlichen Reifeprozeß und braucht für die Fermentation mehr als eineinhalb Jahre. *Miso* wird in Form einer Paste verwendet und *Tamari*-Sojasoße in flüssiger Form. Beide sind aus ähnlichen Bestandteilen verarbeitet und viele Jahrhunderte im ganzen Osten verwendet worden. Im traditionellen Sprachgebrauch bedeutet *„Tamari“* die dicke Flüssigkeit, die aus fermentiertem *Miso* ausgepreßt wird, doch im makrobiotischen Sprachgebrauch wird es verwendet, um traditionell verarbeitete, natürliche Sojasoße von den künstlich hergestellten, im Handel erhältlichen Sorten zu unterscheiden. In letzter Zeit ist das Wort *„Shoyu“* benutzt worden, um eine leichtere natürliche Sojasoße im Unterschied zu *Tamari* anzuzeigen. *Miso, Tamari* und *Shoyu* gibt es in den meisten Naturkostläden.

delt, für diejenigen aber mit mehr yinbetonten Krebsarten oder mit von beiden Faktoren verursachtem Krebs ist davon abzuraten.

4. Bohnen und Algen (Meeresgemüse)

Etwa 5-10% des täglichen Essens kann aus gekochten Bohnen und Algen bestehen. Da Bohnen jedoch allgemein viel Fett und Eiweiß enthalten, raten wir Krebspatienten, nur wenig davon zu essen und sich auf die Bohnenarten zu beschränken, die nicht so viel Fett haben, wie *Aduki*-Bohnen, Kichererbsen und Linsen. Natürlich hergestellte Sojabohnenprodukte wie *Tofu, Tempeh* und *Natto* können von Zeit zu Zeit beigegeben werden, je nach der speziellen Kondition.

Die mineralreichen Algen (Meeresgemüse) können jeden Tag in der Suppe verwendet werden, oder zusammen mit Bohnen oder als Beilage. Gut als Meeresgemüse geeignet sind *Hiziki, Kombu, Wakame, Nori, Dulse, Carragheen* und *Alaria* zum regelmäßigen Verzehr.

5. Ergänzende Nahrungsmittel

Personen, die ganz gesund sind, wünschen sich vielleicht zusätzliche Nahrungsmittel zur Ergänzung. Zum Beispiel weißfleischigen Fisch, der in kleiner Menge ein- bis zweimal die Woche gegessen werden kann. Weißfleischiger Fisch hat im allgemeinen weniger Fett als rotfleischige Arten und solche mit bläulicher Haut. Geringe Portionen Fruchtdessert ebenso wie einige frische und getrocknete Früchte können ebenso bei Gelegenheit gegessen werden, allerdings sollten das nur am Ort vorkommende Früchte sein. Leben Sie also in gemäßigtem Klima, vermeiden Sie tropische und subtropische Früchte (Orangen, Bananen, Ananas usw.). Es ist allgemein zu empfehlen, den Früchtekonsum auf einige Male pro Woche zu beschränken, während Snacks aus gerösteten Samen, Getreidekörnern oder Bohnen, mit Tamari schwach gewürzt, von Zeit zu Zeit genossen werden können.

6. Getränke

Empfohlen als tägliche Getränke sind gerösteter Bancha-Zweigtee *(Kukicha)*, gerösteter Reistee, gerösteter Gerstentee, Löwenzahnwurzeltee und Getreidekaffee. Jeder traditionelle Tee, der keinen aromatischen, süßlichen Duft oder stimulierenden Effekt hat, kann auch genommen werden.

7. Zusätzliche Hinweise

- *Speiseöl* – Wenn Sie Ihre Gesundheit verbessern wollen, nehmen Sie nur das Beste (Sesam- oder Maisöl in Spitzenqualität) in gemäßigter

Menge.

- *Salz* – Natürlich gewonnenes, mineralreiches Meersalz und Miso und Tamari-Sojasoße, beides in traditioneller, nicht chemisch behandelter Qualität, können zum Würzen genommen werden. Es empfiehlt sich, dafür zu sorgen, daß die täglichen Mahlzeiten nicht übermäßig salzig schmecken.
- *Kondimente* – Die nachfolgenden Kondimente/Würzmittel werden auch zum regelmäßigen Verzehr empfohlen:
  - *Gomasio* (Sesamsalz) — 10-12 Teile gerösteten Sesamsamen und 1 Teil Meersalz, getrennt für sich geröstet und zusammen in einer irdenen Schale namens *Suribachi* gemahlen.
  - *Geröstetes Kombu- oder Wakamepulver* – Kombu oder Wakame im Ofen backen, bis sie schwarz sind. In Suribachi zerstoßen und in verschlossenem Glas aufbewahren.
  - *Umeboshipflaume*[11]
  - *Tekka*[12]
  - *Tamari-Sojasoße*
- Sie können zwei- bis dreimal am Tag regelmäßig essen, soviel Sie wollen, vorausgesetzt, das Verhältnis stimmt und Sie kauen gut. Bitte vermeiden Sie, etwa drei Stunden vor dem Schlafengehen noch was zu essen. Bei Durst nehmen Sie eines der oben erwähnten Getränke oder trinken kleine Mengen Wasser (nach Möglichkeit Quellwasser), aber nicht eiskalt.

IX. Standardernährung richtig einstellen

Vorausgesetzt, sie wird richtig angewandt, kann die makrobiotische Standardernährung dabei helfen, eine exzessiv yin- oder yangbetonte Kondition zu einer mehr natürlichen Balance zurückzuführen. Leichte Abwand-

[11] Pflaumen, die getrocknet und viele Monate mit Meersalz gepökelt wurden, werden *Ume-* (Pflaume) *-boshi* (trocken) in Japan genannt. *Shiso* (Judenbart) -blätter werden gewöhnlich während des Pökelns zu den Pflaumen zugefügt, zum Zweck der rötlichen Färbung und des natürlichen Aromas. *Umeboshi-*Pflaumen regen Appetit und Verdauung an und fördern die Aufrechterhaltung einer alkalischen Blutqualität. Erhältlich in vielen Naturkostläden.

[12] *Tekka* heißt wörtlich übersetzt „Eisen-Feuer" (japanisch), *Tetsu* (Eisen) und *Ka* (Feuer). Dieses traditionelle Kondiment wird aus Möhren, Klettenwurzeln und Lotoswurzeln, alles fein gehackt und in Sesamöl und Miso viele Stunden sautiert, hergestellt. *Tekka* wird gewöhnlich in einer schweren Eisenpfanne zubereitet. Erhältlich in vielen Naturkostläden.

Tabelle 4: *Yin- und Yang-Abweichungen bei der makrobiotischen Standardernährung*

Krebs mehr yin	Nahrungsmittel	Krebs mehr yang
Weniger Mais.	*Getreide*	Buchweizen meiden.
Kräftigeres Aroma (mehr Miso oder Tamari).	*Suppe*	Milderes Aroma (weniger Miso oder Tamari.
Größeres Gewicht auf Wurzelgemüse (Klettenwurzel, Möhren, Rüben usw.).	*Gemüse*	Größeres Gewicht auf Blattgemüse (Daikon-, Möhren- oder Rübengrün, Grünkohl, Wasserkresse).
Stärker würzen (Miso, Tamari, Meer-Salz); etwas kräftiger kochen.	*Gewürze*	Milder würzen; leichteres Kochen.
Stärker würzen; weniger oft essen.	*Bohnen*	Leichter würzen; regelmäßig essen.
Völlig meiden.	*Fruchtdessert*	Geringe Mengen gekochter, saisonaler Früchte nur bei Verlangen.

lungen sind jedoch in jedem einzelnen Fall zu berücksichtigen. Ein paar Beispiele für Abwandlungen für mehr yin- oder mehr yangbetonte Krebsarten führen wir in Tabelle 4 auf.

Aufgrund der Unterschiede in der Ursache gibt es nicht einen einzelnen heilsamen Weg für jede Form von Krebs. Da sind z.B. mehrere Kliniken in Texas, Kalifornien und Mexiko, wo für alle Krebsarten eine Diät aus rohen Salaten, Früchten und anderen mehr yinbetonten Sachen empfohlen wird. In einigen Fällen von mehr yangbetonten Krebsarten kann ein Herangehen wie dieses durchaus helfen, zu einem Ausgleich zu kommen. Doch wenn eine Person mit mehr yinbetontem Krebs solch eine Diät essen soll, wäre das Resultat katastrophal.

Wenn Sie im allgemeinen gesund sind, können Sie gelegentlich Fisch und Fruchtdesserts essen. Personen mit mehr yinbetontem Krebs sollten Früchte jedoch ganz und gar meiden — selbst gekochte Äpfel und anderes mehr yangbetontes Obst. Personen mit mehr yangbetontem Krebs können gelegentlich etwas davon bekommen, aber nur, wenn Verlangen besteht. Auf der anderen Seite ist es aber besser für Personen mit yangbetontem Krebs, tierische Nahrung völlig zu streichen und sich ganz auf leichter gekochte Nahrungsmittel pflanzlicher Qualität zu verlassen. Es empfiehlt sich ferner, daß Krebspatienten sich jeglicher Art Nüsse und Nußmuse enthalten, da diese überaus reich an Fett und Eiweiß sind.

Insgesamt sollte die Ernährung darauf abzielen, in erster Linie die extreme Yin- oder Yang-Kondition des Betreffenden wieder in eine weniger extreme Verfassung zu bringen. Sobald eine neutralere, ausgewogenere Kondition etabliert ist, braucht der Körper nicht länger giftige Überschüsse in Form von Krebs anzusammeln. Wenn es gelingt, diese ganzheitliche Sicht im Gedächtnis zu behalten, kann man vermeiden, in einem endlosen Labyrinth von Symptomen gefangen zu werden.

X. Spezielle Gerichte und besondere Hinweise ——

Nachfolgend mehrere Anpassungsmöglichkeiten, die zu beachten sind, wenn Sie Kondimente/ Würzmittel und andere Nahrungsmittel zubereiten und verwenden:

(1) Gomasio. *Bei mehr yinbetontem Krebs:* Nehmen Sie 10-12 Teile geröstete Sesamsamen zu 1 Teil Meersalz. *Bei mehr yangbetontem Krebs:* Nehmen Sie 14-16 Teile geröstete Sesamsamen zu 1 Teil Meersalz. *Bei Krebs verursacht durch Yin/ Yang-Kombination:* Nehmen Sie 12 Teile Samen zu 1 Teil Salz. Anwendung: 1 Teelöffel pro Tag bei jeder Form von Krebs.

(2) Geröstetes Algenpulver. *Bei mehr yinbetontem Krebs:* Empfohlen wird etwa 1 Teelöffel pro Tag. *Bei mehr yangbetontem Krebs:* Etwas weniger, etwa ½ Teelöffel pro Tag ist ratsam. *Bei Krebs verursacht durch Yin/ Yang-Kombination:* Ein Mittelmaß empfiehlt sich (½-1 Teelöffel pro Tag).

(3) Umeboshipflaume. Kann von Personen mit jeglicher Art Krebs verwendet werden. Umeboshipflaumen enthalten eine harmonische Balance von mehr yinbetonten Faktoren (die natürliche Säure der Pflaume z.B.) und mehr yangbetonten Faktoren, die von dem Salz, dem Druck und dem Reifeprozeß bei ihrer Zubereitung her kommen.

(4) Tekka. Dieses mehr yangbetonte Würzmittel kann bei allen Krebsarten von den Patienten verwendet werden. *Bei mehr yinbetontem Krebs:* Täglich (etwa ½ Teelöffel). *Bei mehr yangbetontem Krebs:* Es empfiehlt sich, nur eine geringe Menge und nur gelegentlich zu verwenden.

(5) Tamari-Nori-Kondiment. Dieses spezielle Kondiment aus Nori-Algen kann dem Körper helfen, seine Fähigkeit zur Ausscheidung von giftigem Überschuß wiederzuerlangen. Zubereitung:

1. Mehrere Blätter Nori in Wasser geben (etwa ½ Tasse) und leicht kochen, bis das meiste Wasser verkocht ist und eine dicke Paste vorliegt.
2. Tamari-Sojasoße mehrere Minuten vor Ende der Kochzeit zufügen

für leichten bis milden Geschmack.

Dieses Kondiment kann bei allen Krebsarten von den Patienten gegessen werden. *Jene mit mehr yangbetontem Krebs* nehmen etwas weniger (z.B. ½ Teelöffel pro Tag), während *jene mit mehr yinbetontem Krebs* bis zu 1 Teelöffel pro Tag vertragen. *Jene mit durch Yin/Yang-Kombination verursachten Krebs* nehmen eine mittlere Dosis.

(6) Shio-Kombu-Kondiment. Dieses mehr yangbetonte Kondiment ist sehr mineralhaltig und fördert die Ausscheidung von Giften. Zubereitung:

1. Kombu einweichen, bis er weich ist. Dann in 25 mm große Quadrate schneiden.
2. Den geschnittenen Kombu (etwa 1 Tasse) zu ½ Tasse Wasser und ½ Tasse Tamari-Sojasoße zugeben.
3. Zum Kochen bringen und leicht kochen, bis die Flüssigkeit verdampft ist.
4. Für mehrtägige Aufbewahrung in Schraubglas tun.

Mehrere Stücke Shio-Kombu können täglich gegessen werden.

(7) Banchatee. Es gibt heute mehrere Sorten Banchatee, darunter grüner Tee, Bancha-Zweigtee, Bancha-Stengeltee und Bancha-Blattee. Sie alle stammen vom gleichen Strauch. Grüner Tee wird im Sommer geerntet, es sind die grünen Blätter von den oberen Teilen des Strauches. Einige Blätter bleiben jedoch bis zum Herbst am Strauch, und dann sind sie härter, trockener und von bräunlicher Farbe. Aus diesen Blättern wird der gewöhnliche Banchatee gewonnen. Bancha-Stengeltee und Bancha-Zweigtee stammen aus den Stengeln und Zweigen der Pflanzen, welche trockengeröstet werden. Der mehr yinbetonte grüne Tee enthält viel Vitamin C und kann dabei helfen, die giftige Wirkung, die aus Überkonsum von tierischer Nahrung resultiert, zu kompensieren. Dagegen weist der mehr yangbetonte Bancha-Zweigtee weniger Vitamin C auf, stattdessen aber eine große Menge an Mineralien. Für alle Krebspatienten empfiehlt sich, Banchatee als Hauptgetränk zu nehmen. Gelegentlich können zwar Personen mit mehr yangbetontem Krebs (für kurze Zeit nur) grünen Tee trinken, doch für andere Krebsarten ist grüner Tee nicht zu empfehlen.

(8) Nishime (Kochen ohne Wasser). Diese spezielle Zubereitungsart ist förderlich, um wieder zu Kräften und zu Vitalität zu kommen, für jemanden, der körperlich schwach geworden ist. Zubereitung:

1. Schweren Topf mit schwerem Deckel nehmen.

2. Kombu einweichen, bis er weich ist, und in 25 mm große Quadrate schneiden.

3. Den Kombu auf den Boden des Topfes legen und gerade ausreichend Wasser zum Bedecken zufügen.

4. Gehackte Möhren, Daikonrettich, Rüben oder Klettenwurzeln, Lotoswurzeln, Zwiebeln, Winterkürbis (Eichel- oder Butterblumenkürbis) und Weißkohl hinzufügen. Diese in 5 cm große Würfel schneiden und oben auf den Kombu schichten.

5. Etwas Meersalz über das Gemüse streuen.

6. Bedecken, Flamme hoch stellen, bis viel Dampf erzeugt wird. Flamme herunterstellen und 15-20 Minuten leicht kochen lassen. Verdampft Wasser beim Kochen, etwas nachgießen, damit der Boden bedeckt bleibt.

7. Sind alle Gemüse weich und eßbar geworden, Tamari-Sojasoße zugeben und durch Schütteln des Topfes die Gemüse mischen.

8. Wieder bedecken und über niedriger Flamme weitere 2 Minuten kochen lassen.

9. Deckel abnehmen, Flamme ausstellen und die Gemüse etwa 2 Minuten ziehen lassen, dadurch hat aller Dampf Gelegenheit zu entweichen. Am Topfboden sollte kein Wasser verbleiben.

Es empfiehlt sich, dieses Gericht zwei- bis viermal die Woche als Beilage zu servieren.

(9) Gericht aus gedämpften, grünen Gemüsen. Zubereitung:

1. Blättrige, grüne Oberteile von Gemüsen wie Rübe, Daikon oder Möhren waschen und schneiden (Weißkohl oder Wasserkresse können Sie auch nehmen).

2. Die geschnittenen Gemüse in eine kleine Menge sprudelnd kochendes Wasser legen.

3. Flamme niedriger stellen, bedecken und 7 Minuten dämpfen.

4. Zum Ende des Kochvorgangs Tamari leicht über die Gemüse sprenkeln und das Ganze mehrere Minuten ziehen lassen.

Dieses Gericht kann bis zu einmal täglich, mindestens zweimal die Woche, gegessen werden.

(10) Aduki-Kürbis-Kombu-Gericht. Zubereitung:

1. 1 Tasse Adukibohnen waschen und über Nacht oder 4-6 Stunden einweichen.

2. Mehrere Streifen Kombu einweichen und in 25 mm Quadrate

schneiden.

3. Den Kombu auf den Topfboden legen und die Bohnen zufügen.

4. Mit Wasser bedecken, zum Kochen bringen und 40 Minuten leicht kochen lassen (bis alles fast weich ist).

5. Harten Winterkürbis (Eichel- oder Butterblumenkürbis) in 5 cm große Würfel schneiden und oben auf Kombu und Bohnen geben. (Die Menge Kürbis sollte in etwa gleich sein der Menge Bohnen).

6. Leicht mit Meersalz bestreuen.

7. Bedecken und weitere 25-30 Minuten kochen, bis Bohnen und Kürbis weich sind. (Wenn Wasser verdunstet, ab und zu welches nachgießen, damit genügend Feuchtigkeit verbleibt, um Bohnen und Kürbis weich zu halten.)

8. Ein wenig Tamari oder Meersalz gegen Ende zufügen.

9. Bedecken und noch mehrere Minuten weiterkochen.

10. Flamme ausstellen, das Gericht mehrere Minuten ziehen lassen, dann erst servieren.

Dieses Gericht kann ein- bis dreimal die Woche gegessen werden. Ist kein Kürbis erhältlich, stattdessen Möhren nehmen.

(11) Gekochter Salat. Zubereitung:

1. Verschiedene Blätter (Grünkohl-, Löwenzahn-, Mangold-, Rüben- oder Daikonblätter, Wasserkresse, Senfblätter) sorgfältig waschen, dazu geschnittene Zwiebeln, Möhren und Weißkohl.

2. Wasser in den Topf gießen und eine Prise Meersalz hineingeben.

3. Gemüse hineingeben, mehrere gleichzeitig, und 1-2 Minuten kochen.

4. Aus dem Topf nehmen und Wasser ausdrücken.

5. So essen, wie es ist, oder zusammen mit makrobiotischen Kondimenten.

Gekochter Salat kann mehrmals pro Woche anstelle von rohem Salat gegessen werden.

(12) Daikonblätter und -wurzel mit Kombu. Zubereitung:

1. Daikonwurzel und die Blätter waschen (wenn keine Daikon-Blätter erhältlich sind, anderes hartes Grün nehmen).

2. Daikonwurzel in 5 cm Würfel schneiden und in einen Topf geben, wo schon mehrere Stücke eingeweichter Kombu auf dem Boden liegen.

3. 30-40 Minuten kochen. (Aufpassen, daß das Wasser nicht verdunstet!)

4. Daikonblätter hinzufügen.
5. Nach mehreren Minuten Tamari zugeben und 2-3 Minuten dämpfen, dann servieren.

Dieses Gericht kann mehrmals in der Woche gegessen werden.

(13) Seitan-Eintopf. Zutaten:

3 Tassen Wasser
½ Tasse Seitan, in 25 mm große Stücke geschnitten (Zubereitung von Seitan bitte in Makrobiotik-Kochbüchern nachlesen)
2 Stück eingeweichter Kombu (etwa 45 cm lang)
je ½ Tasse von 3 Sorten Wurzeln, in 25 mm Würfel geschnitten (z.B. Zwiebeln, Möhren, Klettenwurzeln, Rettich, Daikon, Rüben usw.)
je ½ Tasse von 2 Sorten Blattgemüse, in Streifen geschnitten (z.B. Daikon-, Rübenblätter, Grünkohl, Mangold, Chinakohl, Wasserkresse, Senfblätter usw.)
ausreichend Tamari für mild-salzigen Geschmack

1. Wasser und Kombu zum Kochen bringen und 5 Minuten köcheln lassen.
2. Seitan (stattdessen geht auch Tempeh oder Tofu) zufügen und 2-3 Minuten kochen.
3. Wurzelgemüse zugeben und 5-10 Minuten kochen, bis das Gemüse weich, aber noch fest ist.
4. Blattgemüse und Tamari zufügen, 2-3 Minuten kochen und servieren.

Dieses Gericht kann mehrmals pro Woche gegessen werden, vor allem von Personen, die viel an Gewicht verloren haben, die keinen Appetit mehr haben, oder die sich schwach fühlen. *Mochi* (zerstampfter Süßreis) oder weißfleischiger Fisch kann in bestimmten Fällen anstelle Seitan genommen werden.

(14) Sautierte Gemüse. Zubereitung:

1. Möhren, Zwiebeln und Kohl ganz fein hacken.
2. Den Boden einer Pfanne mit wenig Sesamöl einpinseln.
3. Öl erhitzen, dann Gemüse zugeben und mehrere Minuten sautieren.
4. Eine Prise Salz darüberstreuen und bedecken für ein paar Minuten.
5. Deckel abnehmen, leicht mit Tamari würzen und 2 Minuten weiterkochen.
6. Flamme ausstellen und servieren.

Dieses Gericht kann mehrmals pro Woche gegessen werden, und zwar von denjenigen, die Öl vertragen. Wer Öl vermeiden sollte, kann sein Gemüse dämpfen oder kochen.

XI. Die Bedeutung des Kochens

Makrobiotisch kochen ist eigentlich ganz einfach, sofern man die grundlegenden Fertigkeiten beherrscht. Doch bevor man die Grundlagen gelernt hat, passieren sehr leicht Fehler, auch wenn alle möglichen Bücher und Schriften konsultiert werden. Es ist sehr wichtig, Kochkurse zu besuchen, um die Nahrung, die Sie zubereiten möchten, leibhaftig zu sehen und zu schmecken. Dafür ist jedoch nicht notwendig, auf die Teilnahme an Kochkursen besonders viel Zeit zu verwenden. Wenn Sie in der Lage sind, mindestens zehn oder zwanzig Basisgerichte zu lernen, können Sie damit anfangen, ihren eigenen Kochstil zu entwickeln. Wenn Sie also mit der Makrobiotik beginnen, suchen Sie bitte den Rat von erfahrenen Freunden in Ihrer Nähe. Scheuen Sie sich nicht, ihnen die Gerichte, die Sie zubereitet haben, zu zeigen und sie um ihre Ratschläge und Anregungen zu bitten.

Ein verbreiteter Fehler bei Krebspatienten ist übermäßiger Konsum von Mehlprodukten. Für einen Krebspatienten ist es besser, Getreide in Form der ganzen Körner zu essen als in Form von Mehl, und zwar so viel wie nur möglich. Mehlprodukte schaffen leicht Schleim und Verstopfung, und von daher ist es besser, so Sachen wie Kekse, Pfannkuchen, Brötchen und ähnliche Dinge zu vermeiden. Selbst makrobiotisches Brot von höchster Qualität sollte nur ein paarmal die Woche und nicht täglich gegessen werden.[13] Krebspatienten sollten auch auf stark gebackene oder gegrillte Nahrung verzichten.

[13] Der Gebrauch von Mehl ist mit dem Auftreten von Diarrhöe in Verbindung gebracht worden. „Die meisten Menschen haben Schwierigkeiten bei der Absorption von 08-15-Weizenmehl, jener Sorte, woraus gewöhnliches Weißbrot hergestellt wird, und das kann ein früher nicht vermuteter Grund für Diarrhöe und andere Darmbeschwerden sein, so folgert eine Studie.

„Wissenschaftler haben festgestellt, daß Leute etwa 20% von dem Weißbrot, welches sie essen, nicht in ihrem Verdauungsapparat absorbieren können. Die Kondition ist vergleichbar mit derjenigen, wo einige Erwachsene feststellten, Probleme beim Verdauen von Milch zu haben.

„Und das bedeutet: Wenn ein Durchschnittsbürger eine Scheibe Brot ißt, wird ein ansehnlicher Teil davon nie im Dünndarm absorbiert und wandert abwärts in den Dickdarm und kann da in Gase umgewandelt werden oder in Stoffe, die durchaus Diarrhöe hervorrufen können, sagte Dr. Michael D. Levitt, einer von den Wissenschaftlern.

„Die Studie ist am ‚Veterans Administration Medical Center‘ in Minneapolis durchgeführt und in der heutigen Ausgabe des *New England Journal of Medicine* veröffentlicht worden.

„Bei achtzehn gesunden Freiwilligen beobachteten die Ärzte diese Resultate, wenn die Leute Weißbrot, Makkaroni, Reisbrot oder Brot aus Weizenmehl mit niedrigem Glutengehalt verzehrten.“ (Aus: *Boston Globe,* 9. April 1981).

XII. Tips für den Alltag

1. Sie können ganz normal zwei- bis dreimal am Tag essen, vorausgesetzt, das Verhältnis stimmt und Sie kauen sorgfältig. Da Krebs ein Symptom für Exzeß ist, ist besonders wichtig, nicht zuviel zu essen. Um das zu verhindern, kauen Sie jeden Bissen sorgfältig — wenigstens 100 mal und möglichst 200 mal. Sie können essen, soviel Sie wollen, vorausgesetzt, die Nahrung wird gut gekaut und gründlich mit Speichel vermengt, und wenn Sie dazu neigen, zuviel zu essen, sorgen Sie dafür, daß Sie eine Menge an körperlicher Arbeit zu tun bekommen. Wenn Ihre Kräfte es also zulassen, machen Sie regelmäßig Körperübungen als Teil Ihres Alltags, einschließlich Tätigkeiten wie Fußboden schrubben, Fenster putzen, Wäsche waschen usw. Sie können auch an systematischen Übungsprogrammen teilnehmen wie Yoga, asiatischen Kampfsportarten oder Gymnastik/Sport.

2. Bitte vermeiden Sie, drei Stunden vor dem Schlafengehen noch etwas zu essen, denn vor dem Schlafen gegessene Nahrung stagniert im Körper.

3. Schauen Sie nicht längere Zeit Fernsehen, auch nicht direkt vor dem Apparat oder ganz nahe dabei, so daß Sie der Strahlung so wenig wie möglich ausgesetzt sind. Im allgemeinen sendet Schwarzweiß-TV eine schwächere Form Strahlung als Farbfernsehen.

4. Vermeiden Sie möglichst, direkt auf der Haut synthetische oder wollene Kleidung zu tragen. Nehmen Sie so viel wie möglich Baumwollfasern, vor allem für Unterwäsche und Nachtkleidung. Müssen Sie z.B. zu einem gesellschaftlichen Anlaß Nylonstrümpfe tragen (Seidenstrümpfe wären vorzuziehen), ziehen Sie sie sofort bei Ihrer Rückkehr wieder aus. Ziehen Sie auch immer die Schuhe aus, wenn Sie nach Hause kommen, so erlauben Sie Ihren Füßen zu atmen und besser zu entspannen. Vermeiden Sie übermäßiges Accessoire an Fingern, Handgelenken und Hals. Halten Sie es mit solchem Schmuck so einfach und elegant wie nur möglich.

5. Gehen Sie oft nach draußen, in einfacher Kleidung, barfuß möglichst. Versuchen Sie, wann immer das Wetter es zuläßt, eine halbe Stunde durchs Gras, auf dem Erdboden, den Strand entlang zu laufen.

6. Stellen Sie viele große Grünpflanzen in Ihr Wohn- oder Schlafzimmer, um den Sauerstoffgehalt der Luft aufzufrischen und anzureichern. Halten Sie, sooft es geht, die Fenster offen, damit frische Luft hereinkommen kann. Halten Sie Ihr Heim im Winter nicht zu warm, und versuchen

Sie, die Klimaanlage im Sommer möglichst gar nicht erst einzuschalten.

7. Vermeiden Sie in der Küche Elektroherd und sonstige elektrische Geräte. Stellen Sie bei der nächsten Gelegenheit auf Gas um. Mikrowelle ist auch zu meiden!

8. Verwenden Sie pflanzliche Fasern guter Qualität — vorzugsweise Baumwolle — für Bettücher, Kissenbezüge und Bettdecken.

9. Reiben Sie sich am ganzen Körper mit einem heißen, feuchten, ausgedrückten Handtuch ab, und zwar jeden Morgen und jeden Abend vor dem Zubettgehen. Verwenden Sie bitte besondere Sorgfalt dabei auf Hände und Finger, Füße und Zehen.

10. Vermeiden Sie, lange heiß zu baden oder zu duschen, außer Sie haben zuviel Salz oder tierische Nahrung gegessen.

11. Gehen Sie nach Möglichkeit vor Mitternacht zur Ruhe und stehen morgens in der Frühe auf.

12. Vermeiden Sie Seife und kosmetische Produkte, die von chemischem Duft erfüllt sind. Zur Zahnpflege bürsten Sie mit natürlichen Präparaten oder Meersalz.

Ganz generell sollte die Umgebung des Patienten offen und freundlich sein und frei von irgendwelchen dunklen oder schweren Eindrücken/ Stimmungen. Das sollte sich auch auf solche Einflüsse wie Lesestoff oder Gesprächsinhalte beziehen.

Die geistige Einstellung ist natürlich besonders wesentlich. Eine Person mit Krebs muß begreifen, daß sie selbst für die Entwicklung ihres Leidens voll verantwortlich war, nämlich durch ihre Ernährungsweise, ihre Art zu denken und ihren Lebensstil. Der Patient sollte dazu ermutigt werden, zu tiefem Nachdenken zu kommen und alle Aspekte seiner Geisteshaltung zu untersuchen, welche das Problem des Krebses und eine Unmenge anderer unglücklicher Umstände hervorgerufen hat.

Dieses tiefe Insichgehen kann auch dahin führen, Rückschau zu halten und eine Würdigung des reichen Erbes traditioneller Weisheit vorzunehmen, welche sich in vielen Kulturen über Tausende von Jahren hin entwickelt hat, sowie eine Würdigung der endlosen Wunder der Welt der Natur, einschließlich des Körpers wundervoller Fähigkeit zu Selbstschutz und Erholung, sowie eine Würdigung der Ordnung des Universums, die all dies erzeugt hat.

Gleichzeitig, sobald der Entschluß gefaßt ist, die Krebs-Kondition umzudrehen, nämlich durch die Wahl eines balancierteren Weges, kann die betreffende Person die Krankheit vergessen und so glücklich, aktiv und normal wie möglich leben. Krebspatienten sind oft depressiv: sobald die Person also anfängt, auf gesündere Weise zu essen, ist es nötig, sie nachdrücklich zu ermutigen, ihre Sorgen zu begraben und eine optimistische Haltung einzunehmen.

Komplizierter wird es, wenn jemand Chemotherapie oder Kobaldbestrahlung bekommen oder sich einer Operation unterzogen hat. In solchen Fällen kann die Wiederherstellung um einiges schwieriger sein, ist aber dennoch möglich, solange der Patient über gesunden Appetit, gute Vitalität und den Willen zum Leben verfügt. In einer Situation wie dieser ist es besonders entscheidend für beide Parteien, den Patienten selbst wie auch seine Angehörigen, die Bedeutung der exakten Durchführung der diätetischen Empfehlungen zu verstehen. Im Idealfall sollten sie mehrere Tage (besser: Wochen) damit zubringen zu lernen, wie angemessen zu kochen ist. Sie sollten sich ferner qualifizierten, individuellen Rat holen, wie sie in ihrer besonderen Situation auf die rechte Art und Weise kochen und essen können.

Noch schwerere Fälle — sogenannte unheilbare — erfordern zusätzliche Aufmerksamkeit. In diesen Situationen kann sich der Krebs rapide ausbreiten und der Patient unter starken Schmerzen stehen, und auch sein Appetit kann geringer werden. Solche Fälle verlangen den Einsatz äußerlicher Anwendungen parallel zu der richtigen Ernährungsweise. Die Nahrung sollte in der gewohnten Konsistenz und Festigkeit zubereitet werden, vorausgesetzt, der Patient ist in der Lage zu kauen und zu schlucken. Hat der Patient Schwierigkeiten, in dieser Weise zu essen, empfiehlt es sich, die Nahrung nach dem Kochen zu zerstampfen. Es kann auch notwendig sein, die Nahrung mit mehr Wasser als gewöhnlich zu kochen, um eine weichere, mehr cremige Konsistenz zu erhalten. Getreide, Gemüse, Bohnen und andere Nahrungsmittel können derart gekocht und dann mit der Hand in einem Suribachi zerstampft werden. Ein Mixer sollte zu diesem Zweck nicht verwendet werden.

Die wichtigsten äußerlichen Anwendungen sind *Ingwer-Kompresse, Taropflaster* und *Buchweizenpflaster.* Wie diese zuzubereiten und richtig anzuwenden sind, steht im Anhang dieses Kapitels. Meist kann Krebs erfolgreich ohne Zuhilfenahme äußerlicher Mittel behandelt werden. Allein jene 20-30%, die als unheilbar gelten oder durch vorherige Behandlung erschwert wurden, erfordern den Einsatz dieser speziellen Methoden. Der makrobiotische Ernährungs-Ansatz kann mit diesen äußerlichen Anwendungen auch kombiniert werden zwecks Linderung einer Reihe nichtkrebsartiger Tumore und Zysten, darunter Gehirntumore, fibroepitheliale Tumore, Eierstockzysten und Brustzysten.

Zur weiteren Unterstützung des Heilungsprozesses schlagen wir für die tägliche Besinnung folgendes vor:

1. Fördern Sie Ihr Verständnis für die Natur. Versuchen Sie jeden Tag, mehrere Minuten innezuhalten, um das Wunder und die Schönheit unserer natürlichen Umgebung zu betrachten und zu bestaunen. Würdigen Sie den Himmel, die Berge, die Sonne, den Wind, den Regen, den Schnee und alle natürlichen Erscheinungen. Versuchen Sie, Ihren Sinn für das Staunen über das Wunder des Lebens wiederzuerlangen.

2. Betrachten Sie jeden, dem Sie begegnen, mit Dankbarkeit, angefangen bei Ihrer Familie und Ihren Freunden, und erweitern Sie Ihre Dankbarkeit auf alle Menschen.

3. Äußern Sie Dank vor und nach jeder Mahlzeit. Drücken Sie Ihre Dankbarkeit aus gegenüber Sonne, Erde, Luft und Elementen dafür, daß sie Ihre Nahrung geschaffen haben, ebenso wie gegenüber all jenen, die diese angebaut und zubereitet haben. Nutzen Sie diese Gelegenheit, Einheit mit Natur und Gesellschaft wiederzuerrichten.

Das traditionelle Wort „Ein Korn, zehntausend Körner" symbolisiert die Vorstellung, daß die Erde viele Körner zurückgibt für jedes einzelne, das sie erhält. Ein gesunder Mensch verkörpert ebenfalls dieses Ideal in seinem Wunsch, anderen dabei zu helfen, auch glücklich und gesund zu werden.

Zögern Sie also nicht, anderen Menschen zu helfen. Sprechen Sie mit ihnen über Ihre Erfahrungen. Wir alle wissen ja, praktisch jede Familie hat irgendwas mit Krebs, Herzleiden oder Geisteskrankheit zu tun. Wenn Sie anderen nach Ihrer Genesung den Rücken zukehren, ist das so, als würden Sie Geld auf einem Bankkonto horten und es niemals zu Ihrer Freude verwenden. Wer so handelt, wird niemals glücklich werden, denn indem Sie anderen helfen, beschleunigen Sie Ihre eigene körperliche und geistige Besserung.

Als Sie geboren wurden, haben Sie sicher nicht erwartet, daß Sie jemals

Ihre Zeit oder Ihr Leben verkaufen müßten. Ihr Leben gegen Geld eintauschen, das ist gar nicht soviel anders, als ein Stück Wurst in Scheiben schneiden, wiegen, berechnen und einem Kunden zum Kauf anbieten. Bitte überlegen Sie genau, ob Ihre Tätigkeit tatsächlich dem entspricht, was Sie tun wollen, und versuchen Sie sich zu entscheiden, womit Sie die verbleibenden Jahre Ihres Lebens zubringen wollen. Sollten Sie feststellen, daß Sie unglücklich sind, beginnen Sie doch einen Prozeß der persönlichen Revolution, indem Sie Ihre bisherigen Angewohnheiten und Krankheiten in eine glückliche und gesunde Art zu leben umwandeln. Mit Makrobiotik können Sie Ihren Kurs ändern weg von einem der Krankheit und des Verfalls hin zu einem von fortwährendem Glück und anhaltender Gesundheit.

In der Tat sollten wir allesamt einsehen, Krebs ist nicht allein Angelegenheit der Krebspatienten und deren Familien. Krebs ist nur ein dramatisches Symptom von vielen, nämlich von den grundfalschen Auffassungen und letztendlich selbstzerstörerischen Tendenzen, worauf wir die Herrlichkeit der modernen Zivilisation aufgebaut haben. In einem ganz reellen Sinne ist Krebs überall gegenwärtig und betrifft jeden von uns.

Wenn wir lernen können, von Krebs loszukommen, und zwar nicht durch destruktive, aggressive oder symptomatische Methoden, sondern durch eine umfassende Neuorientierung unserer Art zu leben insgesamt, können wir erkennen, daß eine dauerhafte Lösung für die mannigfaltigen Mißstände der Gesellschaft selbst am Horizont sichtbar wird.

Anhang:

Äußerliche Behandlung und natürliche Anwendung

1. Ingwer-Kompresse

Zweck: Regt die Zirkulation von Blut und Körperflüssigkeiten an; hilft festsitzende Giftstoffe, Zysten, Tumore usw. zu lösen und zu zerstören.

Zubereitung: Geriebenen Ingwer in Käsetuch oder Baumwollsack tun und den Ingwersaft über einem Topf heißen Wassers ausdrücken, das gerade unter dem Siedepunkt ist. Ein Handtuch in das Ingwerwasser eintauchen, dann gründlich auswringen und, noch sehr heiß, direkt auf die zu behandelnde Stelle auflegen. Ein zweites, trockenes Handtuch kann darübergebreitet werden, um Hitzeverlust gering zu halten. Legen Sie alle 2-3 Minuten einen frischen heißen Ingwerumschlag auf, bis die Haut rot wird.

Besonderheiten bei Krebsfällen: Ingwer-Kompresse in der üblichen Weise vorbereiten. Sie sollte jedoch nur kurze Zeit aufgelegt werden, um den Kreislauf der betroffenen Region zu aktivieren, unmittelbar gefolgt von einem Taropflaster. Wird die Ingwer-Kompresse wiederholt über einen längeren Zeitraum aufgelegt, kann sie das Krebswachstum beschleunigen, vor allem dann, wenn es sich bei dem Krebs eher um einen Yin-Typ handelt. Die Ingwer-Kompresse sollte in Krebsfällen nur als Vorbereitung für das Taropflaster angesehen werden, nicht als eine Behandlung für sich, und nur mehrere Minuten aufgelegt werden. Speziellere Empfehlungen bitte bei einem qualifizierten Makrobiotik-Berater erfragen.

2. Taropflaster (Tarokartoffelpflaster; Albipflaster)
Zweck: Oft im Anschluß an eine Ingwer-Kompresse aufgelegt, um festsitzende Giftstoffe zu sammeln und aus dem Körper zu ziehen.
Zubereitung: Tarokartoffel-Haut abschälen und das weiße Innere reiben. Mit 5% geriebenem, frischem Ingwer mischen. Diese Mixtur in einer 12 mm dicken Schicht auf ein sauberes Baumwolltuch streichen und mit Taro-Kontakt direkt auf die Haut auflegen. Alle 4 Stunden wechseln.

Die Haut der Tarokartoffel ist braun und mit „Haaren" bedeckt. Sie wird im Fernen Osten, aber auch auf Hawaii angebaut. Kleinere Tarokartoffeln haben die beste Wirkung für dieses Pflaster. Ist Taro nicht erhältlich, kann man stattdessen eine Zubereitung mit normaler Kartoffel verwenden. Wenn das auch nicht so effektiv ist wie mit Taro, so wird doch eine positive Wirkung erzielt. 50-60% geriebene Kartoffel mit 40-50% geriebenen (zerdrückten) grünen Blattgemüsen mischen und im Suribachi zusammen zerstoßen. Anwendung wie oben.
Besonderheiten bei Krebsfällen: Das Taropflaster hat die Wirkung, Krebsgifte aus dem Körper zu ziehen, und ist besonders erfolgreich in der Entfernung von Kohlenstoff und anderen oft in Tumoren enthaltenen Mineralien. Wenn beim Abnehmen des Pflasters die hellfarbene Mixtur dunkel bis braun geworden oder auch die Haut an der Stelle dunkel verfärbt ist, bedeutet das, daß Überschuß an Kohlenstoff und anderen Elementen durch die Haut ausgeschieden worden ist. Diese Behandlung sorgt allmählich für eine Verkleinerung des Tumors.

Wenn dem Patienten durch das kühle Pflaster kalt wird, wird eine heiße Ingwer-Kompresse helfen, aufgelegt für 5 Minuten während eines Pflasterwechsels. Dauert das Frösteln an, Meersalz in einem Tiegel rösten, in ein Handtuch wickeln und oben auf das Pflaster legen. Aber Vorsicht, daß dem Patienten nicht zu heiß von dieser Salzpackung wird!

3. Buchweizenpflaster
Zweck: Zieht zurückgehaltenes Wasser und überschüssige Flüssigkeit aus ge-

schwollenen Bereichen des Körpers.
Zubereitung: Buchweizenmehl mit genügend heißem Wasser mischen, um einen harten, zähen Teig zu formen. In einer 12 mm dicken Schicht auf die betreffende Stelle auflegen; mit einer Baumwoll-Bandage festbinden.
Besonderheiten bei Krebsfällen: Ein Buchweizenpflaster sollte in den Fällen zur Anwendung kommen, wo der Patient aufgrund von Flüssigkeitsretention einen geschwollenen Bauchbereich entwickelt. Wird diese Flüssigkeit operativ entfernt, kann sich der Patient zwar vorübergehend besser fühlen, doch nach mehreren Tagen kann es ihm plötzlich erheblich schlechter gehen. Da ist es besser, solch ein drastisches Verfahren zu vermeiden.

Dieses Pflaster kann überall am Körper aufgelegt werden. Im Falle einer entfernten Brust z.B. schwellen die umgebenden Lymphknoten, der Nacken oder zuweilen der Arm oft an nach mehreren Monaten. Um diesen Zustand zu beseitigen, Ingwer-Kompressen 5 Minuten auf dem geschwollenen Bereich auflegen, dann ein Buchweizenpflaster folgen lassen; alle 4 Stunden erneuern. Nach Entfernen des Pflasters können Sie bemerken, daß Flüssigkeit durch die Haut austritt, oder daß die Schwellung zurückzugehen beginnt. Ein Buchweizenpflaster wird die Schwellung in der Regel nach wenigen Malen schon beseitigen, oder höchstens nach 2-3 Tagen.

4. Vollkornreiscreme: Sie wird verwendet, um Menschen mit geschwächter Kondition oder mit beeinträchtigter Verdauungstätigkeit Nahrung zuzuführen und Energie zu spenden. Naturreis gleichmäßig rösten, bis die einzelnen Körner eine gelbliche Färbung annehmen. Sodann 1 Teil Reis mit etwas Meersalz und 3-6 Teilen Wasser mindestens 2 Stunden im Druckkochtopf kochen und anschließend durch ein sterilisiertes Mulltuch drücken. Die entstehende Reiscreme kann sparsam mit *Umeboshipflaume, Gomasio* (Sesamsalz), *Tekka, Kelp-* oder anderem Algenpulver gewürzt werden.

5. Karpfenpflaster: Fiebersenkend, z.B. bei Lungenentzündung. Kopf und Körper eines ganzen, lebenden Karpfen zerstampfen und den entstehenden Brei mit etwas weißem Weizenmehl mischen, auf ein Ölpapier streichen und auf die Brust des Patienten auflegen. Zur Behandlung von Lungenentzündung sind vor der Anwendung des Pflasters 1-2 Teelöffel Karpfenblut zu trinken. Sodann halbstündlich Körpertemperatur messen und, sobald diese sich normalisiert hat, unverzüglich das Karpfenpflaster entfernen.

6. Daikonrettichtrank: *Trank Nr. 1:* Schweißtreibend zur Fiebersenkung. ½ Tasse frisch geriebenen Daikon mit 1 Teelöffel Tamari-Sojasoße und ¼ Teelöffel geriebenem Ingwer mischen. Diese Mischung mit heißem Banchatee übergießen, umrühren und heiß trinken. *Trank Nr. 2:* Harntreibend. Mittels Mulltuch Saft aus geriebenem Daikon pressen; 2 Teelöffel dieses Saftes mit 6 Teelöffeln heißem Wasser, dem eine Prise Meersalz beigefügt wurde, vermischen. Diese Mischung sodann kochen und dem Patienten einmal täglich verabreichen. Diesen Trank keinesfalls ohne Überwachung durch Experten länger als 3 Tage hintereinander und niemals ungekocht geben!

7. Dentie (Denshi): Verhütet Zahnerkrankungen, fördert eine gesunde Kondition im Mundraum und stoppt Blutungen im ganzen Körper durch Kontraktion der expandierten Kapillargefäße. Zubereitung: Aubergine braten, vor allem den Kelch bzw. die Spitze, bis zur Schwarzfärbung. Zu Pulver zerreiben und mit 30-50% geröstetem Meersalz vermischen. Dentie kann täglich als Zahnpulver oder bei Blutungen — sogar in der Nase im Fall von Nasenbluten (feuchtes Tuch in Dentie tauchen und in die Nase einführen) — verwendet werden.

8. Getrocknete Daikonblätter: Finden Verwendung bei der Behandlung verschiedener Hauterkrankungen, Erkrankungen der weiblichen Geschlechtsorgane sowie zur Erwärmung des Körpers. Tragen ferner dazu bei, dem Körper überschüssiges Öl sowie Körpergeruch zu entziehen. Zubereitung: frische Daikonblätter vor Sonnenlicht geschützt in geschlossenem Raum trocknen, bis sie braun und brüchig werden. (Falls Daikon nicht zur Verfügung steht, kann man auch Steckrübenblätter verwenden.) 4-5 Bündel dieser Blätter in 4-5 Liter Wasser kochen, bis sich dieses braun färbt. Anschließend eine Handvoll Meersalz einrühren. Folgende Anwendungen sind möglich:

1. Ein Baumwolltuch in die heiße Flüssigkeit tauchen und leicht ausdrücken. Wiederholt auf die betreffende Körperstelle auflegen, bis die Haut ganz rot wird.
2. Der Patient nimmt ein heißes Vollbad, dem diese Flüssigkeit zugefügt ist.
3. Frauen mit Erkrankungen an den Geschlechtsorganen nehmen ein Sitzbad in der oben beschriebenen Lösung. Das Wasser sollte bis zur Taille reichen, den Oberkörper mit einem Handtuch zudecken. Im Wasser sitzenbleiben, bis sich der ganze Körper erwärmt hat und Schweiß ausbricht. Dauert im allgemeinen etwa 10 Minuten. Falls notwendig, bis zu 10 Tage wiederholen.
4. Die Flüssigkeit abseihen und als Spülung gegen Fett- und Schleimablagerungen in Gebärmutter und Vagina verwenden. Diese Spülung im Anschluß an das oben beschriebene heiße Bad oder als eigenständige Anwendung vornehmen.

9. Ingwer-Sesamöl: Regt den Kreislauf und die Funktion der Kapillargefäße an, aktiviert die Nerven und lindert Schmerzen. 1 Teil frisch geriebenen Ingwer mit 1 Teil Sesamöl mischen. Die erkrankte Körperpartie mit einem vorher in diese Mischung getauchten Baumwolltuch abreiben.

10. Geriebener Daikonrettich: Fördert die Verdauung, insbesondere von öliger, fettiger, schwerer Nahrung und von tierischen Nahrungsmitteln. Frischen Daikon reiben (wenn nicht erhältlich, Radieschen oder Steckrüben verwenden). Mit etwas Tamari-Sojasoße besprenkeln und 1 Teelöffel einnehmen.

11. Saft von Zwiebeln, Schalotten oder Daikon: Zur Neutralisierung von Bienengift — oder anderen Insektenstichen. Schalotten, Zwiebeln oder Daikon (oder deren grüne Teile) kleinschneiden und den Saft auspressen. (Sollten diese Pflanzen nicht erhältlich sein, Radieschen nehmen.) Den Saft gründlich in die Wunde einreiben.

12. Kuzu-Trank: Stärkt die Verdauung, beseitigt allgemeine Erschöpfungszustände und steigert die Vitalität. 1 gehäuften Teelöffel Kuzupulver in 1 Tasse kaltem Wasser auflösen. Die Lösung zum Kochen bringen und unter ständigem Rühren auf Siedetemperatur halten. Sobald eine gallertartige, durchsichtige Masse entsteht, 1 Teelöffel Tamari-Sojasoße einrühren und heiß trinken.

13. Lotoswurzelpflaster: Zieht festsitzenden Schleim aus Nebenhöhlen, Nase, Hals und Bronchien. Frisch geriebene Lotoswurzel mit 10-15% feinem Mehl und 5% frisch geriebenem Ingwer mischen, in 12 mm dicker Schicht auf ein Baumwolltuch auftragen und direkt auf die Haut an der betroffenen Stelle auflegen. Mehrere Stunden oder über Nacht dort belassen und täglich über einige Tage hinweg wiederholen. Zuvor kann eine Ingwer-Kompresse aufgelegt werden, um den Kreislauf anzuregen und den Schleim in der zu behandelnden Körperregion zu lösen.

14. Senfpflaster: Stimuliert Kreislauf von Blut und Körperflüssigkeiten und löst Stauungen. Heißes Wasser auf trockenen Senf geben und gut verrühren. Diese Mischung auf ein Papiertuch auftragen und dann zwischen 2 dicke Baumwolltücher legen, wie ein Sandwich. Dieses „Sandwich" auflegen, bis die Haut rot und warm wird, dann entfernen.

15. Ranshio: Zur Stärkung des Herzens und zur Stimulation von Herzschlag und Blutkreislauf. Ein rohes Ei aufschlagen und mit 1 Eßlöffel Tamari-Sojasoße vermischen. Diese Mischung langsam trinken. Nur einmal am Tag anwenden, und nicht länger als 3 Tage lang.

16. Roher Vollkornreis und Samen: Gegen Würmer aller Art. Frühstück und Mittagessen auslassen und dann auf nüchternen Magen 1 Handvoll Naturreis mit ½ Handvoll roher Samen (z.B. Kürbis- oder Sonnenblumensamen) sowie ½ Handvoll gehackter roher Zwiebel, Knoblauch oder Schalotte essen. Alles muß sehr, sehr gut gekaut werden. Später am Tag reguläre Mahlzeit nachholen. 2-3 Tage wiederholen.

17. Salziger Banchatee: Zur Lösung von Schleimabsonderungen in der Nasenhöhle oder zur Säuberung der Vaginalregion. Zu warmem Banchatee (Körpertemperatur) soviel Salz hinzufügen, daß er etwas weniger salzig als Meerwasser ist. Mit dieser Flüssigkeit wird durch die Nasenlöcher die Nasenhöhle gewaschen, oder aber sie wird für eine Spülung verwendet. Eine solche Spülung aus salzigem Banchatee kann ebenfalls bei Augenbeschwerden angewandt werden.

18. Salzpackungen: Zur Erwärmung jeder Region des Körpers. Zur Linderung von Diarrhöe z.B. eine solche Packung auf den Unterleib auflegen. Zubereitung: Salz in nicht gefetteter Pfanne erhitzen und heiß in ein dickes Handtuch oder Baumwolltuch wickeln. Auf die erkrankte Stelle auflegen und erneuern, wenn die Packung sich abzukühlen beginnt.

19. Salzwasser: Kaltes Salzwasser zieht die Haut bei Verbrennungen zusammen, während warmes Salzwasser zur Reinigung von Rektum, Kolon und Vagina verwendet werden kann. Bei Verbrennungen sind die betroffenen Hautpartien sofort in kaltem Salzwasser zu baden, bis die Reizung abklingt. Um die Wundfläche vor der Luft zu schützen, sodann Pflanzenöl auftragen. Bei Verstopfung oder Schleim- und Fettablagerungen in Mastdarm-, Dickdarm- und Vaginalbereich helfen Spülungen oder Umschläge mit warmem Salzwasser (Körpertemperatur).

20. Sesamöl: Bei Verstopfung oder zur Beseitigung von gestautem Wasser. Bei Verstopfung zur Stimulation der Darmentleerung 1-2 Eßlöffel rohes Sesamöl auf nüchternen Magen einnehmen. Bei Wasserretention in den Augen möglichst unmittelbar vor dem Schlafengehen 1-2 Tropfen reines Sesamöl mit einer Pipette in die Augen einträufeln. Diese Behandlung bis zur Besserung der Augen durchführen, bis zu einer Woche lang. Für diesen Zweck das Sesamöl vor Gebrauch kochen und durch ein sterilisiertes Käsetuch seihen, um Verunreinigungen zu entfernen.

21. Tamari-Banchatee: Neutralisiert übersäuertes Blut, fördert den Blutkreislauf und hilft bei Erschöpfungszuständen. 1 Tasse heißen Banchatee über 1-2 Teelöffel Tamari gießen, das Ganze umrühren und heiß trinken.

22. Tofupflaster: Zur Fiebersenkung wirksamer als eine Behandlung mit Eisbeuteln. Das Wasser aus dem Tofu ausdrücken, Tofu zu Brei verarbeiten und mit 10-20% feinem Mehl und 5% geriebenem Ingwer vermischen. Gut mischen und direkt auf die Haut auftragen. Alle 2-3 Stunden erneuern.

23. Umeboshipflaume; Gebackene Umeboshipflaume; Pulver aus gebackenen Umeboshipflaumensteinen: Neutralisiert Übersäuerungen, lindert Darmbeschwerden, darunter solche, die durch Mikroorganismen verursacht werden. 2 oder 3 Umeboshipflaumen zusammen mit Bancha-Zweigtee einnehmen. Oder Umeboshipflaumen oder ihre Steine backen, bis sie schwarz werden. Wollen Sie die Steine verwenden, pulverisieren und 1 Teelöffel davon mit etwas heißem Wasser oder Tee vermischen.

24. Ume-Sho-Bancha: Kräftigt Blut und Kreislauf durch Regulierung der Verdauung. 1 Tasse Banchatee über das Fruchtfleisch von ½-1 Umeboshipflaume und 1 Teelöffel Tamari-Sojasoße gießen. Gut umrühren das Ganze und heiß trinken.

25. Ume-Sho-Kuzu-Trank: Stärkt die Verdauung, reguliert die Kondition des Verdauungstraktes und erweckt die Lebensgeister neu. Kuzutrank wie in 12 beschrieben zubereiten und mit dem Fruchtfleisch von ½-1 Umeboshipflaume sowie der Sojasoße versetzen. Eventuell ⅛ Teelöffel frisch geriebenen Ingwer hinzufügen.

Zur besonderen Beachtung: *Es ist allgemein anzuraten, sich die obenstehenden speziellen Zubereitungen unter der Leitung eines qualifizierten Makrobiotik-Beraters zunutze zu machen.*[14]

[14] Zum weiteren, eingehenden Studium siehe folgende Werke, sämtlich von Michio Kushi:
- *Natürliche Heilung mit Makrobiotik;*
- *Die makrobiotische Hausapotheke – Nahrungsmittel in medizinischer Anwendung;*
- *Die Kushi-Diät – Makrobiotik als Vorsorge;*
- *Das große Buch der makrobiotischen Ernährung und Lebensweise;*

sowie von Aveline Kushi:
- *Aveline Kushi's großes Buch der makrobiotischen Küche.*

(Anm. d. Übs.)

2.

Kapitel Zwei
Medizinische Ausblicke

A. Makrobiotik, Krebs und ärztliche Praxis

Dr. med. Keith Block, M.A., Penny Block
Evanston, Ill. USA

Die Vorgehensweise, die von Dr. Block empfohlen wird, mag dem modernen Menschen neu und fremdartig vorkommen, und dennoch ist sie uralt. Die Hauptnahrungsmittel der Makrobiotik wurden — nach alter Gepflogenheit — schon immer überall auf der Erde gegessen. Hierzu gehören: Naturreis, Hirse, Gerste, Hafer, Roggen, Weizen, Mais und Buchweizen. Die Mengen der Grundnahrung stellen sich in unserer Praxis wie folgt dar: 50% gekochtes Vollkorngetreide, 25% Frischgemüse aus der näheren Umgebung, 15% Bohnen und Meeresgemüse (Algen) und etwa 10% Fisch, Suppen, Gewürze bzw. Kondimente, Obst, Samen und Nüsse. Selbstverständlich ist diese Nahrungsmittelzusammenstellung den Einzelbedürfnissen anzupassen (siehe Kapitel eins).

Diejenigen, die schon einmal etwas von Makrobiotik gehört haben, haben oft eine ganze Menge offener Fragen. So möchten sie wissen: „Welche Nahrungsmittel soll ich essen? Wo soll ich sie kaufen? Wie muß man sie zubereiten?" Eine Fülle von Fragen bedrängen an Krebs erkrankte Patienten und ihre Familienangehörigen, so z.B. eine hingebungsvolle Enkelin, die den anstrengenden Marsch nach dem 130 km entfernten Evanston auf sich nahm, um Auskünfte einzuholen; so auch eine Mutter für ihre neun Jahre alte, krebskranke Tochter und ein Ehemann für seine 29 Jahre alte Gattin, die an einer bösartigen Erkrankung der Wirbelsäule litt. Sie alle suchen eine Antwort. Sie sind aber auch gleichermaßen bereit, gegen diese heutzutage am meisten gefürchtete Krankheit diätetische

Lösungen zu befolgen. Nach der Überwindung der ersten Hemmungen des „Was" und des „Wie" taucht dann die entscheidende Frage auf: „Sagen Sie, Dr. Block, vom medizinischen Gesichtspunkt, warum glauben Sie, daß die Makrobiotik hier hilft?"

Das eigentlich Überraschende ist, daß sie tatsächlich wirkt. Und das nicht nur bei Krebskranken. In seiner Praxis hat Dr. Block Leute mit vielerlei Beschwerden erfolgreich behandelt. So zeigte sich bei dem sonst kräftigen, erst 33jährigen John, der unter hohem Blutdruck litt, als beklagenswerte Nebenwirkung der verordneten Medikamente, daß er impotent wurde. Er war selbst überrascht, daß er nach sechs Wochen makrobiotischer Kost die Einnahme der Medikamente unbeschwert einstellen konnte. Bis zu jenem Zeitpunkt hatte sich John jedoch bereits mit einer fortdauernden Abhängigkeit von Antihypertonika abgefunden.

Auch dem 22jährigen Diabetiker Jim kam es wie ein Wunder vor, daß er bereits nach knapp drei Wochen makrobiotischer Kost das Insulin von der ursprünglich verordneten Dosis gefahrlos auf weniger als die Hälfte heruntersetzen konnte. Die Injektionen während der Nacht wurden eingestellt. Für Jim bedeutete das, daß er seine bisherigen Eßgewohnheiten aufgeben mußte. Er war jedoch von seiner gesundheitlichen Besserung derart angenehm berührt, daß er es auch fast gar nicht bedauerte, auf sein gewohntes Essen zu verzichten. Auch die Diabetesspezialisten an der berühmten Joslin-Klinik wollten vor Erstaunen ihren Augen kaum trauen, als sie den Erfolg sahen, den Jim aufgrund seiner Ernährungsumstellung zeigte. Die ärztlichen Fachleute in der Klinik unterstützten Jims diätetische Maßnahmen, nachdem sie diese einer sorgfältigen Analyse unterzogen hatten. Man ging hierbei von der Erwartung aus, daß die gesamte Behandlung für Diabetiker in nächster Zeit auf einer diätetischen Therapie wie der Jims beruhen würde.

Seit fünf Jahren litt Jeanine, Anfang 40, an einer Harnleiterinfektion. In dieser Zeit hatte sie über ein Dutzend verschiedene Fachärzte für Harn- und Geschlechtsorgane konsultiert. Keines der 17 Medikamente, die ihr von denen verschrieben wurden, brachte irgendwelche Besserung. Sie wurde — verständlicherweise — zunehmend mutloser. Als sie Dr. Block aufsuchte, riet er ihr, die Medikamenteneinnahme einzustellen und sich einer grundlegenden, makrobiotischen Kost zuzuwenden. Für ihren besonderen Fall empfahl er ihr jedoch, vorläufig auf Obst, Öle und Mehlprodukte zu verzichten. Nach einer Woche war die chronische Infektion verschwunden; sie trat auch später nicht mehr auf. Jeanines Stimme überschlug sich förmlich, als sie am Telefon triumphierend mitteilte: „Zum ersten Mal seit über 15 Jahren bin ich von diesen nervtötenden Beschwerden befreit."

Das überglückliche Gefühl Jeanines steht stellvertretend für viele, die gewissenhaft ihren jeweiligen Ernährungsplan befolgen. Die Befreiung von Krankheiten wird jedoch nicht nur einigen wenigen Vorzeigebeispielen zuteil. Die umfangreiche Erfahrung von Michio Kushi, Präsident der East West Foundation und Autor von *Das Buch der Makrobiotik*, zeigt, daß jegliches Leiden durch makrobiotische Kost gelindert werden kann. Ob grüner Star oder Asthma, ob Herpes oder Kolitis, das richtige Essen zeitigt erstaunliche Ergebnisse.

Es ist jedoch der Krebs, der als gefürchtete Krankheit die Gesellschaft von heute bedroht. Vertraulich äußerte sich ein Patient Dr. Block gegenüber, daß kein Richter ein vernichtenderes Urteil hätte sprechen können als die Worte des Onkologen: „Krebs im Endstadium". Insbesondere während der Nacht wurde dieser Patient von zwanghaften und furchterregenden Vorstellungen von krebsartigen Geschwülsten heimgesucht, die sein Körpergewebe zu durchbohren und sein Leben schmerzhaft zu verzehren schienen.

Der Krebs hat nunmehr epidemische Ausmaße erreicht. Nach der „American Cancer Society" werden 55 Millionen der jetzt lebenden Amerikaner während ihres Lebens an Krebs erkranken. Es trifft somit zwei von drei Familien. Das würde bedeuten, daß, wenn jeder in der eigenen Familie krebsfrei bleiben sollte, gegebenenfalls die auf derselben Etage gegenüber wohnende Familie und eine weitere in der nächsten Etage lebende Familie vom Krebs getroffen werden würden. Eine Gesundheitsschätzung besagt, daß im Jahre 2000 — also in etwa 20 Jahren — der Krebs bei jedem Zweiten zuschlägt. Zwei Drittel der Krebskranken gelten als unheilbar. Diese atemberaubende und unausweichliche Statistik besagt, daß in den USA elfhundert Menschen pro Tag oder ein Mensch alle 80 Sekunden an Krebs sterben werden.

Schauen Sie morgen in die Zeitung, und Sie werden mit großer Wahrscheinlichkeit wieder einmal über ein Haushaltsmittel, ein Industrieprodukt, den Bestandteil eines Kosmetikartikels oder sogar ein bekanntes, landläufiges Schmerzmittel informiert, das als krebsauslösend bezichtigt wird. Die Liste der krebsauslösenden Stoffe, die mit bestimmten Berufsgruppen, Nahrungsmittelzusätzen und Umweltschadstoffen in Verbindung gebracht werden, schwillt mit unwahrscheinlicher Geschwindigkeit — wie ein Horrorfilmmonster — an, zunächst so groß wie eine ganz gewöhnliche Stubenfliege, die dann plötzlich riesengroß wird, und der dann ganze Städte zum Opfer fallen.

In dem Buch *Cancer Care* fassen die beiden Ärzte Dr. med. Harold Glucksburg und Dr. med. Jack W. Singer die gegenwärtige Lage wie folgt zusammen: „Man schätzt, daß bis etwa 80% aller Krebsfälle durch Karzinogene verursacht oder beeinflußt werden. Bis vor kurzem lebte und entwickelte sich der Mensch in einer verhältnismäßig stabilen und natürlichen Umwelt. Das trifft jedoch heute nicht mehr zu. Seit der Industriellen Revolution wurde eine unüberschaubare Vielzahl von synthetischen Erzeugnissen, deren Wirkungsweisen man bestenfalls als nicht bekannt bezeichnen kann, der Umwelt zugeführt. Wir haben unsere Umwelt in den letzten zehn Jahren weit mehr verändert als im ganzen vergangenen Jahrtausend.“

Ähnlich den Bilderrätseln für Kinder, die auf den ersten Blick in Ordnung zu sein scheinen, in denen eigentlich aber mehrere Fehler — wie eine auf den Kopf gestellte Tür oder ein aus dem Haus seitlich herausragender Schornstein — versteckt sind, sind auch die uns vertraute Umgebung und unsere täglichen Gewohnheiten von krebsartigen Mängeln durchsetzt. Für die Forscher und die Medien gehört es schon zur täglichen Routine, die Gefährdung durch Krebs öffentlich zu machen. Aber in dem Maße, wie wir mit Daten bombardiert werden, taucht in uns ein Gefühl der Ohnmacht auf, das läßt uns manchmal sogar paranoid werden.

Und dann lesen wir von makrobiotischen Krankengeschichten, die die Genesung von degenerativen Krankheiten aufzeigen, und entdecken eine mögliche Strategie, den Krebs zu überwinden. Diese Geschichten sind ein Zeichen der Hoffnung in einem verzweifelten Sumpf von Durcheinander und Unwissen.

Immer wieder rufen Patienten an und fragen, warum Makrobiotik heilen kann und aus welchen Gründen die gewohnte Nahrung der Gesundheit entgegensteht. Obwohl noch sehr viel wissenschaftlich auszuloten ist, kann man sich bereits jetzt anhand von medizinischen Veröffentlichungen weitgehend informieren. Hierbei hat Dr. Block die wissenschaftliche Zeitschriftenliteratur — alt und neu — durchgekämmt, Daten analysiert und Forschungsberichte zusammengestellt, um die nachstehenden Wechselbeziehungen zwischen Nahrung und Krankheiten aufzuzeigen.

In den Nahrungsmitteln, die wir essen, dürften Zusätze und Konservierungsmittel nicht die einzigen Schuldigen sein, die zu Krebs führen. Einige vertraute Hauptnahrungsmittel auf unserem Mittagstisch sind auch darin verwickelt. Insbesondere sind es die tierischen Erzeugnisse und die raffinierten Kohlenhydrate — sie machen den Großteil der in den westlichen Industrieländern verzehrten Nahrungsmittel aus —, die Stoffe enthalten, die krankheitsfördernd wirken. Nachstehend wird das im einzelnen untersucht.

I. Überhöhter Verbrauch an gesättigten Fetten und Eiweiß

Übermäßige Mengen an gesättigten Fetten und Cholesterin sind in tierischer Nahrung und Milcherzeugnissen (wie Rindfleisch und Butter) vorhanden. Zusätzlich zu der Beziehung zwischen Fetten und Herz- und Gefäßkrankheiten gibt es weltweit Beweise dafür, daß Lipide mit mehreren Arten der Krebserkrankung in Verbindung stehen. So zeigt z.B. im Falle des Dickdarm- und Rektumkarzinoms, einer der häufigsten Arten von Krebs in den USA, die vor kurzem durchgeführte Untersuchung von Dr. med. J.P. Cruse und Mitarbeitern an der „University College Hospital Medical School" in London, daß der Verzehr von Fett als Ursache eine bedeutende Stellung einnimmt.

Untersucht man die verschiedenen Bevölkerungsgruppen, zeigt sich das häufigste Auftreten von Dickdarmkrebs in den Ländern mit dem stärksten Fleischkonsum, z.B. USA, Kanada, Schottland und Neuseeland. In Japan, wo der Fettverbrauch geringer ist, gibt es bei Darmkrebs nur ein

Tabelle 5: *Nationale Krebs-Raten (WHO 1973)*

Krebsart		Todesfälle per 100.000 Einwohner	
		USA	Japan
Darmkrebs	(männlich)	17,2	4,6
	(weiblich)	19,3	5,0
Brustkrebs		29,6	5,4

Drittel der Fälle der USA. Wenn Japaner allerdings in die USA einwandern und eine moderne, westliche Ernährungsweise mit den Eckpfeilern Fleisch und Milch annehmen, weisen sie dieselben Darmkrebszahlen auf wie andere Amerikaner.

Bei anderen Krebsarten macht man hauptsächlich eine fettbelastete Kost verantwortlich. Durch Fett wird das Wachstum von Tumoren der Brust beschleunigt, meint das „National Cancer Institute" der USA. Ein hormonales Ungleichgewicht, das durch Fette verursacht wird, so weit eine Erklärung, die von Dr. med. Ernst Wynder von der „American Health Foundation" vertreten wird. In seinen Forschungsarbeiten hat er nachgewiesen, daß auch Bauchspeicheldrüse, Nieren und Blase durch hohen Fettkonsum in diesem Sinne geschädigt werden.

Unsere moderne, nahezu panische Proteinangst hat dazu geführt, daß der Durchschnittsmensch in den USA jährlich 193 Pfund rotes Fleisch, 53 Pfund Geflügel, 294 Eier und 375 Pfund Milchprodukte (einschließlich Käse und dgl.) konsumiert. Wir sind der Mär des Proteinbedarfs verfallen, wenn wir gegenwärtig vielleicht mehr als das Vierfache an Proteinen zu uns nehmen, was wir eigentlich brauchen. Man geht allgemein heute von der Annahme aus, daß „mehr gleichbedeutend ist mit besser".

In Wahrheit kann übermäßiger Konsum tierischer Proteine unsere Gesundheit in große Gefahr bringen. Durch einen hohen Proteinanteil kommt ein hoher Ammoniakspiegel in den Gedärmen zustande. Hierzu gibt Dr. Willard Visek, Professor der Klinischen Wissenschaften an der „University of Illinois Medical School", folgende Erklärung: „Ammoniak verhält sich ähnlich wie andere chemische Substanzen, die Krebsgeschwüre hervorrufen oder deren Wachstum fördern. Es wirkt zelltötend... und es vermehrt die Masse der Darmschleimhaut. Hierbei fällt besonders auf, daß beim Dickdarm die Krebshäufigkeit parallel mit der Ammoniakkonzentration einhergeht."

Es gibt aber auch noch weitere Hinweise. In einem der Hefte von 1975 des *Journal of Cancer Research* wird eine Kost mit hohem Proteingehalt mit Blasenkrebs sowie mit bösartigen Darmgeschwüren in Verbindung gebracht. Sie sollten es sich also nochmals überlegen und hieran denken, wenn Sie beim Essen nachfassen. Was auch immer man ißt, übermäßig zu essen oder sich einfach vollzustopfen und das Essen hinunterzuschlingen kann dazu führen, daß Tumore auftreten und größer werden.

II. Übermäßiger Konsum von Milcherzeugnissen

Es gibt viele unter uns, die meinen, daß Milch eine reine, bekömmliche Nahrung ist. Ihr frisches, weißes Aussehen kann jedoch sehr irreführen. Sogar nach der Verarbeitung ist Milch nicht frei von Verunreinigungen. Aus einer Untersuchung des Verbraucherverbandes, die in *Consumer Reports,* Januarheft 1974, veröffentlicht wurde, geht hervor, daß in sieben Proben die Bakterienzahl bei über 130.000 pro Milliliter Milch lag, obgleich die von der Regierung als sicherer Grenzwert gesetzte Norm bei maximal 20.000 Bakterien pro Milliliter (etwa 1 Fünftel Teelöffel) liegt. In einer der Proben konnten tatsächlich 3.000.000 Bakterien nachgewiesen werden, und einige andere Proben lagen zu hoch, um genau gemessen zu werden.

Des weiteren fand man, daß 21 von 25 geprüften Milchsorten mit Pestiziden verunreinigt waren. Die Gesundheitsämter sind sich dahingehend einig, daß man bei Pestiziden keine Grenzwerte angeben kann, die als sicher anzusehen sind. Ebenfalls wurden in den 21 erwähnten Milchproben Restbestände chlorierter Wasserstoffe gefunden. In dem Maße, wie sich diese Kohlenwasserstoffe im Körper ansammeln, können sie nicht nur genetische Mutationen hervorrufen, die zu Geburtsfehlern führen, sondern auch Ausgangspunkt zur Bildung bösartiger Geschwülste werden.

Hinzu kommt noch die Möglichkeit, daß die Kuh, deren Milch und daraus hergestellten Käse Sie gerade trinken bzw. essen möchten, Träger des Rinder-C-Virus ist. In Laborexperimenten hat dieser Virus bei Versuchstieren zu Leukämie geführt.

Wie Dr. med. Frank Oski in seinem Buch *Don't Drink Your Milk* ausführt, werden wir immer mehr gewahr, daß Milch und Milcherzeugnisse als Nahrungsmittel gar nicht so gut bekömmlich sind, wie wir bis jetzt annahmen. Irgendwann zwischen 18 Monaten und vier Jahren liegt bei den meisten Menschen der Zeitpunkt, wo sie die Aktivität der Laktase, einen enzymatischen Vorgang im Darm zur Spaltung der Laktose — dem natürlichen in der Milch vorhandenen Zucker —, einbüßen. Da es sich bei diesem Rückgang der Laktase um einen normalen Reifungsprozeß handelt, können wir annehmen, daß es gar niemals in der Absicht der Natur lag, nach dem Säuglingsalter weiter Milch zu trinken oder laktosehaltige Nahrung zu uns zu nehmen.

In der Tat ist die überwiegende Mehrheit der Menschheit — über zwei

Drittel aller Menschen auf der Erde — laktoseintolerant. Wenn Sie also weiter Milch trinken, können Ihnen tausenderlei Probleme ins Haus stehen. Hierzu gehören Überaktivität von schleimabsondernden Drüsen, Infektionen und möglicherweise sogar bösartige Erkrankungen, wie William Crook meint, der in einem Artikel in *Pediatric Clinics of North America* die Gefahren allergieerzeugender Nahrungsmittel herausstellt.

Das vielleicht Schwerwiegendste, das man gegen Milch und daraus geschaffene Erzeugnisse vorbringen kann, ist die Gefährdung durch ein Übermaß an Vitamin D sowie die Kalzifizierung durch synthetisches Vitamin D. In getrennten medizinischen Veröffentlichungen haben sich Dr. med. M. Seelig und Dr. med. H. Taussig mit dem gefährlich hohen, tatsächlich toxisch wirkenden Spiegel von Vitamin D in unserem übermäßigen Konsum von angereicherten Milcherzeugnissen befaßt.

1953 verschlimmerte sich die Lage noch. Die größeren Nahrungsmittelhersteller fanden heraus, daß es weniger kostenaufwendig sei, die Erzeugnisse mit der künstlichen Form von Vitamin D, dem D_2, anzureichern, anstatt ihnen die echte Form des Vitamins, das D_3, zuzusetzen. In ausgedehnten Tests, die von dem Forscher und Nobelpreisträger Dr. Hans Selye durchgeführt wurden, wurde Vitamin D_2 mit „Calciphylaxis" oder der Bildung von Kalkbelag in Verbindung gebracht. Es liegt reichlich Beweismaterial vor, daß viele Krankheiten, von der Arteriosklerose bis zu den Nierensteinen, auf den zerstörerisch wirkenden Vorgang der Kalzifizierung zurückverfolgt werden können. Mikroskopische Untersuchungen von Krebstumoren zeigen häufig Ablagerungen aus Kalzium. Warum es zu dieser Beziehung zwischen Tumoren und der Kalzifizierung kommt, konnte von der Wissenschaft noch nicht belegt werden. Es bleibt jedoch Tatsache, daß diese Verbindung wirklich besteht.

III. Raffinierte Kohlenhydrate und Zucker

In raffinierten Kohlenhydraten und bearbeiteten Lebensmitteln wird die Schuld für viele moderne Leiden gesehen. Eines der offensichtlichsten ist Zahnverfall. Die auf Zucker zurückzuführenden Gesundheitsrisiken sind beträchtlich. Er spielt bei Störungen wie Hyperaktivität und Diabetes eine aktive Rolle und bewirkt erhöhte Anfälligkeit für Poliomyelitis und weitere Infektionskrankheiten sowie Geschwürbildungen und Herzkrankheiten. Diesem Katalog der Schuldzuweisungen ist noch eine weitere Erkrankung hinzuzufügen — Krebs.

Eine von der Firma Hoffman-La Roche in Auftrag gegebene Untersuchung hat ergeben, daß Saccharose (Zucker) und Xylitol (ein zum Süßen von zuckerfreiem Gummi verwendeter Stoff) zu bösartigen Lebertumoren führt. Obgleich die Testergebnisse im März 1978 publik wurden, hat die US-Behörde für die Zulassung von Lebensmitteln (Food and Drug Administration oder FDA) diese Stoffe erst im darauffolgenden Jahr mit dem amerikanischen Kartellamt (Federal Trade Commission) zur Sprache gebracht. Viele Wissenschaftler sind der Meinung, daß, falls Zucker erst heute eingeführt werden würde, er kaum noch eine Chance hätte, von den Behörden zugelassen zu werden. Aufgrund dieser Laboruntersuchungen findet Xylitol heutzutage praktisch keine Anwendung mehr, während Zucker immer noch überall anzutreffen ist. Es ist tatsächlich fast unmöglich, beim Gang durch die Warenreihen der Lebensmittelmärkte eine Dose oder Packung zu finden, deren Inhalt keinen Zucker aufweist. Darüberhinaus läßt sich Zucker auch geschickt unter Decknamen wie „Saccharose" oder „Dextrose" verstecken.

IV. Lösung 1 — Ganzes, vollwertiges Getreide

Auf dem Weg vom Getreidefeld zum Regal des Lebensmittelhändlers ist der größte Anteil an Vitaminen und Mineralstoffen aus den verarbeiteten und verpackten Getreideerzeugnissen entfernt worden. Diese Kohlenhydrate, die der den Reichtum der Natur bildenden Nährstoffe beraubt wurden, werden mit künstlichen Ergänzungsstoffen vollgepfropft. Demgegenüber ist Vollkorn „das einzig Wahre".

Professor Paul C. Mangelsdorf äußerte sich 1963 im Juliheft des *Scientific American* sehr deutlich: „Vollkorngetreide ... stellt ein 'Fünf-in-eins'-Lebensmittel dar, das Kohlenhydrate, Proteine, Fette, Mineralstoffe und Vitamine enthält. Wenn die Nährstoffe nicht durch die in den modernen Verarbeitungsverfahren durchgeführte Überraffinierung zerstört worden sind, kommt jedes x-beliebige Vollgetreide einer ausreichenden Ernährung näher als alle anderen pflanzlichen Produkte."

Durch ganzes, vollwertiges Getreide wird der Körper nicht nur geheilt, sondern auch mit Brennstoff versorgt. Ein hoher Faseranteil — der bei Getreidekörnern sehr groß ist — vermindert das Risiko, an Darmkrebs oder anderen Krebsarten zu erkranken. Begünstigend kommt noch hinzu, daß Getreidekörner eine gutartige Form Cholesterin erzeugen. Ganz anders als die schädliche Form, die in Verbindung mit tierischer Nahrung gegeben ist, werden durch das positiv wirkende Cholesterin die schädlichen gesättigten Fette und Ölrestbestände abgebaut.

Am eindrucksvollsten ist vielleicht in diesem Zusammenhang die Rolle, die Vollkorngetreide bei der Stärkung des gesamten Immunsystems — der körpereigenen Abwehr von Krankheiten — spielen kann. In der Ausgabe vom Mai 1980 der *Hospital Tribune* wird berichtet, daß die auf ein schwaches Immunsystem zurückzuführenden Krankheiten „mit einem erhöhten Auftreten von bösartigen Geschwülsten verbunden sind".

Es sind insbesondere drei Vitamine, die für die Immunität wesentlich sind: Pyridoxin (Vitamin B_6), Folsäure und Pantothensäure. Sie alle sind in Vollgetreide reichlich vorhanden. Nach Dr. A.E. Axelrod von der „Pittsburgh University Medical School" kann der Körper keine Antikörper (Krankheit bekämpfende Proteine) aufbauen, wenn eines dieser Vitamine nicht in der Kost vorkommt. Es ist bedauerlich, daß es eben diese drei Elemente des B-Komplexes sind, die bei der Raffinierung durch den Mahlgang abgetrennt und danach als Überrest ungenutzt übrigbleiben, so daß sie im Weißbrot, in Backwaren aus weißem Mehl, im geschälten Reis und entkeimten Maismehl gar nicht mehr vorkommen, was wiederum gewaltige Auswirkungen hat. Denn eine naturbelassene Vollkornkost kann die Widerstandsfähigkeit gegen Krankheiten aufbauen, während eine aus raffinierten Nahrungsmitteln bestehende Kost dies nicht kann.

V. Lösung 2 — Miso —

Philippe Shubik schreibt in *Potential Carcinogenicity of Food Additives and Contaminants:* „Da es wohl kaum möglich sein dürfte, sämtliche krebserzeugenden Stoffe aus der Umwelt zu verbannen, müssen Verfahren gesucht werden, durch die deren schädliche Wirkungen entschärft oder neutralisiert werden." Die Substanz, die man hier sucht, könnte — überraschenderweise — nicht aus dem chemischen Labor und einem im Reagenzglas gewonnenen Gebräu, sondern aus einer ganz unerwarteten Ecke kommen: fermentierte Sojabohnen und Meeresgemüse.

Miso, eine geschmacksintensive, aus fermentierten Sojabohnen gewonnene Paste, ist regelmäßiger Bestandteil der makrobiotischen Kost, insbesondere in Suppen und Kondimenten. Miso ist sehr ergiebig an Proteinen,

B_{12} und anderen Nährstoffen, und man sagt ihm besondere Eigenschaften nach, die im Körper quasi wundersam wirksam werden. Als 1945 die Atombombe über Nagasaki abgeworfen wurde, traf Dr. Akizuki, der Direktor des Urakami-Krankenhauses, alle Vorkehrungen, daß das gesamte Personal seines Krankenhauses täglich Misosuppe vorgesetzt bekam. Die Strahlenexposition ließ sich zwar in keiner Weise umgehen, denn sein Krankenhaus war vom Mittelpunkt der Explosion nur etwa 1,8 km entfernt, aber anhand von Folgeuntersuchungen entdeckte er, daß keiner seiner Mitarbeiter an den vernichtenden Auswirkungen der atomaren Strahlung litt. Anderen Vergleichsgruppen erging es nicht so gut. Er kam zu der Hypothese, daß der Schutzfaktor hier dem Miso zuzuschreiben ist.[1]

Fast 30 Jahre später, im Jahre 1972, identifizierten japanische Wissenschaftler, angeregt durch den Bericht von Dr. Akizuki, den im Miso enthaltenen Stoff *Zybicolin.* Diese Substanz, ein Nebenprodukt von Natto- und Misohefen, erwies sich als ein Stoff, durch den schwere Moleküle — Metalle, Umweltschadstoffe und radioaktive Gifte — zusammengezogen und dann aus dem Körper ausgeschieden werden.

Miso verfügt jedoch noch über weitere Vorteile. Zum einen ist es reich an Lecithin und Linolsäure, die beide krebsbedingte Cholesterin- und Fettansammlungen auflösen und zur Ausscheidung bringen. Ein anderer Vorteil hängt damit zusammen, daß saurer Blutzustand einer Tür ähnelt, die offensteht und den Weg für eindringende Krankheiten geradezu freigibt. Miso hilft, diese Tür wieder zu schließen, indem der Säurespiegel des Blutes auf ein gesundes, alkalisches Niveau eingestellt wird. Hinzu kommt noch der günstige Umstand, daß in sämtlichen nichtpasteurisierten Misosorten aktive Enzyme, insbesondere *Lactobacillus,* enthalten sind, die vorteilhaft auf die Darmflora einwirken.

VI. Lösung 3 — Meeresgemüse

Spricht man von Schätzen aus dem Meer, so denkt man gewöhnlich an die mit Goldstücken überquellenden Schatzkisten der Seeräuber. Aber tatsächlich sind es einfache, im Meer wachsende Pflanzen (Algen), die eine ertragreiche Beute für unsere Gesundheit und unser Wohlergehen dar-

[1] Dr. med. Tatsuichiro Akizuki: *Nagasaki 1945 – Schutz vor Radioaktivität durch makrobiotische Lebensweise*; Ost West Bund Verlag (Anm. d. Übs.)

stellen.

Lassen Sie einfach mal Ihre Vitaminkapseln und Mineralergänzungspillen weg. Im Meer wachsende Pflanzen liefern reichliche Mengen an Vitaminen A, B und C. *Kombu* als eine Algenart, die als Beigabe zur makrobiotischen Suppe sehr beliebt ist, enthält dreimal soviel Vitamine des B-Komplexes wie Milch oder Milcherzeugnisse. Auch Ergosterin, das sich im Körper in Vitamin D (das natürliche, D_3) verwandelt, kommt in sämtlichen Meerespflanzen reichlich vor.

Auch der Mineralgehalt ist in Algen sehr hoch. Eine durchschnittliche Portion *Hiziki* enthält gegenüber einem Glas Milch die 14fache Menge an Kalzium. Es gibt auch kein anderes Nahrungsmittel, das eine ähnliche Konzentration an Eisen aufweist wie *Dulse*. Segensreich ist auch — weil die Forschung erkannt hat, daß Krebskranke vitale Mengen Zink ausscheiden —, daß *Kelp* den Bestand dieses Elements sofort und leicht wiederherstellt.

Neben dem reichhaltigen Bestand an Vitaminen, Mineral- und Grundnährstoffen wird durch Meeresgemüse die Absorption von radioaktivem Strontium und Cadmium gehemmt. Darüberhinaus hat die an der McGill-Universität in Montreal betriebene Forschung gezeigt, daß Alginate die Eigenschaft haben, schwere und toxische Moleküle im Darm zu binden und dann in unlösliche Salze zu verwandeln, die schließlich vom Körper ausgeschieden werden.

VII. Schlußfolgerung

Ganzes, vollwertiges Getreide, Miso und Algen erzeugen — ganz anders als die ärztlich verordneten Rezepte — keinerlei schädliche Nebenwirkungen, wie sie oft mit Medikamenten in Zusammenhang stehen. Deshalb stellt die Makrobiotik nicht nur eine gesunde Ernährungsweise dar, sie ist auch eine gute Medizin.

Es ist traurig aber wahr, daß in dem erklärten „Krieg gegen den Krebs" weder eine neue medikamentöse Behandlung noch eine moderne medizinische Technik tatsächlich zum Sieg verholfen hat. Dr. med. Robert Mendelsohn, Verfasser des Buches *Trau keinem Doktor! Bekenntnisse eines medizinischen Ketzers* und ehemaliger Vorsitzender des „Medical Licensing Board" des Staates Illinois, USA, schreibt: „In den letzten Jahrzehnten des ausgehenden 20. Jahrhunderts sind Krebs- und Herzerkrankungen die Seuchen unserer Zeit; beide hält man für rätselhafte Erkrankungen und — trotz (oder gerade wegen?) aller Anstrengungen der modernen Medizin — nach wie vor für unheilbar." Demgegenüber ist die Makrobiotik nicht nur gute Medizin, sie dürfte auch eine der wenigen Behandlungsweisen sein, die wirksam sind.

Einige Patienten müssen jedoch feststellen, daß das Umsteigen von den üblichen Grundnahrungsmitteln auf eine makrobiotische Kost keine Sache ist, die in einem einfachen Schritt vollzogen werden kann. Für viele Leute bedeutet eine Änderung in der Ernährung eine Änderung ihrer Lebensweise. Hierbei spielt die Neuausrichtung der Prioritäten eine wesentliche Rolle. Jeder hat dabei zu erwägen, welchen Stellenwert er der Gesundheit gegenüber der Bequemlichkeit seiner Gewohnheiten beizumessen gewillt ist.

Vielleicht wird Krebs in dieser oder sogar in der nächsten Generation noch nicht zu einem überholten Begriff werden; aber verzweifelt mit den Achseln zu zucken und sich der Krankheit einfach auszuliefern, ist auch nicht nötig. Auch wenn wir ab sofort nicht in der Lage sind, sämtliche krebsauslösenden Stoffe aus unserer Umwelt zu verbannen, können wir doch — so schnell, wie wir das nächste Essen zu uns nehmen — damit anfangen, einen Hausputz bei und in uns vorzunehmen.

B. Neue Zielrichtungen in der Schulmedizin

Dr. med. Robert S. Mendelsohn (anläßlich einer Krebs-Konferenz der East West Foundation im Jahre 1980)

Ich möchte auf einige der eher positiven Veränderungen eingehen, die sich in der Schulmedizin über die letzten Jahre hin ergeben haben, und ferner auch auf einige die Medizin tangierende Entwicklungen in der Gesellschaft als Ganzes. Auf der Grundlage dieser und ähnlicher Trends möchte ich auch einige Vorhersagen über die Zukunft machen.

Im Laufe der letzten Jahre ist es in der Medizin zu mindestens acht hauptsächlichen Verbesserungen gekommen, und zwar:

1. Im Jahre 1980 sprach sich die amerikanische Ärztevereinigung AMA (American Medical Association) gegen die gewöhnliche Vorsorge-Untersuchung aus, die vordem jedes Jahr durchgeführt werden sollte. Ich betrachte das als einen gewaltigen Durchbruch. Die jährliche Vorsorge-Untersuchung stellte, bis jetzt, eines der Hauptrituale der Schulmedizin dar. Es gibt sie seit der großen Wirtschaftskrise, als die Ärzte nicht genug zu tun hatten, weshalb sie dann auch beschlossen, daß jeder seine jährliche Vorsorge-Untersuchung haben sollte. Die Zahnärzte zogen dann auch bald nach, und beide Gruppen wandten sich rasch den Röntgenuntersuchungen zu.

   Die routinemäßig durchgeführte Vorsorge-Untersuchung hat sich als so kontraproduktiv erwiesen, daß sich die AMA dagegen aussprechen mußte. Als ich davon erfuhr, dachte ich, sie hätten mein Buch *Trau keinem Doktor! Bekenntnisse eines medizinischen Ketzers* gelesen, denn ich hatte damals dem Kapitel, das die jährliche Vorsorge-Untersuchung betrifft, den Titel gegeben: „*Vorbeugen* ist schlimmer noch als *Heilen*“. Meine Voraussage ist, daß jetzt, wo die routinemäßigen, jährlichen Vorsorge-Untersuchungen (und die damit verbundenen Röntgenaufnahmen) untersagt werden sollen, die Krebshäufigkeit bestimmt zurückgehen wird. Deshalb weiß ich es auch sehr zu begrüßen, daß sich die AMA gegen die routinemäßige Vorsorge-Untersuchung ausgesprochen hat.

2. Ebenfalls 1980 sprach sich die amerikanische Krebs-Gesellschaft ACS (American Cancer Society) gegen die routinemäßige Röntgenuntersuchung der Brust aus. Als ich das hörte, konnte ich es kaum glauben. Ich konnte mir nicht vorstellen, daß die Schulmedizin sich in einem Jahr so zügig vorwärtsbewegen würde. Es ist ziemlich klar, so meine ich, daß Röntgenstrahlen ein Grund für die Entstehung von Krebs sind. Wir wissen auch, daß die Mammographie, angewandt zur Feststellung von Brustkrebs, bestimmt auch Brustkrebs auslösen kann, und ich meine, daß es keine Frage mehr ist, da jetzt auf die jährliche röntgenologische Brustdurchleuchtung verzichtet wird, daß die Krebsrate rückläufig werden wird.

3. In jenem selben Jahr sprach sich die ACS auch gegen den alljährlichen Krebs-Abstrich aus. Das interessierte mich, weil die Fehlerquote bei den Abstrichen etwa zwischen 20% und 30% liegt. Es gibt auch keine Beweise aus den letzten zwei Jahrzehnten, während deren diese Zytodiagnostik besteht, daß es zu irgendeiner Veränderung der Sterblichkeit oder Häufigkeit von Gebärmutterhalskrebs gekommen ist, vergleicht man die Gebiete, wo man diese Tests weiträumig durchführt, mit jenen, wo sie überhaupt nicht angewendet werden. Da die Fehlerquote jedoch so hoch ist, sage ich voraus, daß die Krebsrate ebenfalls rückläufig werden wird, wenn die routinemäßige, jährliche Abstrichdiagnostik aufgegeben wird.

4. 1980 ist der Verkauf von Valium um 30% zurückgegangen. Nun möchte ich das nicht auf mein Konto verbuchen, obgleich ich durchaus gewillt wäre, das zu tun; ich halte mir gern was zugute, was ich gar nicht verdient habe, um damit die ganze Kritik auszugleichen, die ich ja auch nicht verdient habe. Aber in diesem Fall muß ich das Verdienst doch der Frau anrechnen, die das Buch *Ich tanze so schnell ich kann* geschrieben hat. Sie heißt Barbara Gordon. In diesem Buch beschreibt sie, wie man von Valium wieder runter kommt, was einem die Ärzte selbst nicht vermitteln können. Die Ärzte sagen einem, wie man auf Drogen ein-

steigt, aber sie sagen einem nicht, wie man wieder aussteigt.

5. Ein weiterer Punkt, den ich lobend erwähnen möchte, betrifft die landesweite Verdreifachung der Hausgeburten. Das hat mich deshalb überrascht, weil ich nicht habe glauben können, daß es so viele Menschen gibt, die sich dem Tempel der Schulmedizin entziehen und sich entschließen, das Sakrament der Geburt zu Hause anstatt im Krankenhaus zu begehen. Denn, wie Sie wissen, sieht es die Schulmedizin nur allzu gern, wenn Sie das Sakrament der Geburt und das Sakrament des Todes in ihrem Tempel begehen. In beiden Fällen wirkt sich das zerstörerisch auf die Familie aus. Erst jetzt erlauben Ihnen einige Geburtshelfer-Ärzte, daß Ihr Ehemann dabei sein darf, aber nach wie vor nehmen sie sofort das Baby weg und stecken es in die Säuglingsstation.

   Am anderen Ende des Lebens — da müssen Sie selbstverständlich unter den Bedingungen der Intensivpflege sterben. Die Besuchszeit beträgt fünf Minuten von jeder Stunde, und es verbleiben einem 55 Minuten zum Sterben ohne Familienangehörige oder Freunde, die zugegen sind. Nur das Überwachungsgerät, der Monitor, vernimmt die letzten Worte. (Ich gehöre zu einer Generation, bei der das Wort „Monitor“ noch „Aufseher, Mahner“ bedeutet; der Gebrauch dieses Wortes fällt mir immer noch schwer.)

6. Eine weitere Verbesserung wurde erst vor kurzem bekanntgegeben. Es ist die Empfehlung der nationalen Gesundheits-Institute NIH (National Institutes of Health) gegen die automatische Wiederanwendung des Kaiserschnitts sowie gegen die automatische Anwendung von Kaiserschnitt bei Steißlagengeburt. Das hat mich deshalb überrascht, weil, wie die meisten von Ihnen wissen, die Kaiserschnittrate von durchschnittlich 4-5% bis auf etwa 20-40% angestiegen ist. In einigen Krankenhäusern, in denen Forschung und Lehre betrieben wird, liegt die Rate gar über 50%. Zurückzuführen ist das auf die Vorstellung: „Einmal ein Kaiserschnitt, immer ein Kaiserschnitt“. Ich hatte mich fast schon damit abgefunden, daß es 20 Jahre dauern würde, um diese alte „Mär des Arztes“, wie ich es nenne, loszuwerden. Kürzlich unterhielt ich mich im Fernsehen mit Dr. med. George Ryan, dem neuen Vorsitzenden des „American College of Obstetrics und Gynecology“. Er sagte vor laufen-

der Kamera, daß die Ärzte bereits damit aufgehört hätten, im Wiederholungsfall oder bei Steißgeburten automatisch einen Kaiserschnitt anzusetzen. (Einer der kardinalen Glaubenssätze der Schulmedizin lautet, daß Gott einen Fehler gemacht habe, als er die Frauen nicht gleich mit einem Reißverschluß am Bauch versehen hat.) Geburtshelfer gehen ganz allgemein davon aus, daß die beste Art, ein Baby zu bekommen, über den Kaiserschnitt gehe, aber so deutlich sagen sie das eben nicht. Sie greifen lieber zu einer religiösen Ausdrucksweise. So sagen sie oft: „Würden Sie nicht lieber Ihr Baby von oben als von unten empfangen?" Und da der Ausdruck „von oben" doch so eine göttliche Aura besitzt, wer würde da noch sein Baby von unten bekommen wollen?

7. Die nächste Verbesserung sehe ich in den Maßnahmen, die meine eigene Organisation, der amerikanische Kinderärzte-Verband (American Academy of Pediatrics), ergriffen hat, indem sie das Bruststillen befürwortet — nur 23 Jahre nach der La Leche-Liga. Diese Maßnahme verstößt auch gegen einen der Glaubensgrundsätze der Schulmedizin, da Kinderärzte schon immer gemeint haben, daß Gott einen Fehler gemacht hätte, als er versäumte, die Mutterbrust mit Alete zu füllen. Und jetzt befürworten sie die Ernährung durch Muttermilch, so daß die Rate in diesem Lande von 15% im Jahre 1960 auf gegenwärtig 63% gestiegen ist. Ich sage voraus, daß die Babykunstmilch schließlich als „Vorläufer allen Junk-foods" angesehen werden wird.

8. Eine weitere Verbesserung stellt die Maßnahme der US-Behörde für die Zulassung von Nahrungsmitteln und Arzneien (Food and Drug Administration) dar, 3.000 Arzneimittel vom Markt zu nehmen. Ich weiß nicht, wer von Ihnen das in der Zeitung gelesen hat. Es stand in der *Washington Post.*

Das also sind die acht hauptsächlichen Verbesserungen in der Schulmedizin, von denen ich glaube, daß sie eine Kehrtwendung bedeuten. In der gesamten Schulmedizin beginnt man nunmehr damit, rückwärtszutreten, und zwar so schnell man nur kann. Die Schulmedizin fängt bereits damit an, die Rückläufigkeit der Krebsrate und -sterblichkeit, die ich voraussage, auf ihr Konto zu verbuchen. Ich bin auch durchaus froh, ihr das als

Verdienst zuzuschreiben. Denn soweit ich sehe, wird die Krebshäufigkeit unbedingt rückläufig werden, sobald die Ärzte aufhören, die Art von Medizin zu praktizieren, die sie in den letzten 40 Jahren praktiziert haben.

Nun möchte ich Ihnen eine Vorstellung davon geben, was sich innerhalb der Medizin abgespielt hat, denn allen von Ihnen mag es nicht vergönnt sein, sich in der medizinischen Fachliteratur auf dem laufenden zu halten. Eine der Untersuchungen, auf die ich seit langem hinweise, ist bereits 12 Jahre alt. Es ist ein Buch von zwei britischen Ärzten, deren Namen kennzeichnenderweise Sharp und Keen sind. Das Buch hat den Titel *Presymptomatic Detection and Early Diagnosis.* Die Untersuchung wurde in England durchgeführt und zeigte, daß Gebärmutterhals-Abstriche wertlos seien und daß es keinen Unterschied in der Krankheitshäufigkeit und der Anzahl der Sterbefälle zwischen denen gebe, die sich diesen Tests unterzögen, und denjenigen, die dies nicht täten.

Eine ganz ähnliche Untersuchung wurde im letzten Jahr von zwei Wissenschaftlerinnen der New York University und von Yale wiederholt, und zwar von Frau Dr. med. Annemarie Foltz aus New York und Frau Dr. Jennifer L. Kelsey von Yale. Sie stellten heraus, daß bis jetzt noch nicht einwandfrei nachgewiesen wurde, daß die Reihenuntersuchungen einer großen Anzahl von Frauen die Sterblichkeit bei Gebärmutter-Krebs in keiner Weise beeinflußt haben. Indem die gängige medizinische Praxis der jährlichen Abstriche an erwachsenen Frauen in Frage gestellt wurde, wird von diesen Forscherinnen behauptet, daß hierbei eine Quote von 20-30% von falschen Negativbefunden auftrat, ganz zu schweigen von der Quote der falschen Positivbefunde. Sie weisen auf die fragwürdige Genauigkeit in diesem Test und auch auf die Tatsache hin, daß diese Abstriche einfach als empfohlene Standardrichtlinie übernommen wurden, ohne jemals ihre Wirksamkeit zu bestimmen oder sie kontrollierten Untersuchungen auszusetzen.

Als nächstes komme ich auf Francis Straus, Professorin für Pathologie an meiner Heimat-Universität in Chicago. Frau Dr. Straus wies auf die technischen Probleme hin, die mit der Biopsie einhergehen. Ich möchte ein paar Sätze zitieren, aus denen hervorgeht, was alles dabei schiefgehen kann. Diese entnehme ich der Zeitschrift *Cancer News for Physicians* Herbst 1979. Frau Dr. Straus hebt hervor, daß Biopsieproben ja keineswegs außer Gefahr sind, wenn sie erst einmal sehr sorgsam dem Patienten entnommen worden sind. Es fällt nur allzu leicht, die Probe auf einer sterilen OP-Schale abzulegen (wer jemals in einem Operationssaal war, weiß genau, wovon ich rede) oder tief in die Behebung eines Operationsfehlers versunken zu sein, während das kleine Ding zu einem winzigen, nicht wiedergutzumachenden Schatten seines früheren Selbst austrocknet oder aber zerdrückt und verzerrt wird, dadurch, daß es wiederholt von den Zähnen der Zange ergriffen oder in den Fingern kaputtgedrückt wird. Ich kann Ihnen gar nicht sagen, wie oft ich das erlebt habe, insbesondere in Krankenhäusern mit Forschung und Lehre, wo ein jeder die Biopsieprobe drücken muß, um zu erfühlen, ob sie weich oder hart ist. (Das geschieht auch bei in den Wehen liegenden Frauen, wo jeder hereinschauen und die Vagina untersuchen muß, ob Assistenzarzt, medizinische Hilfskraft, Krankenschwester usw.)

Frau Straus weist weiter auf die Gefahr eines bedeutsamen, jedoch oft übersehenen Aspektes bei der Entnahme der Gewebsprobe hin, nämlich Reinheit und Schärfe des Biopsie-Instruments. Häufig weist das Biopsie-Werkzeug Gewebsfragmente von der vorhergehenden Biopsie auf, die dann eintrocknen und später mit dem Instrument in den Hochdrucksterilisator wandern. Durch diese eingetrockneten Partikel wird die Funktion des Instruments eingeschränkt und der Pathologe in Verwirrung gebracht (was uns gerade noch fehlt, ist ein verwirrter Pathologe!), wenn sie sich mit der neuen Probe vermischen. Viele mit dem Zangenlöffel entnommene Biopsien sind abgerissen, weil die Schneidekante des Instruments durch ständigen Gebrauch stumpf geworden ist.

Nun möchte ich über eine Sache von John Gofman, Dr. med. und Dr. phil. und Fachmann auf dem Gebiet der Leukämie, sprechen. Dr. Gofman sagt, daß die zahnärztlichen und medizinischen Röntgenuntersuchungen jedes Jahr 12.000 tödliche Krebsopfer fordern. Er sagt auch, wenn die technischen Assistenten Röntgenaufnahmen machen, dann werde gewöhnlich mehr als nur eine zusätzliche Aufnahme — nur um Fehler auszuschließen — gemacht. Und für diejenigen, die sich für Sexismus interessieren: achten Sie einmal darauf, wer hineingeht, um die Röntgenaufnahmen zu machen, und dann achten Sie mal darauf, wer diese liest. Aus meiner Erfahrung kann ich sagen, daß es fast immer die Herren Ärzte sind, die in ihrem Büro die Aufnahmen durchschauen, während die weibliche technische Assistentin die Aufnahme tatsächlich macht.

Arthur Upton, Direktor vom „National Cancer Institute“, stellt das Risiko der Röntgenstrahlung für den Radiologen sowie die starke Verbindung zu Leukämie, Hautkrebs, Lymphknotenvergrößerung und Gehirnkrebs heraus. Ich wußte schon immer, daß bei Radiologen Leukämie häufiger anzutreffen war, aber ich habe nichts davon gewußt, daß sie auch diese anderen Krankheiten bekommen. Röntgenbestrahlung für Arthritis der Wirbelsäule kann zu einem erhöhten Risiko von Bauchspeicheldrüsen-Krebs, Leukämie und anderen Geschwulstbildungen führen. Gleichzeitig haben Untersuchungen an schwangeren Frauen ergeben, daß eine pränatale Röntgenstrahlenexposition mit einer Dosis in der Größenordnung von einem rad (so viel erhält man bei einer Röntgenaufnahme der Brust oder beim Zahnarzt, wenn der gesamte Kieferbereich mit Röntgenstrahlen durchleuchtet wird) in Zusammenhang steht mit einer 50%igen Erhöhung des Risikos, in der Kindheit Leukämie zu bekommen. Wie das *British Medical Journal* ausführt, sind die von Narkoseärzten gezeugten Kinder 60mal mehr gefährdet, an Krebs zu erkranken, als andere Kinder. Auch die Brustkrebsrate von Narkoseärztinnen liegt 50mal höher als normal. Narkosemitteln ausgesetzt zu sein, kann zu Leiden führen wie Lippen- und Gaumenspalten und sogar schweren Nervenerkrankungen sowie Knochen- und Muskelleiden, geistiger Behinderung, abnehmender Gebärfähigkeit und größerer Neigung zu Fehlgeburten. 30% der Narkoseärztinnen hatten Schwierigkeiten, schwanger zu werden.

Von Zeit zu Zeit kommt eine neue Krebstherapie an die Öffentlichkeit, die für sich beansprucht, vollkommen ungefährlich zu sein. An sowas bin ich ja gewöhnt, weil es nämlich zu den Regeln der Medizin gehört, ein neues Medikament stets so schnell wie nur möglich anzuwenden, noch bevor die Nebenwirkungen bekannt werden. So wird gegenwärtig ausgiebig Gebrauch gemacht vom Ultraschall, von der Amniozentese und von der spektrophotometrischen Bilirubinbestimmung, obwohl wir uns inzwischen längst der Gefahr bei der Anwendung dieser Verfahren bewußt geworden sind. Die Vasektomie ist ein weiteres Verfahren (in den USA werden jährlich über eine Million Eingriffe duchgeführt), das immer noch befolgt wird, obwohl die von der Vasektomie ausgehenden Gefahren bereits bekannt sind.

In Sachen Krebs kam vor einigen Jahren ein neues Medikament namens Tamoxifen auf den Markt, das in bestimmten Fällen von Brustkrebs verwendet wird. Lassen Sie mich Ihnen die neueste Beschreibung der Nebenwirkungen aufführen. Dieses Mittel könnte in Tieren onkogen wirksam werden. Für diejenigen unter Ihnen, die kein Griechisch können, *onkogen* heißt geschwulst- oder tumorerzeugend. Ich habe mich sehr für die chemotherapeutischen Mittel interessiert, die zu Krebs führen. So z.B. das Interferon — über das Sie sicher bald noch mehr hören werden —, wovon es vier Arten gibt. Eine davon ist das Lymphoblastoid-Interferon. Nach den von der Firma Searle Laboratories an die Presse gegebenen Auskünften kann es Krebs auslösen. Es ist mir keine Zeitung bekannt, die darüber berichtet hätte. Wenn Ihr Arzt Ihnen nun Interferon geben möchte, dann fragen Sie ihn doch mal, welches er meint.

Hier nun habe ich noch eine Information aus *The Lancet* vom 15. März 1980. In dieser renommierten medizinischen Zeitschrift wird berichtet, daß sich die Überlebensrate insgesamt von an primärem Brustkrebs erkrankten Patienten während der letzten zehn Jahre nicht gebessert hat, trotz der zunehmenden Anwendung der Chemotherapie mit Mehrfachmitteln zur Behandlung von Metastasen. Darüberhinaus konnte die Überlebensrate bei Erstmetastasen nicht verbessert werden; es kann sogar sein, daß einige chemotherapeutisch behandelte Patienten weniger lange lebten.

Zu mir kommen viele Patienten, die wissen möchten, ob sie sich chemotherapeutisch behandeln lassen sollten oder nicht. Meine Antwort lautet immer, Sie mögen doch Ihren Arzt fragen, ob er eine Untersuchung über Patienten kenne, die die Chemotherapie verweigert haben. Wahrscheinlich wird Ihr Arzt Ihnen sagen, daß die Ärzte über keine derartige Untersuchung verfügen, weil diese Patienten nicht weiterverfolgt werden. Er wird Ihnen dann aber wahrscheinlich erzählen, daß die Heilungsrate bei 80% für diejenigen liegt, die weiterverfolgt werden. Meine Antwort hierauf wäre: „Woher wissen Sie, daß die Heilungsrate bei der anderen Gruppe nicht bei 90% liegt?" Aber wenn Sie wollen, können Sie immer noch auf den in *The Lancet* erschienenen Artikel hinweisen, aber ich muß sie doch dabei warnen, vorsichtig zu sein, denn der Arzt kann Sie ganz einfach rauswerfen. Hier handelt es sich um eine dieser merkwürdigen Beziehungen im Wirtschaftsleben, wo der Arbeitnehmer den Arbeitgeber rauswerfen kann. Aber auch wenn Ihr Arzt Sie nicht einfach als Patient vor die Tür setzt, so könnte er doch mit Ihnen böse werden, denn es gibt zwei Sachen, die Ärzte von ihren Patienten nur ungern hören. Hierzu lasse ich Dr. phil. David

Steward zu Wort kommen, den Leiter der NAPSAC (National Association of Parents and Professionals for Safe Alternatives in Childbirth). Er sagte, daß die beiden einzigen Dinge, die ein Arzt nicht hören mag, folgende sind: (1) was er bereits weiß und (2) was er noch nicht weiß. Sonst ist er gern bereit, alle anderen Dinge sich anzuhören, es darf nur nicht zu lange dauern.

Nun möchte ich mit meinen Vorhersagen fortfahren. Die erste Vorhersage ist, daß sich die Menschen zunehmend alternativen Systemen zuwenden werden. Ich kann kaum zum Ausdruck bringen, wie dankbar ich bin, daß Michio Kushi und seine Mitstreiter mir die Makrobiotik gezeigt haben, als etwas, das ich meinen Patienten anbieten kann. Die Makrobiotik als Bewegung, der bisher eher eine Außenseiterrolle zukam, hat sich nun zu einem Trendsetter entwickelt, und zwar als Folge der Aktivitäten, die der US-Senatsausschuß für Ernährung entfaltet hat, als auch aufgrund solcher Veranstaltungen, wie sie insbesondere von Kushi und der East West Foundation in Washington abgehalten wurden (Kushi berichtet davon in der Einleitung dieses Buches).

Die Makrobiotik und auch andere, ähnliche Ernährungsweisen werden bei der Bevölkerung zunehmend Akzeptanz finden. Hierbei weist vor allem die Makrobiotik mehrere besondere Vorteile auf, die ihr in der modernen Gesellschaft eine kontinuierlich bedeutender werdende Stellung sichern werden. Ich sage voraus, die amerikanische Ärztevereinigung AMA wird verlauten lassen, daß der Grund, weshalb die Krebsrate rückläufig ist, auf die Maßnahmen der AMA, die ich eingangs in meinen Ausführungen dargelegt habe, zurückzuführen sei. Wir dagegen werden dann für uns in Anspruch nehmen, daß die Krebshäufigkeit deshalb rückläufig ist, weil sich die Ernährungsgewohnheiten der Leute geändert haben. Beide haben recht.

Abschließend möchte ich noch auf drei Besonderheiten eingehen, in denen sich die Makrobiotik von der herkömmlichen Ernährungswissenschaft unterscheidet, nämlich:

Erstens: Die äußerst wichtige Bedeutung des gesellschaftlichen, kulturellen und familiären Hintergrunds bei der Festlegung des jeweils passenden Ernährungsplans wird von der Makrobiotik anerkannt, gewürdigt und hervorgehoben. Ich glaube, daß das für das Verständnis äußerst wichtig

ist, nämlich daß die Ernährung nur ein Teil des Ganzen ist.
Zweitens: Die äußerst wichtige Bedeutung der vorgeburtlichen Ernährung sowie des Stillens, wodurch die künftige Entwicklung jedes einzelnen Menschen bestimmt wird, wird von der Makrobiotik anerkannt, gewürdigt und hervorgehoben. Ich glaube, daß auch dies sehr wichtig ist, denn die anderen Systeme, mit denen ich mich vertraut gemacht habe, heben die Wirkung der Ernährung von Embryo und Säugling nicht hinreichend stark hervor.
Drittens: Die äußerst wichtige Bedeutung, die Ernährungsweise in ein universales Denk- und Verhaltenssystem einzubetten, wird von der Makrobiotik anerkannt, gewürdigt und hervorgehoben. Die Makrobiotik läuft nicht in die Falle, Cholesterin oder Vitamine oder Spurenelemente oder Proteine herauszugreifen. Makrobiotik ist ein verbindendes System. Die westliche Ernährung baut dagegen auf die Analyse. Vielleicht können sich diejenigen unter Ihnen, die sich für Psychiatrie interessieren, an eine der Regeln bei seelischen Erkrankungen erinnern, die besagt, daß, nachdem sich der Patient lange genug der Analyse unterzogen hat, er in ein Stadium der Inaktivität eintritt, das man als „Paralyse durch Analyse" kennt.

Meine letzte Vorhersage ist, daß Krebs schließlich besiegt wird, und zwar nicht durch Chemotherapie, Röntgenbestrahlung oder Chirurgie — nicht einmal durch Laetril. Krebs wird besiegt werden durch die tiefgründende Weisheit von führenden Persönlichkeiten wie Michio Kushi und durch universale Wahrheiten wie Makrobiotik.

C. Makrobiotik und gegenseitiger Beistand

Dr. med. Peter Klein, Washington, D.C., USA

Dieser Artikel ist einem Vortrag auf der Krebskonferenz 1980 der East West Foundation entnommen. Dr. Klein beschreibt hier u.a., wie ihm die Makrobiotik bei der Genesung von Hyperlipidämie und damit verbundenen Leiden geholfen hat.

Es ist nun schon vier Jahre her, daß ich das erste Mal von der Makrobiotik hörte, als ich zu einem einführenden Vortrag in Los Angeles ging. Nach dem Vortrag haben sich dann die meisten von uns zusammengetan, um ein makrobiotisch zubereitetes Essen zu uns zu nehmen, das mit einer Misosuppe begann und aus Getreide und Gemüse bestand. Mir hat es geschmeckt, und ich war auch angetan von den Leuten, die ich dabei kennenlernte. Wie ich so die Nahrung kaute, kam mir der Gedanke, daß ich schon längst mit sowas hätte anfangen müssen. Das Essen schmeckte in dem Maße immer besser, wie mein Geschmack feinfühliger wurde. Bald kam ich zu der Einsicht, daß das, was ich hier tat, dazu führen könnte, meine Gesundheit und mein Wohlbefinden zu verändern.

Schon seit längerem begann sich bei mir der Gedanke herauszukristallisieren, meine Gesundheit auf natürlichem Wege zu verbessern. Ich wurde jedoch durch den Druck und die Eile, die meine Arbeit und Ausbildung — insbesondere das Medizinstudium — bedingten, zeitlich daran gehindert. Auf eine gewisse Weise hatte ich mich aber bereits der makrobiotischen Art der Ernährung angenähert. Nachdem ich nun Kenntnis davon hatte, wurde mir klar, daß ich jetzt ein Studium beginnen würde, bei dem ich vieles lernen, aber auch so manches verlernen müßte.

Das makrobiotische Essen hat mir sehr viel geholfen. Dadurch konnte ich meinen Cholesterinspiegel wieder auf normal bringen, und ich habe das Gefühl, daß die Beschaffenheit meines Blutes sich auch weiter bessern wird, sowie auch der Zustand der Blutgefäße und mein Allgemeinzustand. Ich mache mir jetzt auch keine Sorgen mehr über die Degeneration meiner

Blutgefäße, was mich seit der Zeit quälte, als man mir mitteilte, ich hätte Hyperlipidämie Typ IV (Erhöhung der Cholesterinkonzentration im Serum).

Mit der Makrobiotik gelang es mir auch, die Blutzuckerwerte wieder auf normal zu bringen. Also hörte ich damit auf, mir Sorgen über Diabetes mit der einhergehenden Schädigung der kleinen Arterien, „Erblindung", Impotenz, Schlag- und Herzanfall, Amputation und Nervenschwund zu machen. Auch die Furcht, später unter Gicht sowie Arthritis, Nierensteinen und Erkrankung der Nieren leiden zu müssen, wurde gelindert.

Seitdem ich makrobiotisch esse, leide ich weniger unter Erkältungen, Infektionen der oberen Atemwege und des Rachenraums, Magenbeschwerden und ähnlichen chronischen Leiden, sowie aber auch unter einer weit geringeren bewußten und unbewußten Furcht vor Krankheiten im allgemeinen. Das hat mir sehr viel Erleichterung verschafft, denn seit meiner frühesten Kindheit leide ich an Krankheiten, angefangen mit der sehr frühen Abwehrreaktion auf Kuhmilch und Entwicklung von Allergien bis hin zu schwerem Asthma im Alter von drei Jahren. Seit jener Zeit hatte ich Schwierigkeiten mit der Atmung, wobei ich oft die ganze Nacht wach lag, bis ich mir klar wurde, daß, wenn ich mich im Bett hin- und herschaukelte, ich schließlich ohnmächtig werden würde. Nie wußte ich sicher, ob ich wieder aufwachen oder aber ersticken würde, und wenn ich dann aufwachte, so wußte ich auch, daß mir für die nächste Nacht ein ähnlicher Kampf bevorstehen würde.

Nach dreimaliger schwerer Infektion der oberen Atemwege — zuletzt mit einer Lungenentzündung — kam ich ins Krankenhaus und dort mehrere Monate lang unter ein Sauerstoffzelt. Dann ging ich in eine Heilanstalt für Asthmatiker in Denver. Das erste Mal in meinem Leben konnte ich ohne Beschwerden Fußball, Baseball, Korbball usw. spielen, auch mein Allgemeinzustand besserte sich. Als ich jedoch wieder nach Hause zurückkehrte, erlitt ich von Zeit zu Zeit wieder einen Anfall, bis ich dann zum Medizinstudium nach New Orleans zog.

Während ich dort Medizin studierte, stellte der Arzt meiner Mutter bei ihr Hyperlipidämie Typ IV fest und verordnete ihr Atronoid S. Sobald ich von der Diagnose meiner Mutter hörte, machte ich sogleich auch bei mir einen Test und mußte auch bei mir Hyperlipidämie Typ IV bei einem Harnsäurewert von 13,5 (6 ist normal) feststellen. Die Vermehrung der

Harnsäure im Blut oder Hyperurikämie stellt einen Vorläufer von Gicht und der erhöhte Blutzucker (10) einen möglichen Vorläufer von Diabetes dar. Gleich darauf untersuchte man auch meinen Bruder und fand bei ihm einen Harnsäurewert von etwa 11. Er entschied sich für die medikamentöse Behandlung. Ich entschloß mich dagegen, keine Medikamente einzunehmen, insbesondere die nicht, die man mir empfohlen hatte, da ich wußte, daß einer von tausend, die diese Medikamente einnahmen, Leukämie bekam — eine Krankheit, an der auch mein Vater gestorben ist. Ich kam zu dem Schluß, daß ich irgendwas in meinen Körper hineingeben mußte, das diesen chemisch anormal reagieren ließ. Ich entschloß mich also herauszufinden, wie ich wieder zum Gleichgewicht zurückfinden könnte.

Ich faßte den Entschluß, keine tierische Nahrung mehr zu mir zu nehmen, weil deren hoher Proteingehalt in Purin verwandelt wird, das schließlich als Harnsäure wieder in Erscheinung tritt. Darüberhinaus sind auch tierische Nahrungsmittel wie Milcherzeugnisse und Eier reich an den Dingen, die zu einer Erhöhung des Lipidspiegels führen. Es wurden auch Zucker und Süßigkeiten gestrichen, da sie oft die Bauchspeicheldrüse in Mitleidenschaft ziehen.

Ich mußte also viel lernen und hatte als Medizinstudent nicht viel Zeit dazu, insbesondere weil ich neben dem Studium noch bis zu 39 Stunden pro Woche arbeiten mußte, um das Medizinstudium zu finanzieren. Obwohl ich schon eine Ahnung davon hatte, welche Nahrungsmittel ich aufgeben mußte, so wußte ich doch nicht, was ich essen und wie ich das Essen dann zubereiten sollte. Hierbei konnte mir die wissenschaftliche Ernährungslehre kaum helfen, da ich eben keine Ernährungsformen ausfindig machen konnte, die ohne tierische Nahrungsmittel und Zucker auskamen, wogegen die empfohlenen Ersatzmittel gewöhnlich hochverarbeitete oder synthetische Nahrungsmittel waren.

Während meines Medizinstudiums zeigte sich mir immer deutlicher, wie die Aufnahme bestimmter Substanzen zu Krankheit und Degeneration beitrug. Es war dabei leicht festzustellen, welchen Anteil Alkohol bei der Schädigung der Leber, bei der akuten Entzündung der Bauchspeicheldrüse und bei Magen- und Darmleiden hatte, und welchen Beitrag eine an tierischer Nahrung, Milcherzeugnissen und Eiern reiche Kost — wie Übergewicht im allgemeinen — zu Herz- und Gefäßerkrankungen leistete. Offensichtlich war auch, daß Zucker zur Entstehung von Hypoglykämie und leichtem Altersdiabetes mit einhergehenden Herz- und Gefäßleiden, Herz- und Schlaganfällen, Erblindung, Impotenz und Amputationen führen konnte. Ich erkannte auch, wie Rauchen und Luftverschmutzung zu Lungenerkrankungen führt, und aus eigener Erfahrung weiß ich, wie Milch und Orangensaft Schleimablagerungen bedingen, die zu Atembeschwerden und Asthma beitragen. Mir wurde auch klar, wie der Streß und die Hetze im täglichen Leben zu Anspannung und möglicherweise zu Überanspannung oder hohem Blutdruck führen können, und wie schnelle Entscheidungen, die auf einem unzureichenden Urteil beruhen, häufig zu Unfällen und Fehlverhalten führen.

In dem Maße, wie ich Beobachtungen über das menschliche Verhalten anstellte, erkannte ich, daß viele Leute in festen Schablonen dachten, durch die sie daran gehindert wurden, weiter zu suchen und zu ergründen, wie sie ihr Leben freudiger gestalten könnten. Während meines Medizinalpraktikums in Los Angeles kam ich zu dem Schluß, daß es besser sei, alles zu unternehmen, das notwendig ist, um Krankheiten zu verhindern, anstatt zu versuchen, sie zu behandeln, wenn sie einmal ausgebrochen sind. Aus meiner Arbeit mit vielen Kranken habe ich erkannt, wie schwierig es ist, ihnen zu helfen, wenn sie erst einmal akut krank geworden sind. Ich habe vorher niemals so schwer gearbeitet und dabei soviel Unglück, Schmerzen und Frustration erfahren müssen.

Ich kam zu einem Punkt, wo ich feststellte, daß Krankenhäuser und die Medizin nicht das Wissen lieferten, nach dem ich suchte, da sie sich vorwiegend mit der Behandlung von Krankheiten beschäftigten. Nach der Absolvierung meines Medizinalpraktikums wurde ich Assistenzarzt auf der psychiatrischen Station im Krankenhaus und arbeitete an den Wochenenden auf der Notfallstation. Und hier war es auch, wo ich einen Architekten behandelte, der mich einlud, in das East West Center in Los Angeles zu kommen.

Dort fing ich also an, die Makrobiotik zu erforschen. Es war interessant, aufregend, einzigartig, verwirrend und manchmal auch schwierig, aber ich lernte immer weiter, und meine Gesundheit verbesserte sich ständig. Manchmal kam es zu Reaktionen, wenn ich doch wieder etwas gegessen hatte, das für mich nicht das Richtige war. Ob ich mir dessen bewußt bin oder nicht, das führt zu einer Störung des Gleichgewichts, das ich ja herstellen möchte, so daß ich aus diesen Erfahrungen stets etwas lerne, um dann schließlich die angemessenen Korrekturen zu machen.

Mit diesen Vorstellungen im Kopf begann ich dann mit dem Studium der Entwicklung des einzelnen und der Familie. Ich bin dabei häufig auf die Tatsache gestoßen, daß diejenigen, bei denen alles bestens läuft, aus Familien kommen, wo sie körperlichen, emotionalen, geistigen und gesellschaftlichen Halt haben, während sie sich in angemessener Form günstige Rahmenbedingungen ohne einschränkenden Charakter schaffen.

Will man Leuten helfen, positive Veränderungen in ihrer Lebensweise vorzunehmen, benötigen diese dieselbe Art der Unterstützung, Aufmunterung und erzieherischen Förderung, die ihnen von einer Familie oder von Freunden zuteil wird. Aus diesem Grunde mache ich bei diesen Patienten von der Gruppentherapie Gebrauch, wobei die Gruppe zu einer neuen Pseudo-Familie wird, die unterstützend auf günstige Entwicklungen wirkt, indem sie eine Gelegenheit zur Teilhabe an Ideen bietet, wie die Interaktion mit sich selbst, mit anderen und mit dem Umfeld gebessert werden kann.

Ich möchte hervorheben, daß auch Sie Ihren Nutzen ziehen können aus der Hilfestellung und Bestärkung anderer, mit denen Sie das Interesse für und den Wunsch nach gesundheitlicher Besserung teilen, denn ein regelmäßiger Kontakt mit ihnen kann vorteilhaft sein für Ihr eigenes gefühlsmäßiges, geistiges und soziales sowie auch rein körperliches Wohlbefinden. Unternehmungen in der Gruppe wie Abendessen, Diskussionen, Ausflüge, Übungen und dgl. bieten sich als angenehme und erfreuliche Gelegenheiten an, wo Sie den anderen mitteilen können, was Sie unternommen haben, das Ihnen geholfen hat. Ich möchte Ihnen den Rat geben, andere makrobiotisch interessierte Menschen kennenzulernen und mit ihnen regelmäßig Informationen auszutauschen.

Für mich ist es eine große Bereicherung und Belohnung, wenn ich mich anderen mitteilen und anderen helfen kann. Meine Arbeit hat zu tun mit der Krankheit der Habsucht, der Arroganz und der Disharmonie, die wir selbst in die Welt gesetzt haben und die wir über sie ausbreiten. Ich möchte Sie bitten, alles zu tun, was Sie können, um sich selbst und auch den anderen zu helfen, die Ihrer Hilfe bedürfen und diese zu schätzen wissen. In diesem Sinne wird das richtige Verständnis, wie man Gesundheit schafft, immer weitere Verbreitung für alle diejenigen finden, die bedürftig sind und danach verlangen.

D. Neue Dimensionen der Krankenpflege

Kristen Schmidt, Krankenschwester, Allston, Mass., USA

Frau Kristen Schmidt, geprüfte Krankenschwester, studiert gegenwärtig am Kushi Institut in Brookline, Massachusetts, und ist in der Makrobiotischen Krankenschwestervereinigung in Boston tätig.

Es gehört fast schon zum Allgemeinwissen, daß heute in der Krankenpflege eine Umwälzung bevorsteht. Im Februar dieses Jahres führte die „Vereinigung Amerikanischer Krankenhäuser" (AHA) eine Untersuchung durch, aus der hervorging, daß Krankenschwestern ihren Beruf aus wirtschaftlichen, politischen, Fortbildungs- und Statusgründen aufgeben. Ich möchte hier jedoch die Vermutung aussprechen, daß tieferliegende Gründe dahinterstehen, daß nämlich den Krankenschwestern ihr Traumbild abhanden gekommen ist. Für mich hat ein Traum etwas mit Ästhetik und Ideellem zu tun, und nicht so viel mit materiellem Gewinn oder Prestige. Ich möchte mit Ihnen meinen eigenen Traum nachzeichnen, als ich meine Ausbildung als Krankenschwester begann, und indem ich dies tue, möchte ich wiedergeben, was für Zielvorstellungen auch andere Krankenschwestern gehabt haben können.

Ich hatte gehofft, ein Gefühl der persönlichen Entfaltung, des Eigenwertes und der Verwirklichung zu erfahren. Ich suchte den vertrauten Kontakt mit den Menschen und wollte eine Veränderung in ihrem Leben bewirken. Ich wollte der Gesellschaft etwas Wertvolles anbieten und mich in den Dienst der Hilfsbereitschaft stellen sowie diese stärken und darin wirken. Indem ich Krankenschwester wurde, hoffte ich, die Gesundheit meiner Mitmenschen unmittelbar beeinflussen zu können. Die Arbeit mit dem Patienten und der Familie sollte für mich so sein, als würde ich mit einer Gesellschaft im kleinsten Rahmen arbeiten. Aber die aufregendste und größte Herausforderung war für mich die Vorstellung, daß es sich bei dem Beruf der Krankenpflege um eine schöpferische Kunst handele.

Das althergebrachte Bild der Krankenschwester

Pflegerische Berufe hat es immer schon gegeben; man muß nicht zur Schule gehen, um Krankenschwester oder -pfleger zu werden. In den USA trat der Beruf der Krankenschwester in Erscheinung, als es im Bürgerkrieg nötig wurde, Frauen zu organisieren, um die Kranken und Verwundeten zu pflegen. Nach dem Krieg entstanden „centers of hospitality", aber die Krankenschwester kam auch oft zu den Leuten ins Haus. Bei der Hilfeleistung zur Gesundung des Patienten fiel der Krankenschwester eine breitgefächerte Verantwortung zu. Sie war für die persönliche Pflege zuständig beim Baden, Versorgen, Massieren und bei der körperlichen Übung und Bewegung des Patienten. Im medizinischen Bereich wurden von der Krankenschwester die pflanzlichen Mittel zubereitet und verabreicht sowie Pflaster, Umschläge und Kompressen angelegt. Sie war ein scharfer Beobachter der Gemütsbewegungen, der Verhaltensweisen und der Reaktion auf physikalische Reize ihrer Patienten. Auch für das Umfeld der Patienten trug sie Sorge, indem sie das „Krankenzimmer" abdunkelte oder das Licht hereinließ, wie es gerade für den Patienten nötig war. Das Zimmer wurde sauber und in Ordnung gehalten. Es wurde für eine gefühlsmäßig beruhigende Atmosphäre gesorgt, um Entspannung aufkommen zu lassen, durch die der Heilungsprozeß gefördert wurde. Ein Teil der Tageszeit wurde mit Vorlesen und im Gespräch mit dem Patienten verbracht.

Hierbei war die Krankenschwester das Bindeglied zwischen Patient und Familie. Von der Familie wurden Informationen eingeholt, durch die sie ihre Hilfsmaßnahmen bei der Planung der Pflege besser beurteilen konnte. Auch war sie Mittlerin, indem sie häufig über das Befinden des Patienten berichtete. Da sie dem Patienten während der Zeit seiner Krankheit am nächsten stand, war sie an der Behandlung durch den Arzt maßgeblich beteiligt. Er verließ sich dabei auf ihre Beobachtungen und Intuition, um seine Diagnose zu erstellen und einen Behandlungsplan auszuarbeiten.

Ihr oblag aber auch die Weiterbildung des Patienten und seiner Familie. In einfacher Sprache erklärte sie ihnen, wie die Gesundheit wiederzuerlangen und zu erhalten sei.

Vielleicht war aber auch die Rolle des moralischen Ratgebers für sie diejenige, die ihre meiste Kraft und ihre ganze Klugheit erforderte. Sie wußte, daß mit der Krankheit auch die Rückentwicklung, die Depression und die Abhängigkeit einsetzt. Da der Patient nichts zu tun hatte und nirgends hingehen konnte, verfiel er oft darauf, den jeweiligen Stellenwert in seinem Leben neu zu überprüfen. Sie stand ihm beim Überdenken seines eigenen Zustandes jederzeit mit Rat und Tat zur Seite. In der alten Schule der Krankenpflege wurde einem vermittelt, daß die Krankenschwester fröhlich und optimistisch sein solle. Sie war der wichtigste Fürsprecher ihres Patienten. Ihr Bemühen, die Genesung herbeizuführen, gab den Ton an für alles, was sie mit ihrem Patienten unternahm. Die Zuversicht des Patienten wurde von ihr beflügelt, indem sie ihm stets aufmunternd und hilfestellend zusprach. Vor allem war ihr klar, daß Persönlichkeit und Verhalten nicht unbeeinflußt von den wissenschaftlichen Kenntnissen und der Medizin war.

Herkömmliche und makrobiotische Krankenpflege

Was die Krankenschwester zu tun pflegte, war eine hochwertige Aufgabe und gab ihr ein Gefühl der Selbständigkeit, denn durch ihre wechselseitige Beziehung zu dem Patienten konnte sie die unmittelbare Besserung miterfahren. Sie verwirklichte ihren Traum. Heutzutage haben Krankenschwestern mehr Kontakt mit Maschinen als mit Patienten; deshalb sind sie auch nicht unmittelbar für positive Ergebnisse verantwortlich. Ihr Selbstwertgefühl ist in Frage gestellt.

Die Krankenschwester nach der althergebrachten Vorstellung und die makrobiotische Krankenschwester sind wesensgleich. Sie erleben beide bewußt, ob der energetische Gesamthaushalt des Patienten richtig funktioniert. Das läßt sich im Laufe der täglichen Pflege des Patienten auf verschiedene Weise feststellen:

1. Abtasten und Berühren

Die Energie läuft durch 12 Pfade oder Meridiane im Körper. Durch feinfühliges, aber kräftiges Abtasten wird die Güte der die Meridiane durchströmenden Energie beeinflußt.[2] Die Krankenschwester nach althergebrachter Ausbildung war mit der Verfahrensweise und der Bedeutung der Massage, des Badens, von äußeren Anwendungen und der allgemeinen persönlichen Pflege des Patienten wohl vertraut. Sie verfügte über die Kunst der Berührung, die der Patient hoch einzuschätzen wußte. In der

[2] Vergl. hierzu: *Michio Kushi's Do-In-Buch* von Michio Kushi für die Erörterung der Energiemeridiane, die seit Tausenden von Jahren bei Akupunktur, Shiatsu, Do-In (Selbstmassage) und weiteren traditionellen fernöstlichen Behandlungsweisen genutzt werden.

Makrobiotik wird *Shiatsu* (Druckpunkt-Massage) und *Akupunktur* gelehrt. Beides wird angewendet, Energie zu erregen oder freizusetzen, und zwar als Werkzeug der Diagnose, als Verfahren bei der Aufhebung des Schmerzempfindens und der Betäubung sowie in der Behandlung von Krankheiten.

2. Ernährung

Nach der alten Schule wurde die Bedeutung hochwertiger und ausgeglichener, richtig zubereiteter Nahrung sowohl als Träger der Genesung als auch als integraler Bestandteil der Erhaltung von Gesundheit anerkannt. Die Makrobiotik lehrt, daß Nahrungsmittel wie ganzes Getreide, Bohnen und Gemüse, die die herkömmlichen Grundnahrungsmittel unserer Vorfahren waren, ein bestmögliches Gleichgewicht aller erforderlichen Nährstoffe bieten, um die körperliche Gesundheit zu fördern und Geist und Körper klar zu halten für den freien Fluß der Energie.

3. Wechselwirkung der Gemütsbewegungen

Die traditionelle wie die makrobiotische Krankenschwester steht dem Patienten zur Seite, wenn er seine Besorgnisse und Gefühle zum Ausdruck bringt. Durch Gespräche, Lachen und Weinen sowie durch Singen wird emotionale Energie entlockt. Durch den Austausch des Wortes kommt es zwischen Patient und Krankenschwester zur Energieübertragung. Oft wird sich der Patient nach einem guten Gespräch entspannt und befreit vorkommen. Mitgefühl und Wohlgesonnenheit sind in gewissem Sinne hochwertige „emotionelle Nahrung", die dem Patienten von der Krankenschwester geboten wird.

4. Beobachtung

Bevor Maschinen als Mittel zur Auswertung und Beobachtung genutzt wurden, verließ sich die Krankenschwester von damals auf ihre sechs Sinne (Gesichts-, Gehör-, Tast-, Geruchs- und Geschmackssinn sowie Wahrnehmungsvermögen) als Werkzeuge zur Überwachung des sich verändernden Zustands ihres Patienten. Das war eine hoch entwickelte Kunst und Wissenschaft. Beobachtungen der körperlichen Flexibilität und Spannung, von Schmerzschwelle, Hautfarbe, Hautbeschaffenheit und Temperatur, der Körpergeruch, die Stimme des Patienten sowie dessen Körpergeräusche (d.h. Darmgeräusche und Rasseln der Lunge) und seine Verhaltensmuster waren hierfür wichtige Faktoren. Sie verstand, daß das äußere Auftreten von Zeichen und Symptomen den Zustand im Innern des Körpers widerspiegelte.

Die Diagnoseverfahren der Makrobiotik sind leicht in diesen Vorgang miteinzubeziehen.[3] Bestimmte Bereiche des Gesichts und des Körpers stehen mit den Organen und Systemen (von Verdauung, Fortpflanzung, Atmung, Kreislauf, Nerven und Drüsen der inneren Sekretion) in direkter Beziehung. Bei Anwendung dieser Verfahren kann die Krankenschwester unmittelbar den Zustand des Patienten erfassen, noch bevor sich körperliche Anzeichen und Symptome bemerkbar machen. Die Verfahren können deshalb von Vorteil sein, weil hier die Gefahr der Nebenwirkungen nicht gegeben ist und weil aufwendige und umfassende technologische Tests entfallen.

Beobachtungen und Auswertung

Wie wirken sich diese Verfahren bei der Wiederherstellung der Gesundheit des Patienten heute eigentlich aus?

1. Abtasten und Berühren

Die geprüfte Krankenschwester Dr. phil. Dolores Krieger, Professorin für Krankenpflege der New York University, begann ihre Praxis und Forschung der therapeutischen Abtastung im Jahre 1969. Nach ihren theoretischen Überlegungen meint sie, daß es vom Heiler zum Patienten zu einer Energieübertragung kommt, die „physiologisch zustandekommt durch eine Art elektronischer Übertragungsresonanz“ (1). Im „Langly Porter Neuropsychiatric Institute“, U.C.L.A., San Francisco, wurde ihre Verfahrensweise mit technisch hochmodernen Geräten getestet. „Herr A... litt seit mehreren Jahren an schweren Hals- und Rückenschmerzen nach der Injektion eines Kontrastfarbmittels in den Wirbelkanal zwecks einer myographischen Untersuchung (zur Aufzeichnung von Muskelzuckungen). Seit dieser Zeit war er nicht mehr in der Lage, ohne Krücken Treppen hinabzusteigen“. Nach der therapeutischen Berührungsbehandlung „spazierte Herr A... aus dem Labor, stieg die Treppen einer Etage hinab und begab sich auf die Straße — mit seinen Krücken unter dem Arm...“ (2). Bei einer Frau, die unter einem fibroepithelialen Tumor litt, konnte bei einer auf die therapeutische Behandlung folgenden Nachuntersuchung kein Tumor

[3] Vergl. hierzu: 1) *Dein Gesicht lügt nie – Einführung in die fernöstliche Diagnose;* 2) *Handbuch der fernöstlichen Diagnose;* und 3) *Orientalische Diagnose,* alle verfaßt von Michio Kushi. Siehe auch Bibliographie im Anhang.

mehr im Uterus gefunden werden. In einem anderen Fall wurde einer jungen Frau mit schwerer Migräne Linderung verschafft.

Das Verfahren von Frau Krieger wird als Teil des Studiengangs zur Erlangung des Magistergrades in Krankenpflege an der New York University gelehrt und an anderen Universitäten und Krankenhäusern überall in den USA angeboten. Es gibt eine Anzahl von Krankenschwestern, die dem Weg von Frau Krieger gefolgt sind und festgestellt haben, daß sie die Behandlung ihrer Patienten durch dieses Vibrationsverfahren günstig beeinflussen können (3).

2. Ernährung

Michio Kushi hat erkannt, daß die Qualität der Nahrungsmittel unmittelbar für die Ursache und in vielen Fällen auch für die Linderung der meisten degenerativen Erkrankungen verantwortlich sein kann. Vollkorngetreide, Gemüse, Bohnen und andere natürliche und traditionelle Nahrungsmittel haben die höchste Qualität Ernährungsenergie. Wenn sie auf geeignete Weise zubereitet und täglich gegessen werden, können diese besser ausgeglichenen Nahrungsmittel den Körper vollständig und auf natürlichem Wege heilen. Die hier in dem Buch angegebenen Fallbeispiele belegen das.

3. Wechselwirkung der Gemütsbewegungen

Die Ausgangsdiagnose von Norman Cousins lautete auf progressive Paralyse. Er brachte diese degenerative Kollagenkrankheit durch Lachen zum Stillstand und zur Besserung. Er entdeckte dabei, daß die Depression die immunologische Funktion des Körpers beeinträchtigt und daß positive Gemütsbewegungen positive chemische Veränderungen erzeugen (4).

Von Dr. med. O. Carl Simonton, Stephanie Matthews-Simonton und James Creighton wurden über mehrere Jahre die positiven Auswirkungen der Visualisierung bei der Krebsbekämpfung als Zusatz zur schulmedizinischen Behandlung untersucht. Ihre klinischen Befunde zeigen, daß durch den vom Patienten selbst herbeigeführten Ausdruck des Wohlbefindens (unter Verwendung gymnastischer Übungen, Vorstellungskraft und Kunst) Krebs zum Stillstand gebracht und rückgängig gemacht werden kann (5).

Das materielle Umfeld scheint bei der Genesung von klinisch behandelten Patienten einen Unterschied zu machen. Untersuchungen lassen darauf schließen, daß die künstliche Atmosphäre auf der Intensivpflegestation mit den geräuschentwickelnden Geräten, dem fluoreszierenden Licht, der intravenösen Versorgung und den nicht vertrauten Gesichtern der betreuenden Ärzte die bereits kranke Person traumatisieren und ihr Vermögen zur Genesung weiter beeinträchtigen kann.

Das Dilemma bei der Krankenpflege

Die Krankenschwester steht heute vor dem Dilemma, daß sie vermeinte glauben zu können, daß, wenn sie auf einen Knopf drückt, ihr dies eine Empfindung der beruflichen Genugtuung und des Selbstwertgefühls geben werde. Das Problem ist allerdings nicht die Technologie an sich, sondern ihr Mißbrauch.

Wenn der Traum der Krankenschwester in der Beziehung zum Menschen liegt, wird er sich nicht verwirklichen lassen, denn ihr werden durch den Umfang der vorhandenen Maschinen Grenzen gesetzt. Falls ihr Traum darin besteht, Bindeglied zwischen dem Patienten und seiner Familie zu sein, erkennt sie sich als Zwischenglied zu einer Maschine wieder. Von der Krankenschwester wird seitens der Technik und des Krankenhauses verlangt, daß sie sich fachmännisch im Umgang mit Maschinen und Arzneimitteln auskennt. Sie bemerkt, daß sie apathisch, frustriert und verbraucht wird. Schließlich wird sie wohl den Beruf ganz aufgeben.

In der Makrobiotik wird diese Abhängigkeit bei der Gesundheitspflege nicht unterstützt. Indem Heilen durch Handauflegen, Shiatsu, Ernährung und Mitfühlen angewandt wird, übernimmt die Krankenschwester der makrobiotischen Gesundheitspflege wieder die Rolle ihrer älteren, traditionellen Schwester, und als solche verwirklicht sie ihren Traum.

Die Makrobiotische Krankenschwestervereinigung ist eine neu gegründete Organisation von fachlich ausgebildeten Krankenschwestern in der Gegend von Boston. Wir befassen uns nicht so sehr mit der Heilung von Krankheiten, sondern eher damit, den Menschen zu helfen, sich von den Selbsteinschränkungen zu befreien, durch die es erst zu Krankheiten kommt. Wir sind aktiv, den Menschen zu helfen, ihre Lebensqualität durch positive Teilnahme und dadurch zu verbessern, daß sie das Gefühl des Wohlbefindens zum Ausdruck bringen.

Literaturnachweis:

1. Krieger, Dolores, geprüfte Krankenschwester, Dr. phil, *Therapeutic Touch: Searching for Evidence of Philosophical Change.* American Journal of Nursing; April 1979; pp. 660-62

Kapitel 2

2. Ibid
3. Quin, Janet F., geprüfte Krankenschwester, M.A., *One Nurse's Evolution as a Healer.* American Journal of Nursing; April 1979; pp. 662-4
Macrae, Janet, geprüfte Krankenschwester, M.A., *Therapeutic Touch of Illness.* American Journal of Nursing; April 1979; pp. 664-5
4. Cousins, Norman, *Der Arzt in uns selbst;* Rowohlt 1986
5. Simonton, Carl O.; Matthews-Simonton, Stephanie; Creighton, James, *Wieder gesund werden;* Rowohlt 1987

E. Makrobiotische Ernährungstherapie in Belgien

Dr. med. Marc van Cauwenberghe, Gent (Belgien)/Boston (USA)

Dieser Artikel ist die Wiedergabe einer auf der Krebskonferenz 1977 der East West Foundation gehaltenen Rede.

Lassen Sie mich hier kurz über meine Erfahrung berichten, die ich in den letzten drei Jahren damit gemacht habe, den unterschiedlichsten Patienten die Makrobiotik zu empfehlen. Ich kann mich sehr gut an acht Krebsfälle aus dieser Zeit erinnern. Ganz allgemein unterteile ich diese Fälle in zwei Gruppen. Zunächst erst einmal die Gruppe der „Neuerkrankungen", die keine vorhergehende Behandlung erfahren haben, und dann die, bei denen eine medizinische Behandlung bereits stattgefunden hat. Zu den Neuerkrankungen zähle ich eine ältere Frau mit Hautkrebs, eine weitere 55jährige Frau mit Brustkrebs und eine junge Frau, 28 Jahre alt, mit einem Krebsleiden der Milz, der sogenannten Vasquez-Krankheit — ich weiß allerdings nicht, ob man das Krebs nennen kann, und zwar hatte man bei ihr eine Roteblutkörperchenzählung von annähernd 8 Millionen festgestellt, anstelle von 4 oder 5 Millionen im Normalfall.

Ein vierter Fall war eine Neuerkrankung einer Frau von etwa 68 Jahren mit Speiseröhrenkrebs. Die drei zuerst genannten Fälle wurden alle vollständig geheilt. Der erste Fall mit Hautkrebs wurde innerhalb von drei Monaten geheilt und der Brustkrebs verschwand vollständig innerhalb von drei Monaten. Dieser Fall konnte vor sechs Monaten abgeschlossen werden, und es scheint, daß hier alles in Ordnung ist. Die Milzerkrankung wurde geheilt, doch bei Wiederaufnahme der alten Eßgewohnheiten ist mit einem Anstieg der roten Blutkörperchen zu rechnen; folgt die Patientin dagegen den makrobiotischen Empfehlungen, werden auch ihre Blutwerte gut ausfallen.

Im vierten Fall, dem Speiseröhrenkrebs, wurde mit der Makrobiotik vor etwa eineinhalb Jahren begonnen. Vor eineinhalb Monaten haben wir die

Patientin wiedergesehen. Bis zu dem Zeitpunkt hatte sie beständig Fortschritte gemacht, hatte aber in letzter Zeit Schwierigkeiten mit dem Schlucken der Nahrung. Sie kehrte in die Klinik zur Nachuntersuchung zurück, wo man ihr mitteilte, daß das Gewächs die Speiseröhre verschlossen habe. Obgleich sie sich anfangs nicht einer Operation unterziehen wollte, bestand ihre Familie auf einer Operation, da sie fürchtete, daß sie nicht überleben würde, wenn sie nicht essen könne. Es kam zur Operation, wobei man feststellte, daß die Wucherung genau dieselbe Größe hatte wie ursprünglich. Ein Durchgang bestand in der Speiseröhre noch, er war jedoch durch eine schwere Entzündung der Schleimhaut so eingeengt, daß die Speisen seit einiger Zeit nicht durchkamen. Die Operation wurde vor etwa eineinhalb Monaten durchgeführt. Es wurde ein Bypass angelegt, aber die Wucherung ist immer noch da. So müssen wir die Sache nun weiterbehandeln.

Des weiteren möchte ich noch vier andere Fälle erwähnen, und zwar drei Fälle von Kinderleukämie sowie einen einer 60jährigen Frau mit einem Lymphosarkom. Diese vier Fälle wurden unterschiedlich, doch massiv chemotherapiert. Die drei Kinder sind inzwischen an Leukämie gestorben, obgleich in einem dieser Fälle die Familie sich sehr zufrieden zeigte, mit der Makrobiotik begonnen zu haben, hauptsächlich weil das Kind zufrieden war. Dabei hatte es zunehmend unter Schmerzen gelitten, konnte nicht schlafen und mußte wegen Atembeschwerden aufrecht im Bett sitzen. Als sie mit der Ernährungsumstellung begannen, zeigte sich nach drei oder vier Tagen, daß das Kind normal und ruhig schlafen konnte und keine Schmerzen mehr litt. Die Eltern waren jedoch weit frohmütiger, weil sie sich mit ihrem Kind nun mehr verbunden fühlten: sie mußten für es besondere Speisen herrichten, die Mutter mußte über mehrere Stunden jeden Tag Kompressen anlegen usw. Und auch wenn das Kind doch letzten Endes nicht geheilt werden konnte, waren die Eltern doch sehr dankbar, daß ihr Kind bei normalem Bewußtsein war, als es um Mitternacht — fast im Spiel vertieft — verstarb.

Neben diesen Fällen konnte ich auch bei anderen Krankheiten die Erfahrung machen, daß Neuerkrankungen schneller auf makrobiotische Behandlung ansprechen. In den letzten drei Jahren habe ich viele Fälle nur über die Ernährung behandelt. Manchmal, wenn ich überzeugt bin, daß es nützt, greife ich auch zum Mittel der Massage. Doch sonst arbeite ich überhaupt nicht mit irgendwelchen Heilmitteln. Ich habe alle Erkrankten behandelt, die mich aufsuchten, und es ist mir bis jetzt gelungen, mit jedem Stand der Erkrankung mittels der grundsätzlichen Ernährungsprinzipien nach Yin und Yang zurechtzukommen. Bei den Fällen jedoch, die massiv behandelt wurden, insbesondere bei Therapien mit Kortison, stellt sich eine Heilung nur sehr langsam ein und kann manchmal erst nach ein paar Jahren erreicht werden.

Ich möchte nun auf einige andere Leiden zu sprechen kommen, die ich in den letzten drei Jahren vollständig heilen konnte. Es handelt sich um eine Blasenerkrankung, die sich gegen alle Arten Antibiotika als resistent erwies, um einen Fall von Ganzkörperekzem, einen Fall eines 20jährigen Mädchens mit Akne im ganzen Gesicht, um mehrere Fälle starker Menstruationsschmerzen, die regelmäßig über viele Jahre hinweg auftraten, um einige Fälle langjähriger chronischer Verstopfung und chronischen Durchfalls sowie um einen Fall von Heiserkeit der Stimme, an der der Patient ein Jahr lang leiden mußte, bevor er innerhalb von vier Tagen durch die Diät Nr. 7 geheilt wurde. Nach vier Tagen fand er seine Stimme wieder. Die Diät Nr. 7 besteht allgemein nur aus Vollkorngetreide ohne Gemüsebeilagen oder dgl. und wird nur über eine kurze Zeitspanne empfohlen.

Ich habe festgestellt, daß diese Diätform, sofern sie innerhalb eines bestimmten, genau umrissenen Zeitraums dem richtigen Patienten verabreicht und dieser Patient wiederum regelmäßig untersucht wird, häufig sehr rasche Heilung bringt. Wir haben auch mehrere Fälle von Mittelohrentzündung bei Kleinkindern geheilt. Auch einen Fall von Heuschnupfen. Wir konnten einen Fall einer 15 Jahre währenden Bifida nunmehr fast zur Hälfte heilen, die Hälfte des Rückens ist wieder normal gelenkig. Als er das erste Mal in meine Sprechstunde kam, war er fast völlig verkalkt. Des weiteren stehen zwei Fälle einer rheumatoiden Arthritis kurz vor der Ausheilung. Nach drei Monaten konnte in beiden Fällen die medikamentöse Darreichung abgesetzt werden, die vorher bis zu 20 Pillen täglich umfaßte. In beiden Fällen konnte eine allmähliche Besserung der Beweglichkeit beider Hände und sämtlicher Gelenke erreicht werden, wobei die Schwellungen vollständig zurückgegangen sind, die normale Bewegung jedoch noch nicht eingesetzt hat.

Es wurden auch mehrere Fälle von Nierensteinen behandelt. Es kommt sehr häufig vor, daß, wenn mit der Makrobiotik begonnen wird, sich die Nierensteine auflösen und herausgespült werden. Dann gab es mehrere Migränefälle. Einen Fall von Oberschenkelknochenbruch, der in nur der Hälfte der sonst zu erwartenden Zeitspanne geheilt werden konnte, denn in der Hälfte der Zeit war die Kallusbildung bereits abgeschlossen. Einen Fall eines 20 Jahre alten, gutartigen Schilddrüsentumors, breiter als der Kopf, der bis auf zwei Drittel oder drei Viertel seiner ursprünglichen Größe zusammenschrumpfte. Gleichzeitig kam es bei dieser Patientin während des Spaziergangs stets zu einem Uterus-Prolaps. Sie konnte allein durch eine Ernährungsumstellung innerhalb von drei Monaten geheilt werden. Ihr Gewebe wurde weniger wäßrig und erlangte bald wieder seinen ursprünglichen Tonus.

Insbesondere an älteren Patienten konnten wir eine Heilung bei Diabetes verzeichnen. Hierzu möchte ich anmerken, daß Diabetes selbstverständlich auch mit anderen Ernährungsformen verschwinden kann. Daß Diabetes aber durch die makrobiotische Ernährung verschwindet, ist deshalb sehr seltsam, weil diese Form der Ernährung einen großen Anteil Kohlenhydrate aufweist. Bei der normalen Betrachtungsweise von Diabetes scheint hier etwas nicht zu stimmen, um diese Heilungserfolge zu erklären.

Zusätzlich zu diesen angeführten Fällen haben mich viele Patienten mit Beschwerden unbekannten Ursprungs aufgesucht, und in 75% dieser Fälle konnten sie, wenn sie einmal angefangen hatten, sich selbst zu bekochen und mit der richtigen Geisteshaltung zu behandeln, ihren Zustand verbessern. Sie sind jetzt sehr dankbar, zur makrobiotischen Lebensweise gefunden zu haben.

3.

Kapitel Drei
Herzkrankheiten

A. Ernährung und Herzkrankheiten

Haruo Kushi, Harvard School of Public Health, Boston, USA

Wenn auch der Schwerpunkt dieses Buches auf Ernährung und Krebs liegt, so ist es dennoch wichtig, daran zu denken, daß die Ernährung auch bei der Entstehung und Verhütung vieler anderer Degenerationsleiden eine Rolle spielt. Die größte Bedeutung unter diesen Krankheiten kommt im Hinblick auf die Volksgesundheit der koronaren Herzkrankheit (Koronarerkrankung) zu, die in den USA und den meisten anderen Industrieländern Todesursache Nummer eins ist.

Die Koronarerkrankung in all ihren Erscheinungsformen ist die Seuche unserer Zeit. Aus landesweit durchgeführten Studien geht hervor, daß in den USA jeder fünfte Mann und jede siebzehnte Frau um das 60. Lebensjahr von einer Koronarerkrankung betroffen sein wird oder auch daran stirbt. Derzeit sind 50% aller Todesfälle in den USA durch Koronarerkrankungen bedingt. Mehr als eine Million Amerikaner wird dieses Jahr Herzanfälle erleiden, und zwei Drittel dieser Menschen werden in der Folge daran sterben. Die Auswirkungen von Herzkrankheiten auf die Volksgesundheit kann man nicht allein an der Erkrankungs- und Sterblichkeitsziffer ermessen, sondern man muß auch die wirtschaftliche Seite betrachten! Die direkten Kosten für Kreislauferkrankungen beliefen sich im Jahre 1977 auf geschätzte 26,7 Milliarden Dollar.

Der pathologische Prozeß, der den absolut meisten Koronarerkrankungen und Schlaganfällen in der westlichen Welt zugrunde liegt, ist die Entstehung der Atherosklerose (Ablagerung von cholesteringesättigten, fettigen Plaques in den Blutgefäßen). Eine Atherosklerose hat eine Verengung des Arterienhohlraumes zur Folge, was eine Einschränkung der Sauerstoffversorgung des betroffenen Gewebes mit sich bringt. Daher kann eine Atherosklerose in den Herzkranzarterien zu Herzanfällen (auch Myokardinfarkt genannt) führen, in den Hirnarterien zu Schlaganfällen und in den Nierenarterien zu Nierenversagen.

Wenn auch der genaue Mechanismus, der der Atherogenese — der Entstehung dieser Plaques — zugrunde liegt, nicht klar verstanden wird, so wurde doch zumindest die Hypothese aufgestellt, daß der Grundprozeß eine Schädigung der die Arterienwände auskleidenden Endothelzellen einschließt und in der Folge dann Blutfette durch diese Schädigung in die innerste Schicht der Gefäßwand einströmen und sich dort festsetzen. So kann es zu fibrösem Wachstum kommen und damit zur Entstehung der für die Atherosklerose typischen fibrös-fettigen Plaques.

Viele verschiedene Faktoren können offensichtlich zur ursprünglichen Schädigung der Endothelzellen führen. Zu diesen gehören hohe Blutfettwerte, Bluthochdruck und das Kohlenmonoxid-Hämoglobin von Zigarettenrauch ebenso wie bakterielle Infektionen und Autoimmunstörungen. Aufgrund dessen ist man zu der Ansicht gelangt, daß Blutgefäßläsionen auf der ganzen Welt vorkommen können. In den weniger entwickelten Ländern wird dieser Schaden jedoch gewöhnlich ausgeglichen, ohne daß es zu (gravierenden) negativen Folgeerscheinungen kommt. Offensichtlich tritt die Atherosklerose nur in jenen Ländern auf, deren Bevölkerung typisch hohe Blutfettwerte aufweist. Diese Krankheit ist in westlichen Staaten wie etwa den USA so weit verbreitet, daß bei 48% der Männer zwischen 20 und 25 bereits Anzeichen einer Atherosklerose feststellbar sind. (1)

I. Die Rolle des Cholesterinspiegels (im Blut)

Welch entscheidende Rolle hohe Blutfettwerte — besonders ein hoher Cholesterinspiegel — bei der Entstehung der Atherosklerose spielen, wurde durch viele Studien eindeutig bewiesen. Die Framingham-Studie, eine prospektive epidemiologische Studie, bei der etwa 5.000 Männer und Frauen mehr als drei Jahrzehnte lang medizinisch beobachtet wurden, hat ergeben, daß der Cholesterinspiegel neben dem Blutdruck und dem Zigarettenrauchen einer der drei größten Risikofaktoren für spätere Kreislauferkrankungen ist (2). So traten z.B. bei Männern, deren Cholesterinwerte

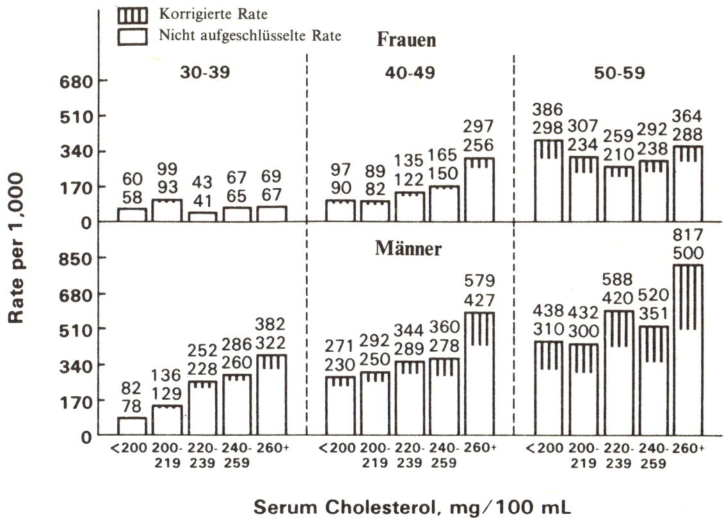

Abbildung 11: *Auftreten von Koronarerkrankungen in 24 Jahren — nach dem Cholesterinspiegel* (aus: Framingham-Studie)

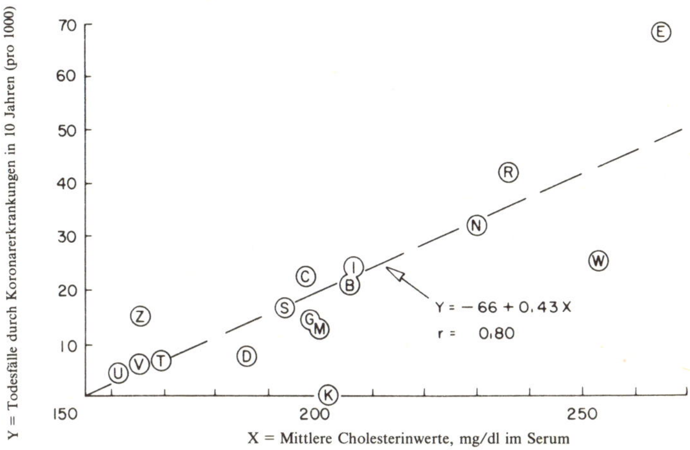

Abbildung 12: *Durch Koronarerkrankungen bedingte Sterblichkeit in 10 Jahren innerhalb der ausgewählten Gruppe (altersmäßig abgestimmt) in Relation zum durchschnittlichen Cholesterinspiegel der Gruppe. Zu Beginn wurde bei keinem der Männer eine Koronarerkrankung festgestellt. Der Korrelationskoeffizient ist r = 0,82.* (von Keys, Sieben-Länder-Studie)

über 260 mg/dl lagen, Koronarerkrankungen über viermal häufiger auf als bei jenen, deren Cholesterinspiegel niedriger als 200 mg/dl war. (Siehe Abbildung 11).

Dieser Zusammenhang zwischen dem zunehmenden Koronarerkrankungsrisiko und dem ansteigenden Cholesterinspiegel wurde durch Studien in Albany, Minneapolis und anderorts in den USA wie auch in der übrigen Welt bestätigt. Eine herausragende Studie in dieser Hinsicht war die Sieben-Länder-Studie (3), die an mehr als 12.000 Männern in verschiedenen Gegenden Europas, der USA und Japans durchgeführt wurde. Die internationalen Vergleiche zwischen verschiedenen Völkern lassen wiederum einen engen Zusammenhang zwischen dem Cholesterinspiegel und dem Auftreten von Koronarerkrankungen klar erkennen (siehe Abbildung 12).

Kann man den Cholesterinspiegel ändern und so der epidemischen Ausbreitung von Koronarerkrankungen entgegenwirken? Die Sieben-

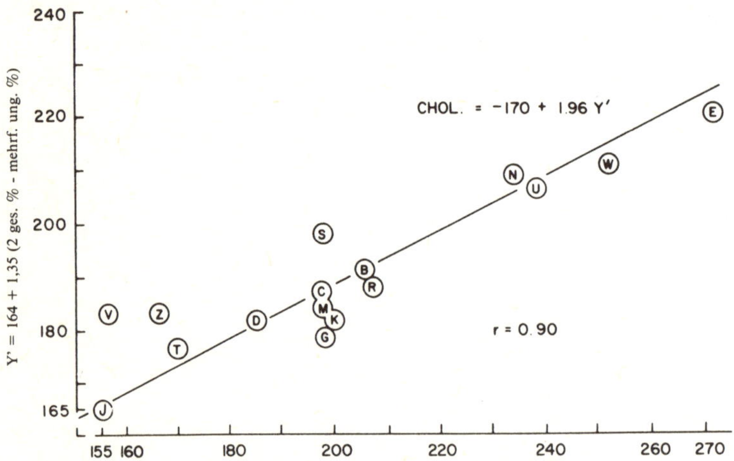

Abbildung 13: *Durchschnittliche Cholesterinkonzentration im Serum der ausgewählten Gruppe am Beginn in Relation zur Fettzusammensetzung der Ernährung, ausgedrückt in der multiplen Regressionsgleichung (Quelle: kontrollierte Ernährungsversuche in Minnesota). B = Belgrad; C = Crevalcore; D = Dalmatien; E = Ostfinnland; G = Korfu; J = Ushibuka; K = Kreta; M =* Montegiorgio; N = *Zutphen; R = römische Eisenbahnlinie; S = Slavonija; T = Tanushimaru; U = amerikanische Eisenbahnlinie; V = Velika Krsna; W = Westfinnland; Z = Zrenjanin.* (von Keys, Sieben-Länder-Studie)

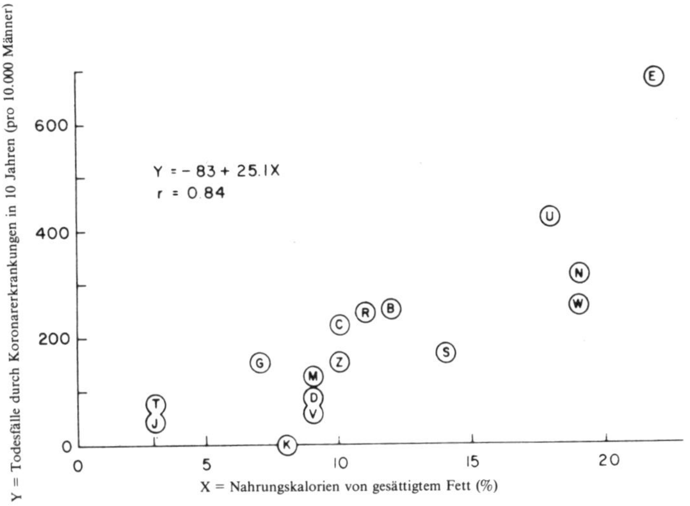

Abbildung 14: *Sterblichkeit durch Koronarerkrankungen in 10 Jahren innerhalb der ausgewählten Gruppe in Relation zum Prozentsatz der von gesättigten Fettsäuren stammenden Nahrungskalorien. Gleiche Personengruppe wie in Abbildung 13.* (von Keys, Sieben-Länder-Studie)

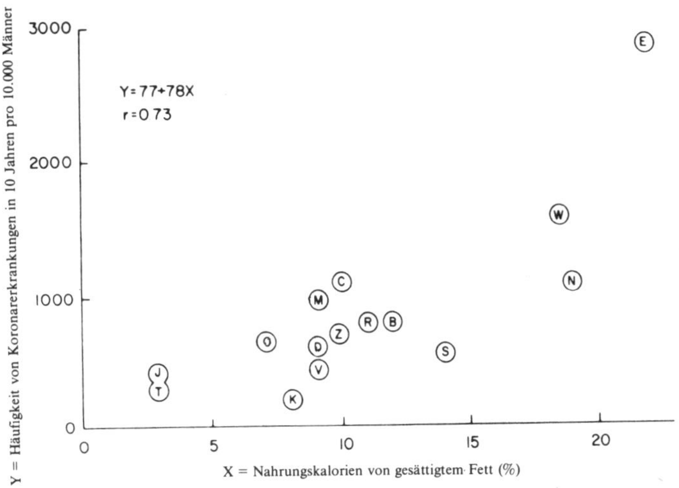

Abbildung 14 A: *Häufigkeit des Auftretens von Koronarerkrankungen in 10 Jahren, nach beliebigem diagnostischem Kriterium, in Relation zum Prozentsatz der von gesättigten Fettsäuren gelieferten Nahrungskalorien. Gleiche Personengruppe wie in Abbildung 13.* (von Keys, Sieben-Länder-Studie)

Länder-Studie hat gezeigt, daß zwischen dem Nahrungsfett und dem Cholesterinspiegel im Blut ein enger Zusammenhang besteht (Abbildung 13). Ebenso wurde eine enge Verbindung zwischen dem gesättigten Nahrungsfett und dem durch eine Koronarerkrankung bedingten Tod sowie zwischen dem gesättigten Nahrungsfett und dem Auftreten einer Koronarerkrankung nachgewiesen (Abbildung 14, 14 A). Dies bestätigt die Annahme, daß die Ernährung eine Änderung des Cholesterinspiegels im Blut bewirken und damit das Herzerkrankungsrisiko beeinflussen kann.

II. Ernährung und Cholesterinspiegel

Tatsächlich wurde in zahlreichen Studien untersucht, welche Wirkung die Ernährung hat und inwieweit sie den Cholesterinspiegel im Blut heben oder senken kann. Aufgrund der wichtigen Rolle des Cholesterinspiegels und der Art der atherosklerotischen Fettablagerungen richtete man das Hauptaugenmerk im Ernährungsbereich auf die Wirkung des Cholesterins und der Fette, die mit der Nahrung aufgenommen wurden. Zwei in diesem Zusammenhang häufig genannte Studien sind jene von Keys und seinen Mitarbeitern (4) sowie von Hegsted und Mitarbeitern (5).

Im Rahmen dieser Studien wurden in einer Klinikabteilung für Stoffwechselkrankheiten Versuche durchgeführt, bei denen die Fettart und die Cholesterinmenge in der Ernährung von streng beobachteten Personen wiederholt geändert wurden. Bei jedem Wechsel wurde die darauffolgende Änderung des Cholesterinspiegels notiert. Dabei stellte man fest, daß gesättigte Fette, wie sie z.B. im Kokosöl enthalten sind, den Cholesterinspiegel im Blut ansteigen lassen, während mehrfach ungesättigte Fette, die in den meisten Pflanzenölen in überwiegendem Maße vorkommen, den Cholesterinspiegel senken. Es wurde auch ermittelt, daß das mit der Nahrung aufgenommene Cholesterin eine vom Nahrungsfett unabhängige Wirkung auf den Anstieg des Cholesterinspiegels im Blut hat (Abbildung 15).

Ferner zeigen Untersuchungen von Ländern und Völkern, die nicht dem Westen angehören bzw. nicht industrialisiert sind, daß die Menschen dort auffallend selten erhöhte Cholesterinwerte haben und nur wenige an einer Koronarerkrankung leiden oder auch daran sterben. Im allgemeinen ist die Nahrung der Menschen in diesen Ländern sehr reich an komplexen Kohlenhydraten und sehr arm an tierischen Produkten und raffiniertem

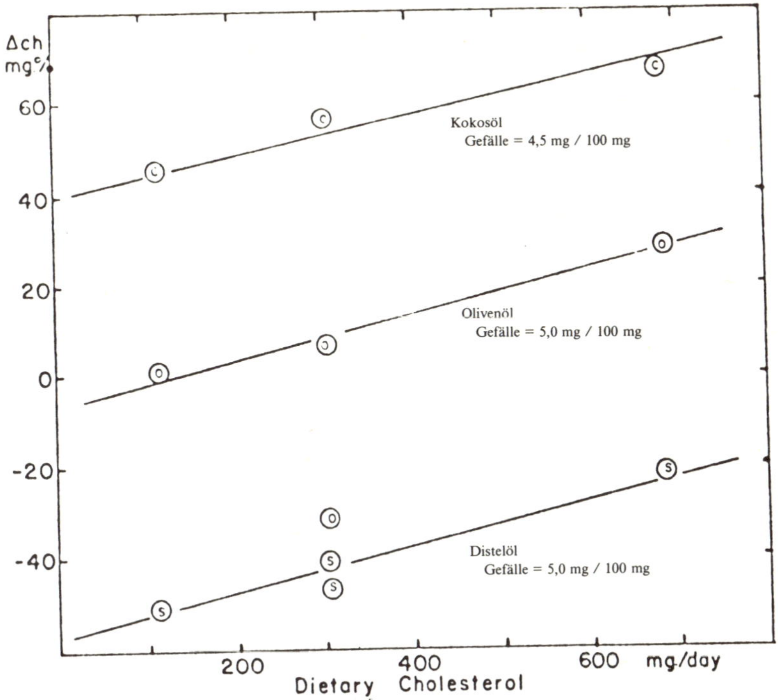

Abbildung 15: *Jeweilige Cholesterinspiegel-Reaktion bei verschieden hoher Cholesterinzufuhr und unter Verwendung von drei verschiedenen Ölen. Die Linien wurden entsprechend den beobachteten Werten gezogen.*

(von Hegstead u. K.)

Zucker. Eine Überprüfung der entsprechenden Zahlenwerte in der Volksrepublik China, einem Land mit einer niedrigen Kreislauferkrankungsrate, ergab, daß der durchschnittliche Cholesterinspiegel der Bevölkerung bei gesunden Personen 136 mg/dl beträgt und bei Herzpatienten 190 mg/dl (6). Der Durchschnittswert der US-Amerikaner liegt im Vergleich dazu bei 220 mg/dl. Sechsjährige amerikanische Kinder haben bereits Cholesterinwerte von durchschnittlich nahezu 190 mg/dl (7). Das sind Werte, die diese Kinder für eine Koronarerkrankung empfänglicher machen, als es der durchschnittliche Chinese ist.

Die Tarahumara-Indianer Mexikos, die für ihre langen Kickball-Spiele bekannt sind, haben auch einen sehr niedrigen Cholesterinspiegel, durchschnittlich 125 mg/dl (8). Eine Untersuchung ihrer Ernährungsgewohnhei-

Tabelle 6: *Korrelationen zwischen dem Plasma-Cholesteringehalt der Tarahumara-Indianer und der Aufnahme bestimmter Nahrungsmittel und Nährstoffe**

Positive Korrelationen (*P* 5 0,01)	
Cholesterin	0,898
Tierisches Fett	0,593
Gesamtfett	0,552
Eier	0,548
Tierisches Eiweiß	0,464
Zucker	0,323
Keine Korrelationen (*P* 5 0,01)	
Stärke	0,145
Gesamtkalorien	0,064
Pflanzliche Sterine	0,030
Negative Korrelationen (*P* 5 0,01)	
Pflanzliches Eiweiß	- 0,723
Pflanzliches Fett	- 0,403
Faserstoffe	- 0,384

* Die Korrelationskoeffizienten wurden für eine beliebig ausgewählte Gruppe von 103 Erwachsenen (schwangere und stillende Frauen ausgenommen) ermittelt.

Die Korrelation zwischen dem Gesamtcholesteringehalt im Plasma und der täglichen Cholesterinzufuhr durch die Nahrung (r = 0,898, *P* 5 0,01) bei einer beliebig ausgewählten Gruppe (Tarahumara-Studie). (von Connor u.K.)

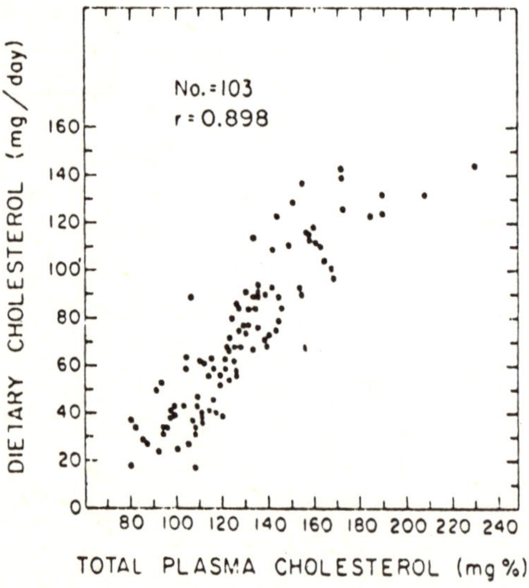

ten zeigte, daß die Tarahumaras sehr wenig tierische Nahrung zu sich nehmen, deren Konsum in engen Zusammenhang mit dem Cholesterinspiegel im Blut gebracht wurde (Tabelle 6). Diese Studie war insofern bedeutsam, als sie eine der ersten Studien war, durch die bei einem frei lebenden Volk eine enge Verbindung zwischen der individuellen Nahrungszufuhr und dem individuellen Cholesterinspiegel festgestellt werden konnte. Dieser Zusammenhang war meist schwer zu sehen, da die individuelle Nahrungsaufnahme der Tarahumaras von Tag zu Tag sehr verschieden ist.

Am interessantesten sind von diesen Völkervergleichen etwa die Untersuchungen, bei denen Japaner in Japan mit ihren auf Hawaii und in Kalifornien lebenden Landsleuten verglichen wurden (9, 10). So wie alle Studien über Emigranten haben diese Vergleiche den Vorteil, daß hier Menschengruppen mit ähnlichem Erbgut — in diesem Fall sind alle von japanischer Abstammung —, aber verschiedenem Lebensraum einander gegenübergestellt werden können. Da Japan ferner ein hochindustrialisiertes Land ist, ähnlich wie die USA, kann man aus den Ernährungsunterschieden zwischen diesen drei Gruppen mit größerer Gewißheit als üblich Schlüsse ziehen. Wie aus Tabelle 7 zu ersehen ist, hat der Vergleich

Tabelle 7: *Vergleiche zwischen japanischen Männern in Japan, Hawaii und Kalifornien*

Variable	Japan	Hawaii	Kalifornien
Myokardinfarktrate und	1,4	3,0	
Sterblichkeit durch Koronarerkrankungen			
(Fälle/ 1000 Personen-yrs)		2,8	4,3
Cholesterinspiegel (mg/dl)	181.1±38.5*	218.3±38.2	228.2±42.2
Ernährungskomponenten			
(tägliche Zufuhr)			
Gesamtfett (g)	36.6±20.4	85.1±38.9	94.8±36.4
Gesättigtes Fett (g)	16.0±13.3	59.1±32.7	66.3±30.5
Cholesterin (mg)	464.1±324.4	545.1±316.4	533.2±297.8
Einfache Kohlenhydrate (g)	61.1±37.4	91.6±54.7	96.4±53.9
Komplexe Kohlenhydrate (g)	278.2±104.4	168.7±73.7	154.9±66.1
% Kalorien von Kohlenhydraten	15.1±6.9	33.3±9.4	37.5±8.1
% Kalorien von Kohlenhydraten	63.0±11.2	46.4±11.0	44.2±9.4

* Dies sind Durchschnittswerte ± Standardabweichung
Übernommen von Robertson u.K. (10) und Kato u.K. (9)

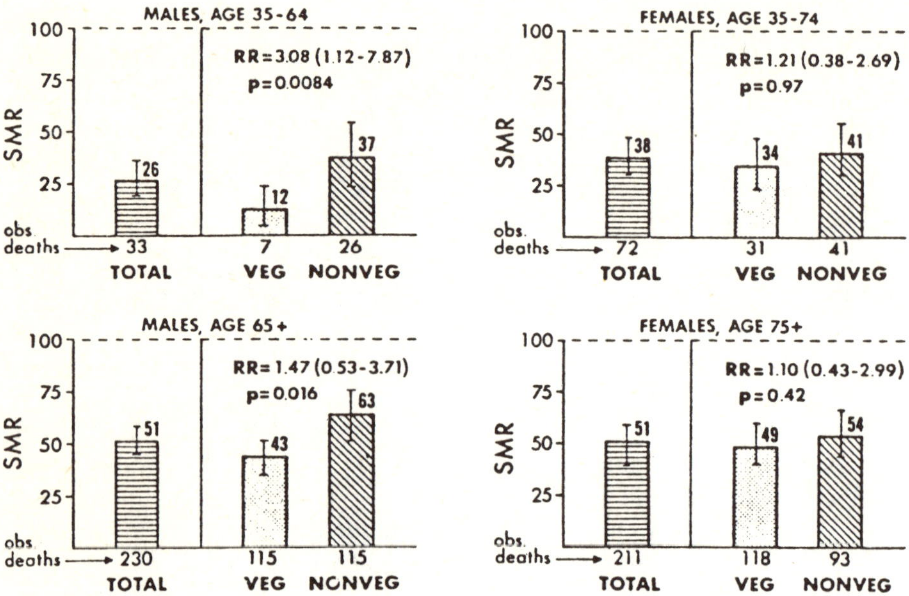

SMRs in Relation zur Sterblichkeit durch Koronarerkrankungen bei den männlichen Adventisten vom Siebenten Tage in Kalifornien, nach Alter und Ernährungsgewohnheiten aufgeschlüsselt, 1960 bis 1965.

RR = SMR bei Nicht-Vegetariern/SMR bei Vegetariern; 95% Konfidenzbereich ist in Klammern angegeben (18), und die P-Werte wurden unter Verwendung der Formel x^2 ermittelt.

SMRs in Relation zur Sterblichkeit durch Koronarerkrankungen bei den Frauen unter den kalifornischen Adventisten vom Siebenten Tage, nach Alter und Ernährungsgewohnheiten aufgeschlüsselt, 1960 bis 1965.

Abbildung 16: *(von Phillips, u.K.)*

zwischen diesen drei Bevölkerungsgruppen gezeigt, daß die Japaner in Japan viel weniger Fett, vor allem weniger gesättigtes Fett, und viel mehr komplexe Kohlenhydrate zu sich nehmen als jene in Kalifornien; die auf Hawaii lebenden Japaner liegen diesbezüglich in der Mitte. Dergleichen Differenzen waren auch bei ihrem Cholesterinspiegel und bei der durch Koronarerkrankungen bedingten Sterblichkeit festzustellen, die beide in auffallendem Zusammenhang mit ihren jeweiligen Ernährungsgewohnheiten standen.

Untersuchungen von Menschengruppen, die in einer Industriegesellschaft leben und verschiedene Eßgewohnheiten haben, ließen auch erkennen, daß zwischen Ernährung, Cholesterinspiegel und der Sterblichkeit durch Koronarerkrankungen eine Verbindung besteht. Am eingehendsten befaßte man sich hier mit den Adventisten vom Siebenten Tage (11, 12). Dabei war eindeutig festzustellen, daß die Vegetarier unter den Adventisten v. S.T. einen niedrigeren Cholesterinspiegel haben als jene aus dieser Religionsgemeinschaft, die gemischte Kost zu sich nehmen. Insgesamt weisen die Adventisten v.S.T. niedrigere Cholesterinwerte auf als die allgemeine US-Bevölkerung, was anzeigt, daß auch andere Faktoren in ihrer Lebensweise ihr Koronarerkrankungsrisiko senken. In einem jüngst veröffentlichten Bericht über eine sechsjährige prospektive Studie war auch zu lesen, daß von den in Kalifornien lebenden Adventisten v. S.T. weniger an einer Koronarerkrankung sterben als unter den übrigen Kaliforniern (12). Unter den Vegetariern war die Sterblichkeit allerdings noch geringer als unter den Nicht-Vegetariern, besonders bei den Männern (Abbildung 16).

Wenn auch diese Studien alle einen engen Zusammenhang zwischen Ernährung und Koronarerkrankungen offenbarten, so wurde doch bei keiner der oben erwähnten Studien effektiv versucht, die Ernährung eines Menschen zu ändern, um zu sehen, ob dies zu einem niedrigeren Cholesterinspiegel führt und letztlich die Zahl der Koronarerkrankungen und der dadurch bedingten Sterbefälle verringert. Es gab allerdings einige klinische Experimente — oft mit Personen, die für Koronarerkrankungen äußerst anfällig waren —, bei denen genau das versucht wurde.

III. Klinische Versuche

Bei diesen klinischen Versuchen wurde generell nach klassischem Muster vorgegangen: Es gab hier zwei Testgruppen, von denen die eine — in der Hoffnung, so einer Koronarerkrankung vorzubeugen — genaue Anweisungen zur Änderung ihrer Ernährungsgewohnheiten bekam und die andere, eine Vergleichsgruppe, nicht diätetisch beraten wurde. Nach mehrjähriger Beobachtung dieser Testgruppen wurden die Unterschiede (zwischen den Gruppen) in den Endfolgen, wie etwa die jeweilige Anzahl der durch Koronarerkrankungen bedingten Sterbefälle und die jeweilige Herzinfarktrate, zum Vergleich festgehalten.

Der erste bedeutende Klinikversuch war der sogenannte „Anti-Coronary Club"-Versuch, der 1957 von der Ernährungsabteilung des New York City-Gesundheitsamtes gestartet wurde (13). Für diese Studie wurde

Tabelle 8: *„Anti-Coronary Club"-Versuch (15jährige Versuchsdauer)*

Variable	Aktive Diätgruppe	Inaktive Diätgruppe	Vergleichsgruppe
40-49 Jahre			
Häufigkeit von Hypercholesterinämie*, Änderung (%)	-50,0	-24,9	- 5,9
Koronarerkrankungsrate, Fälle/1000 Personen - yrs	4,65**	12,82	7,84
50-59 Jahre			
Häufigkeit von Hypercholesterinämie, Änderung (%)	-44,5	-27,4	-13,5
Koronarerkrankungsrate, Fälle/1000 Personen -yrs	13,09**	18,24	20,10

* Hypercholesterinämie = hoher Cholesteringehalt im Blut ≥ 260 mg/dl
** Markanter Unterschied zur Vergleichsgruppe, $p < 0,05$
(Übernommen von Singman u.K. (14)

die „Prudent Diet" (= vernünftige Ernährung) entwickelt, eine Ernährung, bei der es vor allem darauf ankommt, den Anteil der mehrfach ungesättigten Fette an der Kost zu erhöhen und den Gesamtfettverbrauch sowie die Zufuhr von gesättigtem Fett und Cholesterin zu verringern. Ähnlich sehen ja auch die offiziellen Richtlinien für die amerikanische Bevölkerung aus, die jetzt als „Ernährungsziele für die USA" (US-Dietary Goals) bekannt sind.

Im Verlauf der Studie sank der Cholesterinspiegel bei der Gruppe, die sich genau an diese Ernährung hielt, gegenüber der Vergleichsgruppe ganz beträchtlich (14, Tabelle 8). Nach fünfzehnjähriger Versuchsdauer gab es in der Diätgruppe um ein Drittel weniger Koronarerkrankungen als in der Vergleichsgruppe. Eine ähnliche Ernährungsweise wurde bei der „Los Angeles Veterans Administration"-Studie vorgeschrieben (15, 16), und wiederum gab es nach achtjähriger Versuchsdauer in der Diätgruppe bedeutend weniger atherosklerotische Vorfälle — plötzlicher Tod, Herz- oder Schlaganfall — als in der Vergleichsgruppe (Tabelle 9). Die Diätgruppe hatte auch einen um 12,7% niedrigeren Cholesterinspiegel als die Vergleichsgruppe.

Während es bei der „Anti-Coronary Club"-Studie und der „Los Angeles Veterans Administration"-Studie darum ging, atherosklerotischen Er-

Tabelle 9: *Die „Los Angeles Veterans Administration"-Studie: achtjährige Versuchsdauer*

	Diät-gruppe	Vergleichs-gruppe	P
Zahl der Männer	424	422	
tödliche atherosklerotische Vorfälle	48	70	0,05
tödliche & nicht tödliche atherosklerotische Vorfälle	66	96	0,01
definitiver oder möglicher atherosklerotischer Vorfall	110	136	0,05

Übernommen von Dayton & Pearce (15)

Tabelle 10: *Die Oslo-Diät-Herz-Studie: Sterblichkeit in 11 Jahren*

Erscheinungsbild	Diät-gruppe	Vergleichs-gruppe	P
tödlicher Myokardinfarkt	32	57	0,004
Gesamtzahl der plötzlichen Todesfälle	52	53	—
Gesamtsterblichkeit durch Koronarerkrankungen	79	94	0,097
Gesamtsterblichkeit durch Kreislauferkrankungen	88	102	0,13
Gesamtsterblichkeit	101	108	—
Cholesterinspiegel nach 5 Jahren	244	285	
% Abnahme gegenüber dem Anfangswert	17,6	3,7	

Übernommen von Leren (17)

Tabelle 11: *Sterblichkeit bei der Finnischen-Nervenklinik-Studie*

Ursache	*Männer*		*Frauen*	
	Diät-gruppe	Vergleichs-gruppe	Diät-gruppe	Vergleichs-gruppe
Koronarerkrankungen	6,61*	14,08	5,21	7,90
Hirngefäßkrankheiten	1,74	2,42	2,23	2,02
andere Kreislauferkrankungen	3,18	2,47	3,14	2,40
Krebs	5,02	3,96	4,08	3,72
alle Krankheiten	32,00	35,96	29,05	27,21
alle Ursachen	34,84	39,50	30,87	29,01

* Erheblicher Unterschied zur Vergleichsgruppe, p = 0,05
Übernommen von Miettinen u.K. (18)

krankungen von Anfang an vorzubeugen, zielte ein anderer Diätversuch im Zusammenhang mit Herzkrankheiten, nämlich die Oslo-Diät-Herz-Studie (17), darauf ab, einen zweiten Vorfall zu verhüten. Daher bestand das Prüfkollektiv hier aus Personen, bei denen sich schon in der Vergangenheit ein Herzleiden bemerkbar gemacht hatte. Sie wurden dann elf Jahre lang beobachtet. Wiederum war daraufhin der Cholesterinspiegel bei der Diätgruppe merklich niedriger als in der Vergleichsgruppe, dasselbe traf auf die Zahl der tödlichen Herzanfälle zu (Tabelle 10). Was jedoch die Gesamtsterblichkeit anbelangte, so gab es zwischen den beiden Gruppen kaum einen Unterschied. Das gleiche ergab die Finnische-Nervenklinik-Studie (18), bei der in einem Krankenhaus eine Spezialkost zur Senkung des Cholesterinspiegels verabreicht wurde, während ein anderes Krankenhaus als Vergleichsgruppe diente (Tabelle 11).

Leider brachten diese klinischen Versuche keine aufsehenerregenden Ergebnisse, was Skeptiker zu der Behauptung veranlaßte, daß die Verhütung von Herzkrankheiten durch die Ernährung erst schlüssig bewiesen werden müsse und daher vielleicht auch nicht möglich sei. Es gibt jedoch zwei einfache Gründe dafür, daß die Wirkung nicht groß war. Der erste ist, daß die Ernährung jeweils nur geringfügig umgestellt wurde — man könnte hier anführen, es sei beachtlich, daß bei so wenigen Änderungen überhaupt merkliche Unterschiede zu beobachten waren. Man kann nur Mutmaßungen darüber anstellen, was zu beobachten gewesen wäre, wenn sich die Diätgruppe makrobiotisch ernährt hätte, anstatt bloß die „Prudent Diet" in verschiedenen Variationen zu befolgen. Der andere Grund ist, daß bei diesen Studien der durchschnittliche Cholesterinspiegel der Diätgruppe immer noch über dem für Amerikaner geltenden Durchschnittswert lag — sie hatten Werte, die immer noch zu einer Atherosklerose-Epidemie führen. Daher konnte die Erfahrung dieser Diätgruppen nie wirklich an die Erfahrungen von Vegetariern oder nicht-westlichen Völkern heranreichen. Die Diätgruppen steuerten immer noch auf eine Atherosklerose zu — lediglich in etwas langsamerem Tempo als die Vergleichsgruppen.

Daher muß die Auswertung dieser Studien im Rahmen der gesamten kardiovaskulären Forschung erfolgen. Wenn auch die eine oder andere dieser Studien von fraglicher Bedeutung ist, so ließen sie doch alle eine Wirkung auf das Vorkommen von Koronarerkrankungen und die dadurch bedingte Sterblichkeit erkennen. Die Tatsache, daß die Wirkung in die Richtung zielte, die von anderen Studien angedeutet worden war, bestätigt die Schlußfolgerung, daß diese Versuche alles in allem überzeugende Beweise für die wichtige Rolle der Ernährung bei der Verhütung von Koronarerkrankungen sind.

IV. Folgerungen für die Makrobiotik

Es sollte betont werden, daß das Nahrungsfett und -cholesterin — auch wenn sich die Forschungen bei der Untersuchung der Wirkung unserer Ernährung auf Herzkrankheiten vor allem darauf konzentrieren — nicht die einzigen Ernährungskomponenten sind, die offenbar den Cholesterinspiegel im Blut beeinflussen. Zu den anderen Faktoren, die hier eine Rolle spielen, gehören Faserstoffe (19), tierisches und pflanzliches Eiweiß (20) sowie die Art der Kohlenhydrate (21). Im Hinblick auf all diese Ernährungskomponenten kann die makrobiotische Kost den Cholesterinspiegel und die Herzerkrankungsrate erheblich besser beeinflussen als die Ernährung des Durchschnittsbürgers. Demgemäß hatten die Makrobioten aus

Tabelle 12: *Cholesterin- und Blutdruckwerte von makrobiotisch lebenden Personen*

Quelle	Personen-anzahl	Cholesterin-spiegel (mg/dl)	Blutdruck (mm/Hg) systolisch	diastolisch
(22) Sacks u.K. N. Engl. J. Med.	115	126 ± 30* (184 ± 37)**	108 ± 12 (119 ± 11)	63 ± 10 (77 ± 8)
(23) Sacks u.K. Am. J. Epidemiol.	127 (♀) 83 (♂)		109.7 ± 11.5 100.9 ± 9.3	60.9 ± 10.8 58.2 ± 12.0
(24) Sacks u.K. J. Am. Med. Assoc.	21	140	104	60.3
(25) Bergan & Brown J. Am. Diet. Assoc.	44 (♀) 32 (♂)	148 ± 32 154 ± 30		
(26) East West Journal	11	121 Spanne: 102-147		
(27) Wageningen Institut, Niederlande	40	146 (Erwachsene, 28-40) (212) 127 (Kinder, 6-11) (162)		

* Die Werte sind Durchschnittswerte ± Standardabweichung ** Kontrollwerte in Klammern

dem Raum Boston die niedrigsten Cholesterinwerte, die je bei einer in einer Industriegesellschaft lebenden Gruppe gemessen worden waren (22).

In Tabelle 12 sind die ermittelten Cholesterin- und Blutdruckwerte von makrobiotisch lebenden Personen aufgeführt. Es muß dazu noch festgestellt werden, daß die Cholesterinwerte von Makrobioten nicht an die atherogenen Werte herankommen, die für die Mehrzahl der Amerikaner typisch sind. Die Blutdruckwerte sind auch niedriger als jene, die gewöhnlich bei der amerikanischen Bevölkerung beobachtet werden. Daß diese niedrigen Werte größtenteils auf die Ernährung der Makrobioten zurückzuführen waren, wurde in einer Studie nachgewiesen, die demnächst im *Journal of the American Medical Association* veröffentlicht wird (24).

Bei dieser Studie wurden 21 makrobiotisch lebende Personen aufgefordert, Rindfleisch zu essen, da man so die Wirkung von Fleisch auf den Cholesterinspiegel und den Blutdruck untersuchen wollte. Nach zwei Wochen strenger makrobiotischer Ernährung, während der die Ausgangswerte gemessen wurden, aßen die Versuchsteilnehmer vier Wochen lang täglich 250 Gramm Rindfleisch. Nach dieser Zeit des Fleischkonsums ernährten sie sich zwei Wochen lang wieder streng makrobiotisch. Im Verlauf der Studie wurden mehrmals Cholesterin- und Blutdruckmessungen durchgeführt.

In der Zeit, in der Fleisch gegessen wurde, stieg der Cholesterinspiegel im Blut erheblich an, nämlich von 140 mg/dl (Ausgangswert) auf 166 mg/dl. Der systolische Blutdruck erhöhte sich auch merklich, nämlich um rund 3 mm Hg. Nach der Rückkehr zur makrobiotischen Ernährung fielen diese erhöhten Werte beide wieder auf den jeweiligen Ausgangswert ab, was ziemlich deutlich beweist, daß der Verzehr von Rindfleisch für das Steigen dieser kardiovaskulären Risikofaktoren verantwortlich war.

Außerdem gibt es bereits Versuchsprojekte zur Erforschung dessen, ob und inwieweit die makrobiotische Ernährung tatsächlich die Rückbildung der Koronaratherosklerose fördert. Während die Rückbildung der Atherosklerose bei Herrentieren schon bewiesen wurde, hat man dies beim Menschen bislang nur aus Fallstudien und den Erfahrungen geschlossen, die bei den Hungersnöten in Europa zur Zeit des Zweiten Weltkrieges gemacht wurden (28). Wenn die Rückbildung der Koronaratherosklerose bewiesen wird, so geschieht dies dann erstmals in einem kontrollierten wissenschaftlichen Rahmen.

Da es bei makrobiotisch lebenden Personen um die Risikofaktoren äußerst günstig bestellt ist, wird verschiedentlich bereits angenommen, daß die makrobiotische Kost die vielleicht optimale Ernährung hinsichtlich des Koronarerkrankungsrisikos sei. Wenn dies auch noch nicht in einem klinischen Versuch oder einer prospektiven Studie überprüft wurde, so sind die diversen Fallstudien und die Erfahrungen von Patienten des „Pritikin's Longevity Center“ (Langlebigkeitszentrum), wo eine der makrobiotischen Kost ähnliche Ernährung vorgeschrieben ist, doch zweifellos ermutigend. Wenn die Ernährung, wie die hier erwähnten Studien beweisen, bei der Entstehung von Herzkrankheiten eine Rolle spielt, wird es offensichtlich, daß die Makrobiotik, sofern sie in großem Rahmen praktiziert wird, die gesundheitliche und finanzielle Belastung, die die Koronarerkrankungen und verwandte kardiovaskuläre Störungen derzeit darstellen, erheblich verringern könnte.

V. Nachtrag

Es sollte festgehalten werden, daß die Ernährung, auch wenn sich dieser Artikel primär auf deren Rolle bei der Änderung des Cholesterinspiegels bezieht, offenbar auch den Blutdruck positiv beeinflussen kann, welcher ja neben dem Cholesterinspiegel und dem Zigarettenrauchen ein Hauptrisikofaktor bei Herzkrankheiten ist. Den Beweis dafür liefern, wie aus Tabelle 12 zu ersehen ist, die niedrigen Blutdruckwerte makrobiotisch lebender Personen.

Es sollte auch bemerkt werden, daß an der Entstehung einer Koronarerkrankung mehrere Faktoren beteiligt sind und die Ernährungsweise daher nur einer von vielen Umständen ist, die die Wahrscheinlichkeit des Auftretens dieser Krankheit beeinflussen. Rauchen ist, wie aus der Framingham-Studie hervorgeht, der dritte der drei wesentlichen Kreislauf-Risikofaktoren, stellt aber auch nur eine von mehreren Komponenten dar. Zu den anderen potentiellen Risikofaktoren gehören ein manifester Diabetes — der teilweise auch mit der Ernährung in Verbindung gebracht werden kann — und die Rolle der körperlichen Betätigung bei der Verhütung von Koronarerkrankungen. Für Menschen mit zwanghaftem Verhalten stellen Herzkrankheiten auch eine größere Gefahr dar als für jene, deren Haltung entspannter ist. Fettleibigkeit ist ein praktischer Risikofaktor, da diese gewöhnlich mit einem zu hohen Cholesterinspiegel, Bluthochdruck oder

Kapitel 3

auch einem beginnenden Diabetes verbunden ist.

Dennoch sollte uns die Tatsache, daß Herzkrankheiten durch mehrere Umstände hervorgerufen werden, nicht als Ausrede dienen, um die Bedeutung der Ernährung bei der Entstehung dieser Krankheiten ruhigen Gewissens als geringfügig hinstellen zu können. Die Umstellung der Ernährung kann der erste Schritt sein, mit dem wir Verantwortung für unser eigenes Leben übernehmen und unsere Lebensweise zugunsten einer besseren Gesundheit (körperlich und anderweitig) ändern.

REFERENCES

1. McNamara JJ, Molot MA, Stremple JT, et. al.: Coronary artery disease in combat casualties in Vietnam. J. Am. Med. Assoc. *216*:1185-7, 1971.
2. Dawber TR: *The Framingham Study: The Epidemiology of Atherosclerotic Disease.* Harvard University Press, Cambridge MA, 1980.
3. Keys A: *Seven Countries: A Multivariate Analysis of Death and Coronary Heart Disease.* Harvard University Press, Cambridge MA, 1980.
4. Keys A, Anderson JT, Grande F: Serum cholesterol response to changes in the diet. I-IV. Metabolism *14*:747-787, 1965.
5. Hegsted DM, McGandy RB, Myers ML, Stare FJ: Quantitative effects of dietary fat on serum cholesterol in man. Am. J. Clin. Nutr. *17*(11): 281-295, 1965.
6. Van die Redaskie: Coronary heart disease in China. South African Med. J. *47*:1485, 1973.
7. Crawford PB, Clark MJ, Pearson RL, Huenemann RL: Serum cholesterol of 6-year-olds in relation to environmental factors. J. Am. Diet. Assoc. *78*(1):41-46, 1981.
8. Connor WE, Cerqueira MT, Connor RW, et. al.: The plasma lipids, lipoproteins, and diet of the Tarahumara Indians of Mexico. Am. J. Clin. Nutr. *31*(7):1131-1142, Jul 1978.
9. Kato H, Tillotson J, Nichaman MZ, et. al.: Epidemiologic studies of coronary heart disease and stroke in Japanese men living in Japan, Hawaii and California: Serum lipids and diet. Am. J. Epidemiol. *97*(6):372-385, 1973.
10. Robertson TL, Kato H, Rhoads GG, et. al.: Epidemiologic studies of coronary heart disease and stroke in Japanese men living in Japan, Hawaii and California: Incidence of myocardial infarction and death from coronary heart disease. Am. J. Cardiol. *39*(2):239-243, Feb 1977.
11. West RO, Hayes OB: Diet and serum cholesterol levels: a comparison between vegetarians and nonvegetarians in a Seventh-day Adventist

group. Am. J. Clin. Nutr. *21*(8):853-862, Aug 1968.
12. Phillips RL, Lemon FR, Beeson WL, Kuzma JW: Coronary heart disease mortality among Seventh-day Adventists with differing dietary habits: a preliminary report. Am. J. Clin. Nutr. *31*(10):S191-S198, Oct 1978.
13. Christakis G, Rinzler SH, Archer M, et. al.: The Anti-Coronary Club: A dietary approach to the prevention of coronary heart disease — a seven-year report. Am. J. Publ. Health *56*(2):299-314, Feb 66.
14. Singman HS, Berman SN, Cowell C, et. al.: The Anti-Coronary Club: 1957 to 1972. Am. J. Clin. Nutr. *33*(6):1183-1191, Jun 1980.
15. Dayton S, Pearce ML: Prevention of coronary heart disease and other complications of atherosclerosis by modified diet. Am. J. Med. *46*:751-762, May 1969.
16. Dayton S, Pearce ML, Hashimoto S, et. al.: A clinical trial of high unsaturated fat diet. Circulation *39-40*(Suppl. 2):1, Jul 1969.
17. Leren P: The Oslo Diet-Heart study: Eleven-year report. Circulation *42*:935-942, Nov 1970.
18. Miettinen M. Turpeinen O, Karvonen MJ, et. al.: Effect of cholesterol-lowering diet on mortality from coronary heart-disease and other causes: A twelve-year clinical trial in men and women. Lancet *2*:835-838, 21 Oct 1972.
19. Kritchevsky D: Dietary fiber and other dietary factors in hypercholesterolemia. Am. J. Clin. Nutr. *30*(6):979-984, Jun 1977.
20. Sirtori CR, Agradi E, Conti F, et. al.: Soybean protein diet in the treatment of type II hyperlipoproteinemia. Lancet *1*:275, 1977.
21. Reiser S, Hallfrisch J, Michaelis OE, et. al.: Isocaloric exchange of dietary starch and sucrose in humans. I. Effects on levels of fasting blood lipids. Am. J. Clin. Nutr. *32*:1659-1669, 1978.
22. Sacks FM, Castelli WP, Donner A, Kass EH: Plasma lipids and lipoproteins in vegetarians and controls. N. Engl. J. Med. *292*:1148-1151, 1975.
23. Sacks FM, Rosner B, Kass EH: Blood pressure in vegetarians. Am. J. Epidemiol. *100*:390-398, 1974.
24. Sacks FM, Donner A, Castelli WP, et. al.: Effect of ingestion of meat on plasma cholesterol of vegetarians. J. Am. Med. Assoc. (in press), 1981.
25. Bergan JG, Brown PT: Nutritional status of "new" vegetarians. J. Am. Diet. Assoc. *76*(2):151-155, Feb 1980.
26. Monte T: The Staff of Life. East West Journal *10*(11):47, Nov 1980.
27. Vermuyten R: Private Communication.
28. Armstrong ML, Warner ED, Connor WE: Regression of coronary atheromatosis in rhesus monkeys. Circulation Res. *27*:59-67, Jul 1970.

B. Makrobiotik und Herzkrankheiten

von Michio Kushi
aus East West Journal *November 1980*

Bevor wir uns von dieser Krankheit, oder, was das betrifft, von jeder Krankheit, heilen können, muß jeder einzelne von uns zuallererst zu tiefem Nachdenken über das eigene Leben kommen. Wir müssen uns selbst die Frage stellen: Ist meine tägliche Ernährung geeignet, meine Gesundheit zu stärken, oder leistet sie einen Beitrag zu meiner Krankheit? Und wenn wir in einem Büro tätig sind, wo wir die meiste Zeit des Tages im Sitzen am Schreibtisch verbringen, sollten wir uns selbst fragen, ob es zwischen unseren geistigen und unseren körperlichen Aktivitäten ein Gleichgewicht gibt. Führe ich ein aktives, glückliches Leben, oder beschränkt sich mein Leben auf Sitzen und Stagnation?

Wenn wir den Wunsch haben, gesund, aktiv und glücklich zu sein, müssen wir unsere Ernährungsweise ändern und mehr Aktivität entfalten.

Wir wissen, die Ernährung ist die zugrundeliegende Ursache und die hauptsächliche Heilung für Herzkrankheiten. Viele Menschen mit Herz/Kreislauf-Problemen haben ihre Ernährungsweise und ihre Aktivität geändert und ihre Gesundheit wiederhergestellt. Zur erfolgreichen Behandlung von Herzkrankheiten ist es am besten, die Zufuhr von Nahrungsmitteln, die reich an gesättigten Fetten und Cholesterin[1] sind (darunter rotes Fleisch, Eier und Milchprodukte wie auch raffinierte Getreideerzeugnisse, synthetische chemische Präparate und raffinierter Zucker), einzuschränken. An deren Stelle ist ratsam, 50-60% vollwertiges, ganzes

[1] Cholesterin gehört zu den Sterinen und ist eine fettähnliche Substanz, die größtenteils von der Leber erzeugt wird. Cholesterin ist beteiligt an der Synthese von Sexualhormonen und an dem Transport essentieller Fettsäuren durch das Blut zu anderen Zellen im Körper. Cholesterin ist ferner Teil der Deckschicht von Nervenzellen. Der Körper produziert all das Cholesterin, das ein Mensch braucht, selbst; Wissenschaftler haben jedoch ermittelt, daß der Durchschnittsbürger in den USA jeden Tag etwa 600 mg mit der Nahrung aufnimmt. Da ist es kaum ein Wunder, daß der Durchschnittsbürger einen Cholesterinspiegel von 250 mg und darüber aufweist. Dadurch befinden sich viele Leute in der „Hochrisikogruppe“ für Herzinfarkt und Schlaganfall und kommen zu einer geringeren Lebensqualität durch das Auftreten von Bluthochdruck, Lethargie und Übergewicht.

Getreide (Naturreis, Weizen, Gerste, Hirse, Roggen, Mais u.a.), 25% regional gewachsenes, gekochtes Gemüse sowie 10% Bohnen und Meeresgemüse (Algen) zu essen; der Rest unserer Ernährung setzt sich zusammen aus Fisch (wenn gewünscht), Suppen (Miso- und Shoyusuppen vor allem), einheimischem Obst, einigen Samen und Nüssen sowie bestimmten Kondimenten. Das ist die makrobiotische Standardernährung (siehe Kapitel eins).

Diese Ernährung hilft dem Körper, Giftstoffe und Fettablagerungen, die sich über Jahre gebildet haben und gewöhnlich schon in Vor-Teenagerzeiten ihren Anfang nahmen, auszuscheiden.[2]

I. Abwandlungen der Standardernährung

Die Standardernährung kann leicht abgewandelt werden, ganz nach den Bedürfnissen des Betreffenden und dem Zustand seiner Gesundheit. Im Grunde gibt es zwei Arten Herzkrankheiten:

(1) Sie ist das Resultat von fett- und cholesterinreicher Nahrung. Daraus ergibt sich die Verhärtung der Arterien und die Bildung von Fettablagerungen rund ums Herz. Herz und Arterien verlieren ihre Elastizität und ihre Vitalität, und das Herz muß sich übermäßig anstrengen, um seiner Aufgabe, Blut durch den ganzen Körper zu pumpen, gerecht zu werden. Das in den Arterien angesammelte Fett und Cholesterin schränkt die Zufuhr von Blut und Sauerstoff zu Herz und Gehirn ein. Schließlich haben sich genügend dieser Fettablagerungen gebildet, so daß es zu einem Herzanfall oder Schlaganfall kommt. Man kann es so sagen, diese Kondition ist sehr yang — zusammengezogen und verhärtet: die Arterien werden von dem Fett und dem Cholesterin, was sich da gebildet hat, verstopft.

(2) Die zweite Art Herzkrankheit ist eine Kondition, die durch das Trinken von zuviel Flüssigkeit kommt, vor allem Alkohol, Limonade, koffeinhaltige Getränke und Obstsäfte, und durch den Verzehr von zuviel

[2] Im September 1980 wurden bei 11 Mitarbeitern des *East West Journal* die Blutcholesterinwerte gemessen. Der diensthabende Assistent in den Bostoner Beacon-Labs entnahm eine kleine Ampulle Blut von jedem und präsentierte wenige Stunden später die Resultate. Die Tests zeigten, der durchschnittliche Cholesterinspiegel bei den *EWJ*-Mitarbeitern betrug 121 mg. Die Werte reichten von 147 mg, dem höchsten, bis zu 102 mg, dem niedrigsten. Die meisten der 11 Belegschaftsmitglieder hatten Werte unter 115 mg. Das Durchschnittsalter der Leute betrug 30. Alle hatten in den letzten zwei Jahren eine auf Getreide und Gemüse ausgerichtete Kost gegessen. Noch dazu stammten alle aus dem Mittelklasse-Milieu und waren mit der typischen modernen Ernährungsform aus Fleisch, Milchprodukten und Zucker aufgewachsen, bevor sie sich auf vollwertige Nahrung verlegten.

raffinierten Nahrungsmitteln, Zucker und Früchten. Diese Art der Krankheit können wir auf eine mehr yinbetonte Kondition zurückführen; das Herz ist geschwollen, es schlägt unregelmäßig und ist schwach.

Wollen wir die yangbetonte, zusammengezogene Kondition behandeln, beginnen wir damit, daß wir die zuvor erwähnten Nahrungsmittel reduzieren, ich meine vor allem Nahrungsmittel reich an gesättigtem Fett und Cholesterin. Wir können die makrobiotische Standardernährung essen und dazu ein wenig Nahrungsmittel guter Yinqualität, um das Herz wieder in einen Zustand des Gleichgewichts zu bringen: Gleichgewicht zwischen Yin und Yang, zwischen Ausdehnung und Zusammenziehung.

Für eine Person mit mehr yangbetonter Kondition kann eine leichtere Zubereitungsart gewählt werden, etwa gedämpftes und leicht gekochtes Gemüse. Salate und rohes Gemüse sind ausgezeichnet, wenn in gemäßigten Mengen. Am Ort gewachsenes Obst und der Saft daraus sind ab und zu auch förderlich für diese Kondition. Das sind Beispiele für Yin-Nahrungsmittel guter Qualität. Für die Suppe kann man weniger Miso und natürliches Shoyu nehmen; die Suppe sollte gerade mal einen milden Geschmack haben. Die Suppengrundlage kann auch Wakame-Algen und etwas Gemüse enthalten.

Gut in ihrer Wirkung sind auch Bohnen, vor allem Adukibohnen, Kichererbsen und Linsen. Hartes, grünes Blattgemüse ist eine ausgezeichnete Quelle für Faserstoffe und sehr wirkungsvoll dabei, dem Körper bei der Ausscheidung von überschüssigem Fett zu helfen, welches sich in den Därmen und sonstwo angesammelt hat.

Bei einer Yin-Kondition, wenn das Herz geschwollen und schwach ist und unregelmäßig schlägt, empfehlen wir die makrobiotische Standardernährung. Gleichzeitig raten wir dazu, mehr Yang-Nahrungsmittel guter Qualität dazuzunehmen. Die Kochzeit kann länger werden, und das Getreide, das wir essen — 50-60% unserer täglichen Nahrungsration —, wird gewöhnlich im Drucktopf gekocht. Misosuppe und Shoyubrühe können hier etwas kräftiger sein, und Fisch kann als regelmäßige Beilage eingeschlossen werden. Essen wir Fisch, sollten die Portionen klein sein, und etwas geriebener Ingwer kann dazugegeben werden. Ingwer fördert die Verdauung jeglichen bei der Zubereitung verwendeten Öls. Das vollwertige, ganze Getreide ist jedoch stets unser Hauptnahrungsmittel, auch bei Mahlzeiten, wo es Fisch gibt.

II. Kondimente und besondere Gerichte

Über viele Tausende von Jahren erkannten die traditionellen Kulturen die Bedeutung von natürlicher Nahrung, natürlichen Kondimenten und aus natürlichen Bestandteilen gefertigten Arzneimitteln. In früheren Zeiten gab es keine Pharmakonzerne für die Medikamentenverteilung; durch Herumprobieren und ein Verständnis der Natur entdeckten die Menschen in alter Zeit viele natürliche Heilmittel für den Krankheitsfall. Die Ernährung ist natürlich unser wichtigstes Mittel zur Verhütung und Umpolung von Krankheit. Die traditionellen Menschen entdeckten jedoch Heilmittel, die die Genesung beschleunigen durch die einzigartigen Eigenschaften gewisser Pflanzen und Nahrungsmittelzusammenstellungen. Viele dieser Heilmittel sind niedergeschrieben in dem alten Text *The Yellow Emperor's Classic of Internal Medicine* (des Gelben Kaisers Buch der inneren Medizin), dem ältesten Medizinbuch der Welt, das bis etwa 2600 v. Chr. zurückreicht. Ich fordere jeden auf, dieses großartige Werk zu lesen und zu studieren.

Es gibt so einige wichtige medizinische Zubereitungen und Kondimente, die in der Behandlung von Herzkrankheit wirksam sind. Wer sowohl unter dem Yin-Zustand als auch unter der Yang-Kondition des Herzens leidet, dem helfen makrobiotische Kondimente wie Gomasio, Tekka, geröstete Wakame-Alge und Umeboshipflaume sehr. Es hat sich herausgestellt, daß Gomasio sehr wirksam für die Wiederherstellung der Elastizität des Herzens ist.

Bei einer yangbetonten, zusammengezogenen Kondition, wo in der Vergangenheit eine große Menge gesättigtes Fett, Cholesterin und Salz gegessen wurde, ist es ratsam, die Kondimente sparsam und Gemüse wie Daikonrettich vermehrt zu verwenden, das hilft die Fettablagerungen in Arterien und Herz aufzulösen. Bei der Zubereitung von Daikon — Kochen oder Dämpfen — können wenige Tropfen Shoyu genommen werden. Schalotten und Frühlingszwiebeln, als Garnierung oder gekocht in der Suppe, sind auch förderlich. Shiitakepilze — daraus wird eine Suppengrundlage gemacht, oder sie werden in der Suppe gekocht — sind gut für die Ausscheidung von tierischem Fett. Kombutee, das ist Kombu-Alge in Wasser gekocht, oder Kombupulver, in Wasser aufgelöst, und Perlgerste, sofern erhältlich, sind beide sehr wirksam für die Auflösung von Fettablagerungen im Körper. Perlgerste kann unter Druck oder ohne Druck gekocht werden in der gleichen Weise wie anderes Getreide. Sie kann auch geröstet und gemahlen werden und dann mit kochendem Wasser als Tee Verwendung finden. Auch Mais ist ein ausgezeichnetes Getreide für das Herz, sehr kräftigend. Wasserkresse und Möhrengrün zusammen gekocht helfen, den Arterien die Elastizität zurückzugeben, wie das auch Seitan tut, wenn er mit etwas Salz gekocht wird. Zum Aufspalten von Fetten eignet sich Ingwersaft gut, wenn er Misosuppe beigefügt wird — aber nicht kochen!

Diejenigen mit einem yinbetonten, geschwollenen Herzen können die zuvor erwähnten Kondimente benutzen. Zusätzlich dazu kann man einmal täglich Ranshio (Seite 72/73) drei Tage hintereinander nehmen, aber auf keinen Fall länger. Ranshio stärkt das Herz und stimuliert den Herzschlag. Wenn im alten Japan — wo es praktisch gar keine Herz/Kreislauf-Krankheiten gab — sich Kinder auf ein Wettrennen vorbereiteten, gaben ihnen die Mütter oft heimlich Ranshio, damit ihr Herz stärker würde und ihnen schneller zu laufen gestattete.

Ein weiteres althergebrachtes Heilmittel bei Yin-Kondition ist Ume-Sho-Banchatee, der auch die Kräftigung des Herzens unterstützt. Dafür wird eine Umeboshipflaume mit Shoyu vermischt, und dann wird heißer Banchatee darübergegeben. Die Reihenfolge ist sehr wichtig; sonst hat der Tee nur wenig oder gar keine Wirkung.

Löwenzahntee, wo Stengel, Blätter und Wurzeln vom Löwenzahn (die Blüten nicht!) mit kochendem Wasser vermischt werden, kann bei Yin-Kondition täglich getrunken werden; das ist sehr gut für die Stärkung des Herzens. Zu guter Letzt hier noch Bancha-Shoyu-Tee, da wird Bancha-Zweigtee mit einigen Tropfen natürlichem Shoyu versetzt. Das erzeugt eine alkalischere Blutkondition, eine Voraussetzung für Gesundheit.

III. Die Blutqualität

Sind wir gesund, hat unser Blut — es schmeckt leicht salzig — eine alkalische Kondition. Fermentierte Produkte wie Miso und natürliches Shoyu helfen, das Blut alkalisch und somit unsere Gesamtkondition gesund zu halten. Essen wir Nahrungsmittel wie raffinierten Zucker, zuviel Früchte oder Fruchtsäfte und rotes Fleisch und Milchprodukte, wird unser Blut sauer mit dem Resultat, daß wir anfälliger für Krankheiten werden. Krankheiten — Erreger, Keime — gedeihen gut in saurem Blut.

Essen wir Nahrungsmittel, die reich an gesättigtem Fett, Cholesterin, künstlicher Chemie, raffiniertem Zucker und anderem Ungesunden sind, überanstrengen sich andere Organe, deren Aufgabe in der Reinigung des Blutes besteht. Essen wir immer weiter so, arbeiten die Organe bis an den Rand ihrer Leistungsfähigkeit, können jedoch solche Elemente nicht ganz und gar aus unserem Organismus eliminieren. Ergebnis: ungesundes Blut und schwache, erschöpfte Organe. Sind Nieren, Leber, Milz und Lunge nicht in der Lage, unser Blut zu reinigen, leidet das Herz am meisten. Mehr Fett bildet sich rund um Herz und Arterien. Das Herz muß sich genauso wie die anderen Organe über alle Maßen anstrengen. Sie werden sehen, die Gesundheit verschlechtert sich rapide, wenn wir in einem solchen Zustand sind.

IV. Ein neuer Ansatz zu Leben und Gesundheit

Es gibt viele Gründe, warum die moderne Medizin eine immer bruchstückhaftere Sichtweise von Leben und Gesundheit entwickelt hat. Ein Grund dafür ist, die moderne Anatomie hat zwar Größe und Lage von Herz und anderen Organen gemessen, sie hat aber noch nicht die totale dynamische Funktion dieser Organe in Beziehung zueinander und zum Kosmos entdeckt. Und der Grund dafür ist, daß die Anatomie von heute ihre meisten Kenntnisse eher aus Autopsien denn aus dem lebenden Organismus gewinnt. Es ist ja klar, wenn der Körper tot ist, passiert in ihm nicht viel, außer daß er verfällt. Während des Lebens eines Menschen jedoch arbeiten alle Organe in einem Konzert miteinander. Um also das Herz zu stärken, müssen wir Nieren, Leber, Milz, Bauchspeicheldrüse und Lunge stärken — alle Organe, da das gesunde Funktionieren des Herzens davon abhängt, daß unser gesamter Organismus in gesunder Weise funktioniert.

Das rhythmische Schlagen des Herzens ist eine der schönsten Äußerungen von Yin und Yang in der Natur, Zusammenziehen und Ausdehnen mehr als 100.000 mal am Tag, drei Milliarden Mal in einem Leben.

Im *Thomas-Evangelium* sagt Jesus: „Wenn sie dich fragen, ‚Was ist das Zeichen deines Vaters in dir?‘ sage ihnen: ‚Es ist Bewegung und Ruhe.‘“ Das Herz ist eine perfekte Metapher für die Äußerung Gottes, die Ordnung des Universums, mitten in jedem von uns. Um die Gesundheit von diesem Organ zu bewahren, müssen wir ein Gleichgewicht zwischen Yin und Yang, zwischen Ausdehnung und Zusammenziehung, bewahren.

4.

Kapitel Vier
Krankengeschichten

A. Metastasierender Prostatakrebs

Irving Malow, Evanston, Illinois, 1981
Beitrag von Dr. med. Keith Block

Am 24. September 1980 suchte mich in meiner Praxis Irving Malow, ein sechzigjähriger, aus dem Kaukasus stammender Herr, auf. Seine Wirbelsäule, das Becken und die Schultern schienen praktisch durchlöchert von krebsartigen Veränderungen als Folge seines bereits früher diagnostizierten Prostatakrebses. Irving Malow nahm die ersten Symptome, die auch sogleich durch Diagnose bestätigt wurden, 1975 wahr. Der Krankheitsprozeß ging von jener Zeit an mit einer stetigen Verschlechterung seiner Gesundheit einher. Eine frühere konventionelle Therapie umfaßte eine partielle Hodenoperation, Bestrahlung und Chemotherapie mit den Mitteln Adriamycin, Cytoxan und Cis-Platinum. Cytoxan und Adriamycin setzte er nach drei Behandlungen ab und Cis-Platinum nach einem Viertel des vorgesehenen Behandlungsumfanges. Während der Zeit der Chemotherapie mit Cis-Platinum erbrach Malow mehrmals pro Stunde innerhalb der nachfolgenden zwölf Stunden, bis er die Behandlung abbrach. Weiteres Anraten auf Chemotherapie wurde von Malow entschlossen abgelehnt: „Ich weigere mich, mit dieser schwächenden Foltermethode fortzufahren."

Während seines Besuchs brachte er seine definitive Entschlossenheit zum Ausdruck, „unter keinen Umständen" weiter Chemotherapie zu erdulden (aufgrund der bisher erlebten, üblen Nebenwirkungen), außer mit dem Hormon Diäthylstilböstrol. (Anmerkung: Malow reduzierte seine Diäthylstilböstrol-Dosis um 50%, vier Wochen nachdem er mit makrobiotischer Ernährungsweise begonnen hatte. Danach reduzierte er aus eigenem

Entschluß die ursprüngliche Dosis auf ein Viertel, dann ein Achtel und ein Sechzehntel, bis er diese Medikation schließlich ganz aufgab.)

Während Irving Malow das empfohlene makrobiotische Ernährungsprogramm praktizierte, kehrte sein Appetit zurück, die Schmerzen ließen nach und sein Energieniveau stieg an. Er führt das Nachlassen der Schmerzen ganz und gar auf die makrobiotische Ernährung zurück. (Dies wurde jetzt erhärtet durch andere Fälle, in denen heftige Schmerzen der Wirbelsäule einige Wochen nach Beginn mit makrobiotischer Ernährungsweise nachließen.)

Als sich die Rückkehr zu Wohlergehen und stärkerer Aktivität zu bestätigen begann, entschloß sich der Patient, sich aus diagnostischen Gründen zum Knochen-Scan zu begeben. Röntgenologen des Weiss Memorial Krankenhauses in Chicago stellten fest, daß eine ausgesprochene Verbesserung eingetreten war, und ein Experte des St. Francis Krankenhauses in Evanston, Illinois, fand, daß die neuesten Aufnahmen „höchst normal" seien. (Anmerkung: Im Gespräch mit zahlreichen Onkologen aus der Gegend von Evanston/Chicago war die allgemeine Auffassung, daß die Hormontherapie keine glaubhafte Erklärung für die Umkehrentwicklung, die sich bei Malows Knochen-Scan zeigte, sein könne.)

Die Behandlung und der Heilungsprozeß bei diesem Patienten wie auch bei anderen, die sich gegenwärtig auf dieselbe Art ernähren und von metastasierendem Prostatakrebs betroffen sind, zwingen dazu, daß ohne Verzug gründliche Untersuchungen dieser Möglichkeit der Behandlung von der medizinischen Fachgemeinschaft ins Auge gefaßt werden.

Wenn auch Edward Scanlon, Präsident der ACS (American Cancer Society), eine sechs Jahre dauernde Studie beginnt, um Auswirkungen des

---

1. Diese Vorderansicht des Ganzkörper-Scans vom 24.4.79 zeigt ausgedehnte Knochenmetastasen (die Ausbreitung des Krebses wird verdeutlicht durch die schwarzen Flächen) im Bereich der gesamten rechten Hüfte, der unteren Lendenwirbelsäule, im oberen Teil der Brustwirbelsäule und in der rechten Schulter. (Anmerkung: Die schwarzgefärbte Rippe auf der rechten Seite stammt von einer früheren Fraktur.)
2. Diese Rückenansicht des oberen Brustbereichs verdeutlicht in der Vergrößerung zwei Flächen mit Metastasen, eine im Bereich der Brustwirbelsäule und die andere im Bereich der rechten Schulter.
3. Diese Rückenansicht des Scans vom 24.4.79 zeigte eine ähnliche Ausbreitung von Metastasen wie die Abbildung 1.
4. Diese Rückenansicht des Knochenscans (eine aus einer Serie) wurde am 3.3.81 erstellt, fünf Monate nach Beginn mit makrobiotischer Ernährungsweise. Sie wurde als „höchst normal" bezeichnet. Eine offensichtliche Klärung im Bereich der rechten Hüfte, der rechten Schulter sowie der Lenden- als auch Brustwirbelsäule ist erkennbar.

Kopien von Irving Malows Knochen-Scans vom 24.4.79 und 3.3.81

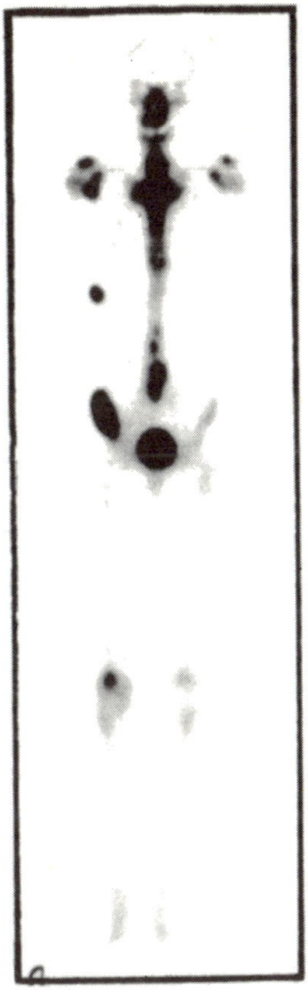

1

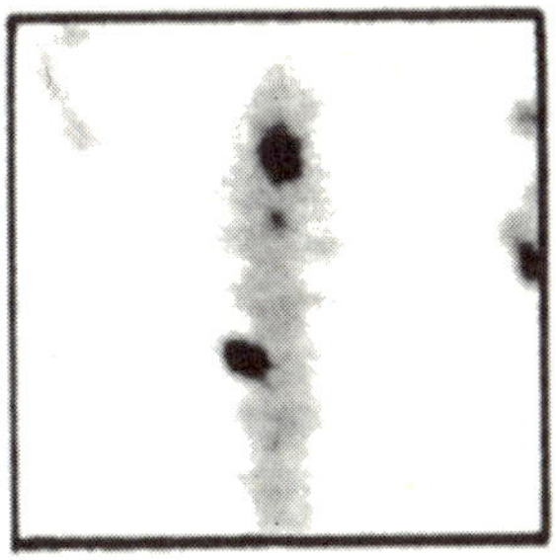

2

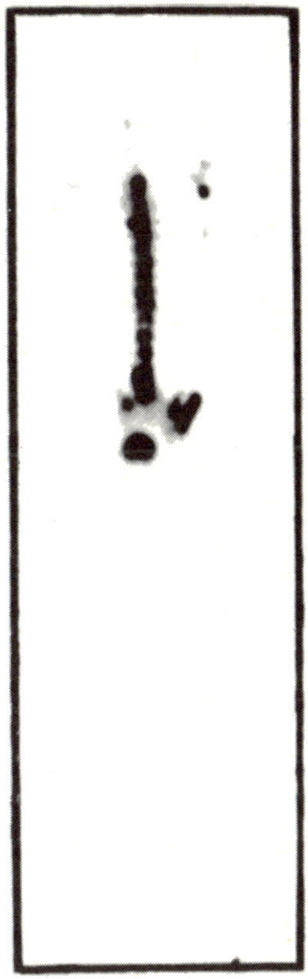

3

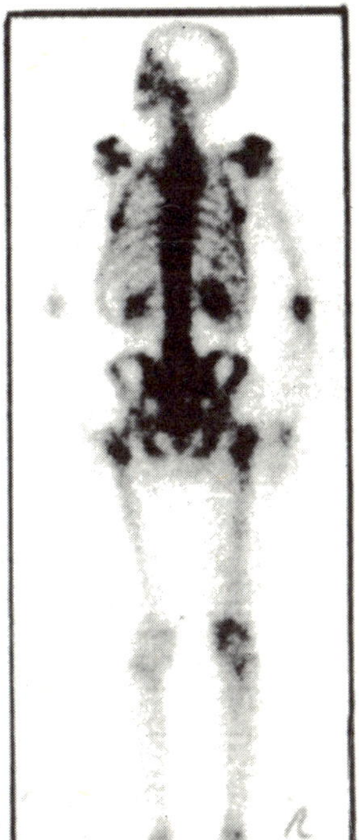

4

Lebensstils auf die Entstehung von Krebs zu bestimmen, richte ich die dringende Bitte an die Öffentlichkeit, nicht auf die offensichtlich zu erwartenden Resultate zu warten. Die Änderung nicht nur unserer Ernährungsgewohnheiten sondern auch unserer Lebensweise ist vordringlich. Mit der Einführung der makrobiotischen Sichtweise in das Gesundheitswesen dürfen wir eine neue Qualität der Wohlfahrt für die Bevölkerung erwarten.

Im folgenden gibt Irving Malow ein Beispiel für die Gefühle vieler tausend Menschen, die den Kampf aufgenommen haben gegen begrenzte Denkmuster:

„Als man mir vor sechs Jahren sagte, daß ich Krebs habe, habe ich mich selbst buchstäblich einer Gehirnwäsche unterzogen, indem ich mich weigerte zu akzeptieren, daß der Krebs mich überwältigen könnte. Das ging so, daß ich von „meinem kleinen Krebs" sprach, weil ich daraus lieber ein weniger wichtiges Übel als ein starkes, allumfassendes, unheilbares Problem machen wollte. Meine Freunde und in gleichem Maße meine Ärzte waren der Ansicht, daß meine positive geistige Einstellung möglicherweise einen großen Einfluß in Bezug auf das Krebsproblem haben würde.

„Als einige Freunde auf Dr. Sattilaros Artikel[1] in der *Saturday Evening Post* stießen, in dem geschildert wurde, wie er das praktisch gleiche Problem meisterte, das mir widerfahren war, begann ich ohne Verzögerung, die makrobiotische Lebensweise zu studieren und zu praktizieren. Ich bin total überzeugt, daß wir sind, was wir essen, und daß wir unseren Körper buchstäblich zerstören mit der armseligen Qualität von Nahrungsmitteln, Süßwaren etc., die wir konsumieren. Wenn wir die komplizierten und verblüffenden Funktionen unseres Körpers und unserer Organe analysieren, wird mir klar, daß wir wirklich unseren Körper als Heiligtum betrachten sollten, dem die angemessene Nahrung und Fürsorge zukommen soll.

„Mit sechzig Jahren, trotz Bestrahlung, einiger Chemotherapie und trotz einiger kleiner mit der Krebserkrankung zusammenhängender Probleme, arbeite ich weiterhin ganztags, ja ich arbeite teilweise auch noch in den Abendstunden. Ich bemühe mich, ein vernünftiges Maß an Übungen durchzuführen und betrachte Krebs nach wie vor als etwas, das wir mit

[1] *An M.D. Who Conquered His Cancer (Arzt, der seinen Krebs besiegte)* von Thomas J. Monte in der *Saturday Evening Post* September 1980. In Buchform 1985 in deutsch erschienen: *Rückruf ins Leben – die Geschichte meiner Krebs-Heilung* von Dr. med. A.J. Sattilaro und Thomas J. Monte, Verlag Mahajiva.

Ernährung und Entschlossenheit bewältigen können. Unser erstaunlicher Körper kann sich offensichtlich selbst heilen, wenn wir ihm die angemessene Nahrung geben und weglassen, was schädlich ist."

B. Gebärmutterhalskrebs

Donna Gail, Jamaica Plain, Massachusetts, 1981

Ich bin am 20. April 1942 in New Haven, Connecticut, geboren. Ich bin jetzt diplomierte Krankenschwester (LPN = Licensed Practical Nurse) und war früher Ernährungsberaterin in Kalifornien, Besitzerin eines Futon-Geschäftes und makrobiotische Kochlehrerin.

Mit meinen vier Geschwistern wuchs ich in New Haven auf. Unsere Familie aß große Mengen Fleisch, was für uns Rindfleisch bedeutete. Ich war ferner ein Flaschenkind. Meine Mutter versuchte, mich zu stillen, man sagte ihr jedoch, sie hätte zu wenig Milch, und so gehorchte sie ihrem Arzt und machte Gebrauch von der Flasche. Ich wurde in der Wohnsiedlung einer Kleinstadt groß und hauptsächlich in katholischen Schulen ausgebildet. Den Beruf als Krankenschwester übte ich meist in der Psychiatrie und in der Geburtshilfe aus.

1969 wurde festgestellt, daß ich Gebärmutterhalskrebs im Anfangsstadium hatte. Es wurden mehrere Abstriche und mindestens zwei Biopsien gemacht. Ferner führten die Ärzte des Yale New Haven Community Krankenhauses zur Behandlung als auch zur Diagnose eine Konisation durch. Konisation bedeutet Ausschaben mehrerer Gewebeschichten um den äußeren Muttermund, zum Zweck der Diagnose wie auch der Behandlung. Die Ärzte hofften, daß die Krebszellen aus meinem Körper entfernt werden könnten und so meine Krankheit ein Ende fände. Dies war aber nicht der Fall, und die Krebszellen traten wieder auf. Nebst Konisation und den Biopsien wurden keine anderen Behandlungen vorgenommen.

Zu jenem Zeitpunkt wechselte ich meinen Arzt, da ich mit ihm nicht glücklich war. Ein Grund war, er empfahl mir, zur Empfängnisverhütung die Pille, die ich eben angefangen hatte zu nehmen, weiterhin zu nehmen; dies schien mir aber nicht richtig zu sein. So wechselte ich zu einem älteren Arzt, der konservativer war. Aufgrund meines Alters entschied er, daß wir meinen Zustand alle drei Monate mittels eines Abstriches beobachten wollten. Die Abstriche ergaben weiterhin positive Resultate.

Mir kam nie der Gedanke, daß eine bestimmte Ernährungsweise Krebs heilen könnte, aber ich war daran interessiert, meine Gesundheit im allgemeinen zu verbessern. Speziell war ich interessiert, mein Gewicht zu kontrollieren. Obwohl ich nicht dick war, hatte ich zumindest Tendenz dazu. So änderte ich meine Ernährung in jener Zeit ein wenig, indem ich ganz allgemein weniger aß. Im besonderen reduzierte ich den Konsum von tierischen Nahrungsmitteln, Milchprodukte inklusive, um etwa ein Drittel. Ich verringerte auch drastisch chemische Präparate und Weißmehl, Zucker und andere Süßigkeiten um etwa 75% oder mehr. Meinen Fett- und Ölkonsum reduzierte ich ganz erheblich. Früher hätte ich viel daran gesetzt, tierisches Fett zu verzehren, wenn andere es auf dem Teller liegen ließen. Es gelang mir gerade mal, Büchsennahrung und chemisch behandelte Speisen wegzulassen. Vorher waren meine bevorzugten Speisen gefrorene Süßigkeiten (einschließlich Speiseeis, gefrorene Kuchen und süße Riegel), Rindfleisch, Nudeln, Salz, Tomatensauce und Käse. Ich verringerte auch meinen Alkoholkonsum, ohne ihn gänzlich aufzugeben. Noch trank ich eine Menge Kaffee, etwa zwanzig Tassen am Tag. Ich steigerte meinen Verzehr von frischen Speisen um mindestens das Zehnfache; vorher aß ich nur wenig Gemüse.

Ungefähr ein Jahr später kam ich mit der Makrobiotik in Berührung. Ich besuchte 1972 eine Vorlesung von Michio Kushi in Rhode Island. Am darauffolgenden Tag wechselte ich über zur Makrobiotik. Getreide wurde zu einem Hauptteil meiner Ernährung. Ich nahm wenig rohe Speisen und ließ Fleisch und Milchprodukte sowie extreme Süßigkeiten komplett weg. Zu jener Zeit hatte ich Alkohol und Kaffee bereits von meinem Speiseplan verbannt. Meine Ernährungsweise wurde ausgeglichener; ich kannte nun ein Prinzip, dem ich folgen konnte. Dies war sehr wichtig, weil ich nie Ernährungsrichtlinien gekannt noch die Idee von Ausgeglichenheit verstanden hatte.

Innerhalb von sechs Monaten nach der Umstellung auf Makrobiotik waren die Abstriche negativ geworden. Wenn ich mit den Ärzten versuchte darüber zu sprechen, daß die Krebszellen verschwunden waren, kam die Antwort: „Spontaner Rückgang“.

Das einzige, was ich verändert hatte, war meine Ernährung! Die Ausschabung half nichts; die Krebszellen kamen danach wieder. Jetzt, zwölf Jahre später, hat es immer noch keinen Hinweis darauf gegeben, daß sie wieder auftreten könnten.

1975 ging ich durch eine sehr stressige Zeit. Meine Ernährung wurde ein wenig lockerer, ich aß nicht mehr regelmäßig und der Abstrich wurde in die 4. Kategorie zurückgestuft. Ich ging ins Krankenhaus und ließ erneut einen Abstrich machen, und der Chef der Gynäkologie sagte: „Wir müssen eine Biopsie machen. Ich bin fast zu 100% sicher, daß Sie Krebs haben und daß Ihre Fortpflanzungsorgane rausoperiert werden müssen." Ich kehrte am darauffolgenden Tag ins Krankenhaus zurück und erwartete, daß er mir sagen würde, ich hätte wieder einmal Krebs. Er sagte: „Nein, Sie haben bestimmt nicht Krebs. Sie haben eine Reizung. Doch ich rate Ihnen als Präventivmaßnahme, alle ihre Organe entfernen zu lassen." Ich war erleichtert, erbost und geschockt zugleich, genauso wie meine Familie und meine Freunde. Ich fuhr fort, meine Abstriche zu beobachten, langsam wurden sie besser, von Kategorie 4 zu Kategorie 2. In der Zwischenzeit hatte ich eine Konsultation bei Michio Kushi, der vermutete, ich würde zuviel Mehlprodukte essen.

Heute verstehe ich die Situation viel besser. Ich denke, daß Mehlprodukte innerhalb meiner Kost die Milchprodukte ersetzten und den Körper in ähnlicher Art und Weise beeinträchtigten. So setzte ich mehr und mehr die Mehlprodukte ab, und die Abstriche ergaben 1980 ein völlig negatives Resultat (Kategorie 1).

Weitere Verbesserungen des Gesundheitszustandes

Vor der Makrobiotik war ich emotional unausgeglichen. Man hatte bei mir Hypoglykämie festgestellt. Ich schlief jeden Tag zwölf Stunden und machte nachmittags noch ein Nickerchen. Ich wachte jeden Morgen auf mit dem Gefühl, noch müder zu sein als vor dem Schlafengehen. Mein ganzer Körper, die Muskeln und die Gelenke, alles tat weh jeden Morgen. Ich ging sogar ins Krankenhaus für ein Check-up, weil mir das alles so seltsam vorkam. Ich hatte Symptome wie nach einer Herzattacke mit Schmerzen in der Brust, die in den linken Arm hinunterstrahlten. Ich hatte Schmerzen hinten unten rechts. Zwei Häuserzeilen weit gehen brachte mich zur Erschöpfung. Ich fühlte mich emotional außer Kontrolle, ich heulte und ärgerte mich ohne ersichtlichen Grund. Letztlich stellte ich fest, daß ich mich gerade so benahm wie die Patienten, die ich in der Psychiatrie gepflegt hatte.

Nachdem ich mit Makrobiotik begonnen hatte, änderten sich all diese

Symptome. Ich hatte viel mehr Energie, schlief weniger und war emotional viel stabiler. Die Schmerzen in der Brust gingen weg, und das Gefühl, in Ohnmacht zu fallen, existierte nicht mehr.

In der Zeit, bevor ich mich mit Makrobiotik befaßte, war mein Menstruationszyklus recht regelmäßig gewesen, aber schmerzhaft und entkräftend; normalerweise hatte ich während sieben Tagen starke Blutungen. Nach zwei Monaten makrobiotischer Kost verschwanden sämtliche Menstruationsschmerzen; die Blutungen waren leichter und hörten nach fünf Tagen auf. Ich war vor der Periode nicht mehr aufgedunsen und hatte keine Schmerzen mehr in der Brust. Ich hatte auch Probleme mit meinen Fußgelenken gehabt, so z.B. Schwellungen während des Sommers; aber auch diese Symptome verschwanden nach einigen Monaten makrobiotischer Ernährungsweise.

Ich hatte auch so eine Sache mit Schmerzen im unteren Teil des Rückens, die mich chronisch außer Gefecht setzten; das wurde um 80% besser nach der Hinwendung zur Makrobiotik. Gewöhnlich bekam ich schreckliche Ohrenschmerzen, immer wenn ich aus großer Höhe runter kam; dies war beim Fliegen oft so schmerzhaft, daß ich hätte aus dem Flugzeug springen können. Auch dies verschwand nach einigen Monaten makrobiotischen Essens.

Meine Neigung zu Übergewicht verschwand so ziemlich, so daß ich nicht mehr so versessen war auf Gewichtskontrolle! Mein Körper hatte sich verändert, er ist auch weicher, femininer und anmutiger geworden.

Ich hatte seit meiner Kindheit eine Hautbeschaffenheit, die der Schuppenflechte ähnelte. Die Schuppen meiner Kopfhaut hatten manchmal die Größe eines 25-Cent-Stückes, ein Symptom, das unserer Familie eigen war. Seit ich mit der Makrobiotik begann, verschwand auch dieser Zustand. Ich hatte immer etwa zwanzig Hautpickel am rechten Unterkiefer, auch diese verschwanden.

Auch Hämorrhoiden hatte ich vor der Makrobiotik. Sie verschwanden nach einigen Monaten, ebenso wie die chronische Verstopfung meiner Nase. Ich konnte nicht durch die Nase atmen. Ich hatte deswegen eine Operation, weil man vermutete, daß die Nasenscheidewand abweichend verlief. Nach der Operation konnte ich nach wie vor nicht durch die Nase atmen. Mein Arzt sagte, dieser Zustand müßte einer Allergie zugeschrieben werden. Nachdem ich mich einige Monate makrobiotisch ernährt hatte, wurde mein

Atmen praktisch normal.

Eine der wichtigsten Veränderungen, die ich vornehmen konnte, seit ich mit Makrobiotik anfing, betrifft die Beziehung zu meinem Vater. Bis vor zwei Jahren hatte ich mit ihm nicht mehr gesprochen, seit ich zwölf war. Jetzt tauschen wir uns regelmäßig aus, haben großen gegenseitigen Respekt entwickelt und sorgen füreinander.

Seit ich anfing, Makrobiotik zu studieren und zu praktizieren, fühle ich mich fähiger, anderen Leuten zu helfen. Als Krankenschwester finde ich, daß Makrobiotik ein unschlagbarer Weg ist, um anderen Leuten beizustehen, in ihrem Leben positive Veränderungen vorzunehmen. Es war für mich äußerst aufregend, mit Patienten zu arbeiten und festzustellen, welche Veränderungen sie bei sich selbst machten.

Viel Erfahrung auf diesem Gebiet konnte ich sammeln, als ich in Kalifornien in einer Klinik für Ganzheitsmedizin und Ernährung arbeitete. Meine Aufgabe bestand darin, die Patienten bei ihrer Diätumstellung zu leiten und zu beraten. In dieser Stellung war ich fähig, den Patienten in allen Situationen Hilfe und Unterstützung zukommen zu lassen, von Beratungen und praktischem Unterricht bis hin zum Einkaufen und Kochen. Die Grundlage für all diese Arbeit und die Fähigkeit, Leute zu verstehen und zu erreichen, stammte vom Studium der Prinzipien und der Praxis der makrobiotischen Lebensweise.

Eine Krankenschwester steht in einer günstigen Position, um Patienten zu unterrichten, wie sie für sich selbst Sorge tragen und die Verantwortung für ihre eigene Gesundheit entwickeln können. Unglücklicherweise wird genau dies in diesem Beruf heutzutage meist nicht gemacht — eigentlich wird ein großer Teil wertvoller Informationen zurückgehalten und somit weitere Abhängigkeit unterstützt und fortgesetzt. Statt so viel Zeit zu verbringen mit dem Studium, wie Medikamente verwendet werden, wünschte ich mir lieber, daß Krankenschwestern vermehrt lernen zu unterrichten, was Patienten für sich selbst tun können, speziell auf dem Gebiet der Makrobiotik und der natürlichen Behandlungsmethoden. Ich denke, daß Ernährung und der Zusammenhang zwischen Ernährungsweise und Krankheit ein integrierter Bestandteil der Ausbildung für Berufe der Krankenpflege werden sollte. Meine eigenen Erfahrungen haben mir gezeigt, daß dies nur eines der vielen wundervollen Dinge ist, die uns die Makrobiotik heute zu bieten hat.

C. Granuläres Myoblastom (tumorartige Wucherungen) an den Stimmbändern

Laura Anne Fitzpatrick,
ihre Mutter Phyllis Fitzpatrick,
Sherborn, Massachusetts, 1981

Laura: Es war im Frühling 1979, als an den Stimmbändern ein Tumor diagnostiziert wurde, nachdem meine Stimme immer krächzender geworden war. Ich hatte mich als Anführerin beim Beifallrufen an meiner Highschool versucht, mußte aber meine Freunde um Geduld bitten, da ich meine Stimme nicht gebrauchen konnte. Im August jenes Jahres hatte ich eine Operation an der Kehle, bei der der Tumor entfernt wurde.

Ihre Mutter: Lauras Stimme verließ sie komplett. Ich glaubte einfach, daß sie ihre Stimme zuviel gebraucht hatte. Wir brachten sie zum Arzt, der einen Knoten an den Stimmbändern feststellte und eine Operation empfahl. Ein Tumor wurde gefunden. Wir mußten einige Tage abwarten, die zu der Feststellung nötig waren, ob er gut- oder bösartig wäre. Es stellte sich heraus, daß es sich um ein granuläres Myoblastom, einen seltenen, gutartigen Tumor, handelte. Tatsächlich war Lauras Fall der einzige, wo der Tumor an den Stimmbändern war.

Im Januar 1980 gingen wir zu einem Chirurgen am Bostoner Universitäts-Krankenhaus, der auf Laserstrahlchirurgie spezialisiert war. Man entdeckte, daß der Tumor definitiv wiedergekommen war nach der Entfernung im August. Nach der zweiten Operation war der Arzt ganz sicher, daß die Laserchirurgie erfolgreich sei und der Tumor weg wäre.

Lauras Stimme blieb jedoch zeitweise weg nach der zweiten Operation. Beim vier Wochen währenden Check-up nach der Operation war der Arzt mit dem, was er sah, gar nicht zufrieden, schien doch der Tumor zurückzukommen. Er wollte uns nicht völlig enttäuschen, sagte aber, es wäre deutlich eine Schwellung sichtbar. Er riet Laura, alle drei Monate wiederzukommen für eine lückenlose Betreuung.

Im Februar 1980 sahen wir eine Fernsehsendung, in der Professor Jean Kohler vorgestellt und seine Heilung von Bauchspeicheldrüsenkrebs durch Makrobiotik beschrieben wurde. In dieser Zeit nahmen wir an einem dreitägigen Seminar zum Thema *Krebs und Ernährung* teil, das von der East West Foundation präsentiert wurde. Zu Beginn fühlten sich mein Mann John und ich unwohl, sahen wir doch viele Leute, die sehr krank zu sein schienen. Als Michio Kushi auftrat, überkam mich ein Gefühl der Geborgenheit und der Ruhe, und ich fühlte mich sehr zu Hause. Michio Kushi eröffnete das Seminar mit einem herzlichen Willkommensgruß und sagte: „Wieviele Leute hier haben Krebs?" Etwa die Hälfte der anwesenden jungen und älteren Leute hob die Hand. Ich war beeindruckt von seiner entspannten und sensiblen Art der Herangehensweise und durch die Einfachheit seiner Präsentation. Am Ende dieser drei Tage versuchte ich, alle meine Aufzeichnungen zu verdauen. Laura, die am Workshop nicht teilgenommen hatte, spürte die Erregung, wie John und ich sie spürten in Bezug auf die Information, die wir während des Wochenendes gewonnen hatten.

Wir riefen Michio Kushi an und baten um einen Termin. Er erklärte Laura, daß es sehr einfach sein würde — sie solle sich nicht entmutigen lassen. Er konnte ihre Heilung unterstützen, indem er eine „sehr einfache Ernährung" empfahl.

Laura: Wir begannen mit dieser Ernährungsweise in unserer Familie. Mit zwei Schwestern und drei Brüdern, die noch zu Hause lebten, wurde das ein richtiges Abenteuer. Wir räumten den Küchenschrank aus und verstauten, was übrigblieb, anderswo. Ich mochte das Essen einfach. Wir luden einen erfahrenen Makrobiotik-Koch zu uns nach Hause ein, um die Mahlzeiten zuzubereiten. Es war köstlich für mich ab dem ersten Augenblick. Meines elfjährigen Bruders erste Frage lautete: „Was tust du nun an Geburtstagen?" Er wußte, daß dies eine Umstellung sein würde, aber er war besorgt darüber, daß es eine Umstellung für immer sein würde, und daß er seine Mahlzeiten nicht mehr mögen würde. Meine Schwestern übernahmen die Ernährungsweise sogleich.

Ihre Mutter: John und ich wollten Laura unterstützen und begannen, auch auf diese neue Art und Weise zu essen, so gut wie wir konnten. Wir ersetzten den Elektro- durch einen Gasherd. Die Abenteuer begannen, als wir wirklich versuchten zu verstehen, was hinter den Prinzipien der Ernährung stand. Laura folgte zeitweise einer noch strengeren Kostform, die gar kein Öl enthielt. Sie ging auch ins Bett mit einem Taropflaster um den Nacken.

Laura: Ich nahm viele Änderungen in meinem ganzen Körper wahr, weil sich sehr schnell Giftstoffe zu lösen begannen. Ein Resultat war, daß ich mich viel kräftiger fühlte, obwohl meine Stimme noch immer krächzend und schwach war. Ich ging zu einem speziellen Therapeuten, der mich lehrte, wie ich mich selbst ausdrücken konnte trotz der Schwäche meiner Stimme.

Wie ich jedoch mit meiner Ernährung fortfuhr, wurde meine Stimme deutlich stärker; sie krächzte nicht mehr so sehr. Wir stellten Veränderungen fest, konzentrierten uns aber mehr auf die Ernährung als auf den Tumor.

Im Vorfrühling, als wir zum Arzt gingen, war ich verblüfft, daß keine Operation nötig war. Da war immer noch vernarbtes Gewebe von der ersten Operation, aber meine Verfassung hatte sich großartig verbessert. Der Arzt schlug vor, alle drei Monate meinen Zustand zu überprüfen.

Ihre Mutter: Lauras Zustand verbesserte sich weiterhin den ganzen Herbst hindurch. Alle drei Monate kehrte sie zum Arzt zurück. Der stellte fest, daß ihr Zustand stabil blieb, und gab keine Empfehlung eines weiteren operativen Eingriffes.

Laura: Im November begann ich, von der empfohlenen Ernährung abzuweichen. Ich begann mit Öl zu kochen, aß Truthahn am Thanksgiving. Bis Weihnachten 1980 setzte ich dies so fort. Zu dieser Zeit traten wieder Symptome auf, z.B. wurde meine Stimme wieder schwächer und allmählich schlechter. Wir gingen wieder zum Arzt für ein Check-up, obwohl ich wußte, daß ich allein es war, die die Situation kontrollieren oder aus der Kontrolle herausbringen konnte. Als der Arzt mich sah, sagte er, der Tumor wäre wieder groß und müßte sofort operiert werden. Das war im Januar 1981. Ich heulte und verstand sofort, was das Problem war. Wir baten um einen Aufschub von zwei Monaten. Der Arzt sagte zu und meinte, zwei Monate wären nicht so verhängnisvoll, speziell nachdem wir erklärt hatten, daß die Ernährung meiner Verfassung geholfen hatte und wir verständen, was vor sich ginge. Wir telefonierten sofort mit Michio Kushi.

Ihre Mutter: Er schaute sich Laura an und sah sofort, daß sie bei der Ernährung gemogelt hatte.

Laura: Er schalt mich mit Humor, und ich erklärte mich bereit, zu den Anfängen zurückzukehren und die Ernährungsform, die er empfohlen hatte, wieder aufzunehmen.

Ihre Mutter: Diese Erfahrung brachte zutage, wie schwierig es für Laura war, mitten in ihrem aktiven Leben diese Ernährung durchzuführen. Andere Leute verstanden die Situation nicht. Zum Beispiel ist das Leben im College sehr schwierig, weil die Studentenwohnheime und Cafeterias nicht gerade zu einer mehr natürlichen Essens- und Lebensweise ermutigen. Unterstützung durch die Familie und die Freunde ist ein wichtiger Teil, um das Gleichgewicht zu halten. Ich werde mich bald mit den verantwortlichen Mitarbeitern von Lauras Universität treffen, um mit Nachdruck zu fordern, daß sie in der Schule ein Programm erstellen, das eine mehr natürliche Ernährungs- und Lebensweise fördert.

Laura: Zu jenem Zeitpunkt empfahl mir Michio, die nächsten zwei Monate noch sorgfältiger aufzupassen bei meiner Ernährung, damit der kommende Arzttermin erfolgreich verlaufen würde. Ich begann, wieder viel Schleim abzusondern, und fühlte, daß sehr schnell eine gewaltige Reinigung in Gang kam. Ich machte wieder jede Nacht Taropflaster. Eine lustige Begebenheit hierbei war, daß Vaters T-Shirts verschwanden. Er fand sie dann später wieder mit geheimnisvollen braunen Flecken, die von Taro herrührten. Ich fand heraus, daß die Schleimabsonderung nicht so frei vonstatten ging, sobald ich Ingwerkompressen und Taropflaster einige wenige Tage wegließ. Ich bereitete alle meine Kompressen selber. Bald stellte sich Routine ein. Wir hielten den Sinn für Humor während dieser ganzen Zeit aufrecht. Viele Witze wurden gemacht über die alltäglichen Ereignisse.

Im März verbrachte ich zwei Wochen als Gast im Kushi-Haus. Alle im Haus waren so warmherzig und hilfsbereit. An meinen Schultagen bereitete man für mich spezielle Frühstücks- und Mittagsmahlzeiten. Im Juni gingen wir wieder zum Arzt, gemäß dem vereinbarten Zweimonatsrhythmus. Wieder war er überrascht vom unglaublichen Fortschritt, den ich gemacht hatte. Ich wollte einen der zwei Ärzte alle drei Monate sehen. Diese hielten Kontakt untereinander, um meinen Fortschritt zu überwachen. Einer gehört zur Leitung des Leonard Morse Krankenhauses, der andere arbeitet am Bostoner Universitätskrankenhaus. Der Arzt des Leonard Morse Krankenhauses sah, daß der Tumor in einer sehr stabilen, verbesserten Kondition war. Wir sollten uns keine Sorgen machen. In drei Monaten werde ich erneut zu einem Check-up gehen.

Ich lernte aus diesen Erfahrungen, daß die Ernährung für mich einen Sinn ergab. Ich weiß, daß es in meiner Verantwortung liegt, diese Lebensweise aufrechtzuerhalten. Ich lernte sehr viel über mich selber und gewann eine riesige Portion Selbstvertrauen.

Ihre Mutter: Ich habe den Eindruck, daß Laura im vergangenen Jahr sehr viel reifer geworden ist. Ich bin fest davon überzeugt, daß negative Umstände positive Ergebnisse hervorbringen können, vorausgesetzt daß die innere Einstellung und die alltägliche Praxis zusammenwirken. Es ist sehr wichtig, daß eine Person, die vor einer schwierigen Situation steht, nicht aufgibt. Im Gegenteil, es ist wichtig, die Augen offen zu halten und Vertrauen zu schaffen darauf, daß etwas auf einen zukommt, das hilft. Wir sind sehr glücklich darüber, dieser Lebensweise begegnet zu sein, bevor es zu spät hätte sein können. Wenn Laura mehrere Operationen gehabt hätte, wäre ihre Stimme immer schlechter geworden. Makrobiotik gab ihr die Gelegenheit zu lernen, Vorteile aus den vielen Möglichkeiten zu ziehen, die allen zur Verfügung stehen, die den positiven Anfang akzeptieren wollen.

Laura: Ich weiß, wie hart es jemandem erscheinen mag, diese Lebensweise anzunehmen, da sie ungewöhnlich ist. Ich betone dennoch, es ist machbar. Makrobiotik ist machbar, funktioniert, wenn jemand den Wunsch hat, es zu versuchen.

Ihre Mutter: Als Familie wuchsen wir enger zusammen durch die Makrobiotik, weil es für alle ein gemeinsames Interesse gab, Laura zu helfen, daß es ihr wieder gut geht. Wir fanden Eintracht und Stärke, indem wir so einen wichtigen Aspekt des Lebens miteinander teilten.

Laura: Mehr noch, ich fühle, daß ich mich auf dem sicheren Weg zur vollständigen Heilung befinde.

D. Endometriose, Dickdarmtumor

Tonia Gagne, Jamaica Plain, Massachusetts, 1981

Mit 18 Jahren verließ ich das Elternhaus, um aufs College zu gehen. Bald darauf wurde ich schwanger. Zu dieser Zeit begann ich mit einer Vollwertkost. Jedoch bald nach der Geburt des Kindes entwickelte sich Endometriose, ein Zustand, bei dem die Gebärmutterschleimhaut entzündet ist und sich durch die regelmäßigen Blutungen außerhalb der normalen Lokalisation mehr und mehr Inseln von Gebärmutterschleimhaut bilden, z.B. an den Eierstöcken.

Noch innerhalb eines Jahres nach der Geburt des Kindes zog ich in die Wohnung meiner Schwester. Bald stellte sich übermäßiger Scheidenausfluß ein. Man brachte mich für zwei Monate zur Beobachtung ins Krankenhaus, doch mein Zustand verbesserte sich nicht. Eines Tages wurde ich bei der Arbeit ohnmächtig und litt qualvolle Schmerzen. Innerhalb einer Woche unterzog ich mich einer Operation, bei der ein Eierstock und ein Eileiter entfernt wurden. Es wurde auch eine Hormontherapie eingeleitet (eine Pille mit Namen Enovid 10). Die Pillen hatten etwa die Größes eines Groschens. Ich mußte davon jeden Tag drei Stück nehmen, neun Monate lang. Mein Haar wurde glatt und begann auszufallen. Mein geistig-seelischer Zustand verschlechterte sich erheblich.

1975 zog ich um nach Boston. Ich hatte periodisch Schmerzen. Schließlich wurden die Schmerzen so stark, daß ich in Dorchester einen Gynäkologen aufsuchte, der Endometriose bestätigte und eine Zyste diagnostizierte. Er sagte mir, die Zyste hätte die Größe eines kleinen Tennisballs. Da entschloß ich mich, meine Ernährung mit mehr Ernsthaftigkeit anzugehen, und so zog ich in ein makrobiotisches Studentenhaus.

Der Gynäkologe hatte mir mitgeteilt, daß eine Operation vonnöten wäre mit vollständiger Entfernung der Gebärmutter. Die Zyste verschwand jedoch innerhalb von drei Monaten, während derer ich im Studentenhaus aß, wo die Kochweise sehr einfach war und ich mich von Naschereien fernhielt.

Zu jener Zeit lernte ich meinen zukünftigen Mann kennen, der mich davon überzeugte, mal zu Michio Kushi zu gehen. Michio konnte, nur indem er mich ansah, sagen, daß mein linker Eierstock entfernt worden sei und daß der verbliebene noch immer in einem schlechten Zustand wäre. Auch sagte er, daß im absteigenden Dickdarm ein Tumor wachsen würde und daß ich Gelbsucht hätte. Ich fühlte mich sehr inspiriert und war überzeugt, daß ich seine Ernährungsanweisungen befolgen würde.

Während des kommenden Jahres aß ich sehr einfach. Geistig-seelisch wurde ich viel stärker im Vergleich dazu, wie ich mich in den vergangenen fünf Jahren gefühlt hatte. Ich wurde sehr gewissenhaft, was das Putzen im Haushalt betrifft, besuchte Kochkurse und legte Wert darauf, daß alles perfekt in Ordnung zu sein hatte. Wenn ich irgendwann einmal mogelte oder ein wenig abweichend aß, spürte ich automatisch heftige innere Schmerzen. Solange ich mit den äußeren Behandlungen fortfuhr und die empfohlene Ernährung befolgte, gab es keine Schmerzen.

Eines Tages stieß ich einen Klumpen krebsartigen Gewebes aus mit dem Stuhlgang. Ich begann, mich leichter zu fühlen, während auch der Darm kräftiger wurde.

Innerhalb dieses Jahres entschied ich mich, ein Kind zu bekommen, und wurde auch bald schwanger. Die Schwangerschaft verlief leicht und angenehm. Ich hatte kein Verlangen nach tierischer Nahrung. Ich war verblüfft, daß dem so war. Die Geburtswehen dauerten vier Stunden, und Taran war ein starker, gesunder Knabe.

Ich weiß, daß ich sehr, sehr arrogant und sehr krank gewesen bin. Heute fühle ich mich viel glücklicher und ausgefüllter. Die Makrobiotik ist nicht eine Art von Religion oder Glaubenssystem. Ich dachte früher, daß Makrobiotik die Lust aus meinem Leben verbannen würde, stattdessen habe ich gelernt, viel mehr Spaß zu haben. Ich habe gelernt, was Gleichgewicht heißt; mein Leben (und Sinn fürs Vergnügen) ist viel einfacher geworden und viel erfüllender, als ich es je zuvor erlebt hatte.

Es ist mein aufrichtigster Wunsch, daß viele, viele Leute zur makrobiotischen Lebensweise stoßen, ob nun als Kranke oder als Gesunde. Die Zukunft gehört unseren Kindern; indem wir makrobiotisch essen und denen, die uns nachfolgen, einfache Werte und eine einfache Lebensweise vorleben, können wir Kinder hervorbringen, die stark und gesund an Geist und Körper sind. Dies sichert unserem Planeten eine starke und gesunde

Zukunft.

Im Januar 1981 gebar Tonia Gagne ohne Komplikationen ihr zweites Kind durch eine natürliche Hausgeburt, trotz früherer Prognosen, daß sie außerstande sein würde, Kinder zu bekommen.

E. Das Vermächtnis von Jean Kohler

Der folgende Artikel von Thomas J. Monte ist ein Nachdruck aus dem East West Journal, *März 1981*

Vor siebeneinhalb Jahren teilten Ärzte des Indiana University Medical Center Jean Kohler, einem Klavierlehrer der Ball State Universität von Muncie (Indiana), mit, daß ihm nur noch wenige Monate zu leben verblieben. Die Chirurgen hatten an Kohlers Bauchspeicheldrüse einen faustgroßen, bösartigen Tumor gefunden sowie das Einsickern von Krebszellen im Dünndarm festgestellt. Sie versicherten Kohler, daß Bauchspeicheldrüsenkrebs unheilbar sei und daß er bald tot sein würde.

Nach einer Einzel-Dosis Chemotherapie (er nahm keine anderen Medikamente) begann Kohler mit der makrobiotischen Ernährung. Innerhalb eines Jahres ließen medizinische Tests bemerkenswerterweise keine Anzeichen auf Krebs mehr erkennen. Während der folgenden sieben Jahre schrieb Kohler viele Briefe an Wissenschaftler, veröffentlichte ein Buch und hielt Hunderte von Vorträgen. Darin beschrieb er seinen Sieg über „unheilbaren Krebs“ mittels der makrobiotischen Ernährungsweise, einer Kost, die hauptsächlich auf Vollkorngetreide und Gemüse aufbaut. Obschon Kohler behauptete, daß die Kost ihn vom Krebs geheilt hätte, und die Tatsache, daß er immer noch leben würde, wäre ja der Beweis dafür, gab er zu, daß der endgültige Beweis seines Sieges über die furchtbare Krankheit erst durch eine Autopsie des Körpers nach seinem Tode geliefert werden würde.

Am 14. September 1980 starb Jean Kohler, dreiundsechzig Jahre alt, im Beth Israel Hospital in Boston an einer Leberentzündung und den Komplikationen, die als Folge einer Blutung auftraten. Laut Dr. Michael Sobel, Chirurg des Beth Israel Krankenhauses, hat Kohlers Tod „nichts zu tun mit Krebs“. Dr. Sobels Befund stützt sich auf zwei größere Operationen, die er zu Forschungszwecken vornahm, und Autopsieberichte sowie zahlreiche Tests und Röntgenaufnahmen.

Dr. Sobel sagte: „Es kommt extrem selten vor, wenn überhaupt, daß jemand mit Bauchspeicheldrüsenkrebs sieben Jahre überlebt, ohne behandelt zu werden. Irgendetwas hat den Krebs kontrolliert."

Kohlers Tod hat seine Freunde und Kollegen der Ball State Universität, wo er dreiunddreißig Jahre Klavierlehrer war, völlig überrascht. „Ich war schockiert", sagte Dr. Robert Hargraeves, Direktor der Musikabteilung von Ball State und seit 1930 mit Kohler befreundet, als beide an der Eastman School of Music in Pittsburgh (Pennsylvania) studierten. „Er war mein Freund und ein wirklich begabter Musiker und Lehrer."

„Jean Kohler war ein selbstloser Mensch, dessen größter Traum war, die Makrobiotik zu verbreiten", sagte John David Mann, ehemaliger Vizepräsident der East West Foundation, einer Organisation für Makrobiotik-Unterricht.

Kohlers Heilungs-Odyssee begann Anfang Herbst 1973, kurze Zeit nachdem ihn die Ärzte aufgegeben hatten. Damals erzählte ihm ein Freund von der makrobiotischen Ernährungsweise, die angeblich Krebs zu heilen oder das Leben des Patienten sowohl zu verlängern als auch in außergewöhnlicher Weise die Lebensqualität während der verbleibenden Zeit zu verbessern vermag. Einen Monat später reisten Jean Kohler und seine Frau Mary Alice nach Boston zu einer Beratung bei Michio Kushi, Präsident der East West Foundation, dessen Vorträge über Ernährung und Krebs von Ärzten und Medizinstudenten in aller Welt beachtet wurden.

Nach dem Treffen mit Michio Kushi entschlossen sich die Kohlers, in ihr Haus in Muncie zurückzukehren und mit Makrobiotik zu beginnen. Sie hatten ihre Mahlzeiten bereits mehrmals die Woche im Hause ihres Freundes Mari Samuelson, eines Gourmet-Kochs, eingenommen. Er gehörte zu den ersten ihrer Freunde, die die neue Ernährung ausprobierten. Viele weitere sollten folgen.

Bevor Kohler mit Makrobiotik begann, hatte ihn die Krankheit gezwungen, seine Arbeit an der Ball State Universität drastisch einzuschränken. Doch innerhalb weniger Wochen nach Beginn der neuen Kost kehrte Kohlers Kraft schnell zurück, so daß er den Unterricht wieder aufnahm und mit einem Übungsprogramm begann. Während der folgenden acht Monate verbesserte sich Kohlers Zustand immer mehr. Im April 1974 enthüllten Bluttests und eine zweite Beratung bei Michio Kushi, daß alle Anzeichen von Krebs verschwunden waren.

Über 400.000 Amerikaner sterben jedes Jahr an Krebs. Nach seiner eigenen erfolgreichen Heilung war Kohler entschlossen, alles zu tun, was möglich war, um diese Art von Todesfällen zu reduzieren oder auszuschließen. Er schrieb Hunderte, vielleicht Tausende von Briefen, gab eine Zeitschrift heraus, schrieb Artikel, berichtete auf Hunderten von Veranstaltungen und schrieb das Buch *Healing Miracles from Macrobiotics* (zu deutsch etwa: *Wunderheilung durch Makrobiotik*), erschienen bei Parker Publishing Co., 1979. Er unterbreitete den bedeutendsten Verlegern dutzendweise Artikel, in denen er von seiner Genesung berichtete, inklusive *Reader's Digest*. Diese Bemühungen trugen jedoch keine Früchte. Kohler war oft enttäuscht, daß nicht Millionen Menschen seine Tür eintraten, um an die Informationen zu kommen, die er so verzweifelt zu verbreiten suchte.

„Die Stichhaltigkeit der makrobiotischen Art, kranken Menschen zu helfen, erschien mir so offensichtlich", schrieb er in seinem Buch, „und dennoch sind so viele Leute, Kranke wie Gesunde, unbeeindruckt, daß ich wie besessen nach Wegen Ausschau hielt, um die Neuigkeit zu verbreiten."

Vor nicht allzu langer Zeit tat sich der enthusiastische Jean Kohler mit der East West Foundation zusammen. „Viele Programme der Foundation", bemerkt Ed Esko, früherer Vizepräsident der Foundation, „waren so angelegt, daß wir Kohler ein Forum verschafften, auf dem er sprechen konnte."

Kohler wurde als Redner zur besonderen Attraktion bei bestimmten Veranstaltungen der Foundation, wie etwa der Amherst Tagung am Amherst College (Massachusetts), der jährlichen Krebs-Konferenz in Boston und 1978 bei der Konferenz „Welt ohne Krebs", wo er zusammen mit Buchautor William Dufty und Filmstar Gloria Swanson auf dem Podium saß. Kohler inspirierte die Foundation, Krankengeschichten zu sammeln, inklusive seiner eigenen, um sie dann in Buchform zu veröffentlichen. Die Foundation tat dies über Jahre hinweg und veröffentlichte das Buch *Cancer and Diet*.

Er träumte davon, in einer der großen Talkshows dabei sein zu können, und produzierte eine ständige Flut von Briefen, in denen er seine Geschichte erklärte und die er an Merv Griffin, Johnny Carson und Phil Donahue versandte. Endlich, Ende 1979, erhielt er seine Chance, als die PM Magazine Show in Philadelphia Kohlers dramatische Genesung und die Makrobiotik in den Mittelpunkt stellte. Die Show wurde anschließend landesweit ausgestrahlt, einmal im Februar und ein zweites Mal im August 1980.

Ähnlich wie sein Buch und sein öffentliches Auftreten bewirkten auch die

TV-Shows den Eingang von Hunderten von Briefen, in denen mehr Information über Makrobiotik erbeten wurde. Dies sollte nicht überraschen, war Kohler doch ein artikulierter Sprecher, dessen Persönlichkeit Kompetenz und Aufrichtigkeit vermittelte. In der Tat gehörte Kohler zu jenen Menschen, die, wenn man sie traf, einen fühlen ließen, daß man sie schon immer kannte. Er war ein Mann mit großer Spannkraft und der Fähigkeit der Menschen des Mittelwestens, die Sache direkt auf den Punkt zu bringen. Auf seinem Gesicht lag oft ein Ausdruck von etwas Koboldhaftem, und er schien überzusprudeln von Energie. All dies vereint bewirkte, daß Kohler die Menschen im Nu fesseln konnte, derart, daß er, auch wenn jemand nicht glaubte, was er sagte, nichtsdestoweniger gemocht wurde.

Im März 1980, ein Monat nachdem die PM Magazine Show zum ersten Mal national ausgestrahlt worden war, wurde Kohler krank. Zuerst meinte er, es wäre nur eine Grippe; er sollte jedoch nie mehr wieder voll in den Besitz seiner Kräfte kommen.

Ironischerweise rührte womöglich die Leberentzündung, die Kohler zu schwächen begann und letztlich den Tod herbeiführte, von dem operativen Eingriff her, der 1973 vorgenommen worden war und zur Erkenntnis geführt hatte, daß der Primärtumor an der Bauchspeicheldrüse wuchs; derart stellte Dr. Sobel später Spekulationen an. Es ist schwierig zu erklären, warum nach all den Jahren die Entzündung plötzlich so stark wurde, daß Kohlers Verfassung, die bis zum vergangenen Frühling stabil war, sich so deutlich veränderte. Dr. Sobel sagte, daß solche Entzündungen oft schmerzlos sind und sich sehr langsam entwickeln. Mary Alice erwähnte, daß ihr Mann im März die Ernährung stark veränderte, um die Auswirkungen der Grippe zu bekämpfen. Sie wies darauf hin, daß die Veränderung der Ernährungsweise womöglich mit Jeans schnellem Hinscheiden zusammenhängen könnte.

Es war eingeplant, daß er an der Amherst Tagung der East West Foundation im August des vergangenen Jahres sprechen würde. Er und Mary Alice machten die Reise von Ost- nach West-Massachusetts. Immer noch unter den Folgen der Grippe leidend, schwächte ihn die Reise noch mehr. Dennoch sprach Kohler am 21. August 1980 — genau sieben Jahre, nachdem in Indiana die untersuchende Operation den bösartigen Tumor bestätigte — vor einer Zuhörerschaft von ungefähr fünfhundert Personen in Amherst und erzählte seine Krankheitsgeschichte einmal mehr.

Am folgenden Abend gaben er und John David Mann ein Rezital für die Tagungsteilnehmer — Kohler, Klavier, und Mann, Cello. Sie spielten eine Beethoven-Sonate, und dabei wurde klar, daß die Krankheit ihn bald niederraffen würde. Mann berichtete: „Er war kaum in der Lage, mit dem Stück mitzuhalten."

Nach Beendigung der Tagung riet Michio Kushi Kohler, sich freie Zeit zu nehmen und im Haus der Manns zu bleiben. Etwa nach einer Woche, am 30. August, schien es, daß das Beth Israel Krankenhaus für ihn der geeignetste Ort war. Zu dem Zeitpunkt hatte die Leberentzündung zu einer beträchtlichen Magenschwellung geführt, und Kohler litt unter großen Schmerzen.

„In allem, was sich ergab, wurden wir vom Schicksal mitgerissen," schrieb Mary Alice in einem offenen Brief an Freunde. „Während der vorausgegangenen sieben Jahre schien es immer, daß, wie wir zu sagen pflegten, die Dinge sich durchweg zu unseren Gunsten entwickelten. Nun aber schien es, daß wir von einem Mißgeschick zum anderen katapultiert würden."

Kohler verbrachte die Nacht in der Unfallstation von Beth Israel. Die Schmerzen hinderten ihn am Schlafen. Michio Kushi und einige andere Freunde, darunter ein makrobiotisch lebender Arzt, waren bei ihm. Sie berieten sich mit Dr. Sobel und anderen Ärzten der Klinik. Die Ärzte empfahlen ihm, sich einer Operation zu unterziehen. Sie glaubten, daß Kohler erneut Krebs hätte. „Keiner überlebt Bauchspeicheldrüsenkrebs," hörte Mary Alice einen Arzt sagen.

„Da er geistig noch immer wach war, lag die Entscheidung bei ihm," sagte Mary Alice. „So fragte ich, ob wir warten sollten. Er schüttelte den Kopf. In Erwartung eines Mißverständnisses fragte ich: ‚Du meinst, du willst operiert werden?' Ich mußte mein Ohr ganz nahe an seine Lippen halten, um das Flüstern zu verstehen. ‚Ich bin zu schwach für Erklärungen', sagte Jean, ‚aber ich muß es tun'".

Dr. Sobel führte die Operation durch und leitete den Abszeß an Kohlers Leber ab sowie einen großen Teil der Entzündung des Darms. Dann teilte er Mary Alice mit, daß keine Anzeichen von Krebs zu erkennen waren.

Eine weitere größere sowie zwei kleinere Operationen konnten Kohler nicht von der Leberentzündung befreien noch von den massiven Blutungen im Darmbereich.

Am 14. September verstarb er.

Etwaige Zweifel daran, daß Kohler wirklich „unheilbaren Krebs" überlebt hätte, wurden durch die nachfolgende Autopsie schnell ausgeräumt. Die Resultate ergaben aufsehenerregende Enthüllungen. Laut Dr. Sobel wurden in Kohlers Bauchspeicheldrüse „mikroskopisch kleine Krebszellen“ gefunden. „Was wir im Falle Jean Kohlers sagen können, ist, daß über die sieben Jahre hinweg das Krebsgeschwür kleiner geworden war“, folgert Dr. Sobel daraus. „Er hatte zu Beginn einen großen Tumor an der Bauchspeicheldrüse, der sieben Jahre später mikroskopisch klein war“. Dr. Sobel hob hervor, daß für Kohler „keine unmittelbare Gefahr vom Krebs ausging“ und daß die gefundenen Krebszellen in keiner Weise mit seinem Tode in Zusammenhang gebracht werden könnten.

So heilte sich Kohlers Körper während der vergangenen sieben Jahre selbst; sein einstmals bösartiger Krebs entwickelte sich zu mikroskopisch kleinen Zellen, die keine unmittelbare Gefahr mehr darstellten.

Indem er sich den Operationen unterzog, gekoppelt mit den Autopsieberichten, lieferte Kohler den klaren Beweis, daß er unheilbaren Krebs überlebt hatte, der durch kein anderes Mittel kontrolliert wurde als durch die eigene, natürliche Abwehr seines Körpers. Er hielt sieben Jahre die Meinung aufrecht, daß diese Art von Abwehr es ermöglichte, das Krebswachstum abzuwenden und in der Tat den Tumor zum Schwinden zu bringen, indem er eine ausgewogene Ernährung befolgte, vornehmlich bestehend aus Getreide und Gemüse.

So gab Kohler im Tod an andere weiter, was er schon zu Lebzeiten stets gegeben hatte: Hoffnung und Vertrauen in unsere Fähigkeit, eine Krankheit zu besiegen durch Harmonie mit der Ordnung der Natur.

Noch immer hört Mary Alice Jeans Flüstern: „Ich bin zu schwach für Erklärungen, aber ich muß es tun.“

F. John Jodziewicz: Die Reise eines jungen Mannes zurück ins Leben

Der folgende Artikel wurde von Thomas J. Monte verfaßt und ist im April 1982 im East West Journal *erschienen.*

Am 23. März 1980 saß John Jodziewicz, dreiundzwanzigjährig, in einem Krankenhausbett und dachte über seinen bevorstehenden Tod nach. Er und seine Verlobte Ingrid Koch hatten soeben die Diagnose der Ärzte erhalten: Ein Chorionepitheliom (4. Stadium) am linken Hoden und Metastasen in beiden Lungenflügeln, in der linken Niere und am Nacken. Die Ärzte gaben ihm eine Chance von zwei Prozent, daß er am Ende des Jahres noch leben würde. Nachdem die Ärzte John und Ingrid alleingelassen hatten, klammerten sich beide auf dem Bett sitzend aneinander fest wie zwei Personen, die von einem Hurrikan erfaßt wurden. Beide waren überzeugt, daß John nicht sterben würde.

Heute sitzt John Jodziewicz vor mir und spricht von seiner Zukunft wie von einem Festessen, das er im Begriff ist zu verzehren. Seine Haare, die wegen einiger Monate Chemotherapie im Jahre 1980 alle ausgefallen waren, sind fast gänzlich nachgewachsen. Mit seinen Einsfünfundsiebzig und seinen 150 Pfund sieht er gepflegt aus und scheint in guter Verfassung; manchmal sieht er aus wie ein polnischer Omar Sharif. Im Mai 1981 ergaben Bluttests, daß im Körper keine Anzeichen von Krebs mehr vorhanden waren. Der endgültige Beweis, daß John ganz frei von Krebs ist, kann erst erbracht werden, wenn er sich bereit fühlt, die Brust röntgen zu lassen. Aber er hat es überhaupt nicht eilig. John sagt, daß er ja noch viele Jahre vor sich habe, um zu beweisen, daß er seine Krankheit besiegt hat.

Was folgt, ist die Geschichte eines Mannes im Kampf gegen den Krebs. Es ist nicht so sehr die Geschichte der erfolgreichen Anwendung einer Technologie oder gar einer Ernährungsweise, obwohl beides eine ausschlaggebende Rolle spielte bei der wundersamen Genesung des John Jodziewicz. Es ist vielmehr die Geschichte eines Mannes, der sich dagegen wehrte, eine Niederlage einzustecken, und der Rolle, welche spirituelles Bewußtsein in jenem Kampf spielt, den alle gegen Mißgeschicke führen, sei es gegen eine furchtbare Krankheit oder gegen eine scheinbar unüberwindbare Herausforderung, die uns das Leben beschert.

Es war im Sommer 1977, als John zum ersten Mal eine erbsengroße Verhärtung im linken Hoden wahrnahm. Das beunruhigte ihn sogleich, er lehnte die Furcht davor jedoch als vernunftwidrig ab; er redete sich ein, daß es nur eine kleine Entzündung sei, die wieder vorbeiginge.

Zu der Zeit war er Student am Kutztown State College in Kutztown, Pennsylvania. Zwei Jahre später machte er den Abschluß und plante, das Geologiestudium zu beginnen, sobald er genügend Geld für Schule und Lebensunterhalt beisammen hätte.

Doch Anfang 1980 führte die Verhärtung in seinem Hoden zu einer Schwellung und zu Schmerzen. Auch hatte sich eine Geschwulst an der Nackenbasis, direkt unter dem Schlüsselbein, gebildet. John kam nicht darauf, daß die zwei Symptome in Zusammenhang standen; der Hoden beunruhigte ihn jedoch. Er fand es an der Zeit, einen Endokrinologen aufzusuchen, in seiner Heimatstadt Allentown in Pennsylvania.

Als der Arzt den Hoden und die Geschwulst am Nacken untersuchte, wurde er sogleich stutzig.

„Bleiben Sie hier sitzen, ich muß mal telefonieren", sagte er zu John, eilte ins Nebenzimmer und rief einen anderen Arzt an. Nun noch mehr geängstigt, preßte John sein Ohr an die Wand, um die Konversation der Ärzte mitzuhören, doch ohne Erfolg. Kurze Zeit später stürzte der Arzt wieder in den Untersuchungsraum und händigte John einen Zettel aus mit Namen und Adresse eines anderen Arztes, den John sogleich aufsuchen sollte.

„Was ist denn los?" fragte John. Der Arzt sah John einen Augenblick lang an und sagte dann: „Es ist bösartig."

„Ab diesem Punkt", erinnert sich John, „ging alles sehr schnell. Alles, was die Ärzte taten, vermittelte mir das Gefühl von Dringlichkeit." John würde bald herausfinden, daß seine Ärzte glaubten, keine Zeit verlieren zu dürfen in ihren Bemühungen, sein Leben zu retten.

John wurde zu einem Onkologen geschickt, einem Arzt, der auf Diagnose und Behandlung von Krebs spezialisiert war. Der Arzt untersuchte John und ordnete sogleich die Einweisung ins Sacred Heart Krankenhaus von Allentown an, wo ein Termin festgesetzt wurde für eine Totalorchiektomie, linksseitig, was die operative Entfernung des linken Hodens bedeutete.

John kam am 19. März 1980 ins Krankenhaus, mußte sich einer Reihe von Tests unterziehen, darunter Röntgen, und wurde am darauffolgenden Tag operiert. Die nächsten drei Tage warteten John und Ingrid auf die Resultate der Biopsie. John war noch immer schwindelig von dem Trauma, daß er einen Hoden verloren hatte. Obwohl er noch zeugungsfähig war, ließ ihn die psychologische Belastung der Operation emotional wanken. Am dritten Tag, John und Ingrid saßen zusammen in seinem Krankenzimmer, trat plötzlich eine Krankenschwester in den Raum und zog in sehr geschäftiger Art einen Vorhang zu, der von der Decke hing und Johns Bett von dem seines Zimmernachbarn trennte. Daraufhin verließ die Krankenschwester ohne ein Wort den Raum. Einen Augenblick später traten drei Ärzte ein. Schlechte Nachrichten standen ihnen ins Gesicht geschrieben.

Sie erklärten John, daß der Hoden mehrmals untersucht worden sei und die Resultate endgültig seien: Chorionepitheliom am Hoden, eine Krebsart, die nicht gut auf Behandlungen anspricht. Der Krebs hatte sich auf die linke Niere, beide Lungenflügel sowie auf den Nacken ausgedehnt. Sobald John sich von der Operation erholt haben würde, wollten die Ärzte mit Chemotherapie beginnen, das heißt mit der Verabreichung von einem Zellgift, das die Krebszellen — aber genauso auch andere Körperzellen — zerstören sollte.

Dennoch, als John das Wort Therapie hörte, stieg in ihm sofort eine leise Hoffnung auf. Bilder von Physiotherapie und von Wunderarzneien kamen ihm in den Sinn. John wußte ja nicht, was Chemotherapie ist. Diese hoffnungsvollen Gedanken wurden indes schnell gedämpft.

„John, ich hoffe, Sie verstehen den Ernst der Situation", sagte einer der Ärzte zu ihm. Plötzlich wurde John gewahr, daß die drei Ärzte von ihm eine Reaktion erwarteten; sie standen schweigend da. Dann spürte er die ganze Tragweite dessen, was gesagt worden war.

„Ich denke, Sie warten alle auf die Stufe der Ablehnung", sagte John in Anlehnung an Elisabeth Kübler-Ross' Buch *Interviews mit Sterbenden,* in dem Frau Kübler-Ross die Stufen beschreibt, die eine Person im Prozeß der Auseinandersetzung mit dem eigenen Tod durchschreitet.

Niemand gab auf Johns Bemerkung eine Antwort. „Was für Chancen habe ich denn noch zu leben?“ fragte er. Man informierte ihn daraufhin, daß seine Chancen äußerst gering seien — vielleicht zwei Prozent, daß er am Ende des Jahres noch leben würde. Kurz darauf ließen die Ärzte John und Ingrid allein. Aus irgendeinem Grund wurde John ganz klar bewußt, daß keiner der Ärzte ihn körperlich berührt hatte.

Allmählich schlich sich bei ihm der Schock ein, wie ein langsam wirkendes Betäubungsmittel. Bald war er wie betäubt.

„Wie reagierst du auf eine Nachricht wie diese?“ fragt er heute. „Es ist, wie wenn man den Grand Canyon hochgeht und ihn zum ersten Mal sieht. Was kannst du dann schon sagen?“

Ein oder zwei Tage nachdem John die Nachricht erhalten hatte, kam ein junger Internist in sein Zimmer. Er setzte sich auf Johns Bett. Sie sprachen eine Weile zusammen. John fühlte sich getröstet. Gegen Ende der Konversation legte der Arzt seine Hand auf Johns Knie und schaute ihn durchdringend an. „John, haben Sie je eine Alternative in Betracht gezogen?“ fragte er. Das Wort „Laetril“ leuchtete auf in Johns Geist. John begriff, daß der Arzt sich auf gefährlichem Boden bewegte und hakte nicht nach; der Anfang war gemacht. Damit verließ ihn der Internist. Später, als John sich nach dem Verbleiben des Arztes erkundigte, teilte man ihm mit, er sei in ein anderes Krankenhaus versetzt worden.

Der Gedanke an eine Alternative war auch Ingrid schon durch den Kopf gegangen. Ingrid ist eine attraktive Frau mit langen, braunen Haaren, nußbraunen Augen und einem herzförmigen Gesicht. Sie wurde im Nordosten Philadelphias geboren, wo sie auch aufwuchs. Als sie dreizehn Jahre alt war, ließen ihre Eltern sich scheiden. Ab diesem Zeitpunkt sorgte sie mit viel Verantwortung für ihren jüngeren Bruder, während die Mutter arbeitete. Wie viele Kinder, denen in jungen Jahren Verantwortung aufgeladen wurde, wuchs Ingrid zu einer kraftvollen Persönlichkeit heran und entwickelte Skepsis gegenüber allem, speziell gegenüber mächtigen Institutionen wie der Medizin und der organisierten Kirche. Nach ihrem Highschool-Abschluß ging Ingrid ans Kutztown State College, wo sie John begegnete und einen Abschluß in Psychologie machte. Daraufhin nahm sie einen Job an, wo sie mit geistig behinderten Erwachsenen arbeitete.

Um nun mehr Zeit John widmen zu können, verlegte sie alle Arbeitsstunden auf das Wochenende und verbrachte den anderen Teil der Woche im Krankenhaus, wo John sich von der Operation erholte und bald die Chemotherapie beginnen sollte. Zur gleichen Zeit begann sie, im ganzen Land herumzutelefonieren, um was über „Laetril“ zu erfahren, oder über eine andere alternative Krebstherapie, über die die Leute sprachen. Doch nichts schien viel Hoffnung zu versprechen. Je mehr sie über alternative Behandlungsmethoden vernahm, umso entmutigter wurde sie. Gleichzeitig begann sie die Wahrscheinlichkeit zu überprüfen, daß Chemotherapie Johns Leben retten würde. Die Chance auf Erfolg, so fand sie bald heraus, war schmerzlich gering.

Auch John begann sich nach Alternativen zur Chemotherapie umzusehen. Eines Tages fragte er den Chefarzt, der seine Behandlung zu überwachen hatte, ob er denn vorbehaltlos die Alternativen geprüft hätte. Der Arzt bejahte. „Alle, die eine alternative Krebsbehandlung verfolgten, sind heute tot“, zitiert John den Arzt. John beharrte auf dem Thema. Er sagte, daß ein anderer Arzt ihm nur eine zweiprozentige Chance, das Jahr zu überleben, gegeben hätte; im Lichte einer solch schwachen Prognose, wäre es da nicht besser, auf sämtliche Medikamente zu verzichten?

„Alle haben eine fünfzigprozentige Chance, es zu schaffen“, bemerkte der Arzt ärgerlich. „Alle!“ In diesem Augenblick stimmte John zu, mit Chemotherapie zu beginnen.

Der Beginn der Chemotherapie wurde auf den 26. März festgelegt. Die Nacht davor schritt John in den Gängen der Abteilung auf und ab. Aus einem Krankenzimmer, das recht weit von seinem entfernt war, hörte er das ekelerregende Erbrechen einer alten Frau. Die Frau befand sich in einem solch qualvollen Zustand, daß es schien, sie würde dem Erbrechen erliegen. „Was ist denn los mit dieser Frau?“ fragte John eine Krankenschwester der Abteilung. Die alte Frau erhielte Chemotherapie, war die Antwort. „Werden alle davon so krank?“ fragte John. „Nicht alle“, erwiderte die Krankenschwester. Der optimistische Klang des Wortes Therapie verdunstete in Johns Vorstellung wie ein Wassertropfen in der Wüste.

Am nächsten Morgen erhielt John ein Papier zu lesen, auf dem die Nebeneffekte von Chemotherapie aufgelistet waren, unter anderem Erbrechen, Bluten, Verlust von weißen Blutkörperchen und Knochenmarkverringerung, auch Schmerzen in den Knochen und Gelenken sowie blaue Flecken bei geringsten Stößen.

An jenem Morgen machte John den Fehler, zum Frühstück schwere

Kartoffelpfannkuchen zu essen. Kurze Zeit nach dem Frühstück wurde ein Wagen mit Medikamenten, einschließlich der Mittel für die Chemotherapie und der Ausrüstung für intravenöse Behandlung, in Johns Zimmer gefahren. Die chemotherapeutischen Mittel und die anderen Medikamente waren in Flaschen gefüllt, die an einem Ständer hingen, der John an einen Baum erinnerte. Die Chemotherapie wurde intravenös sieben Tage lang durchgeführt.

John haßte Nadeln, speziell kalte. Während der Arzt in Johns Arm nach einer passenden Vene suchte, um die intravenöse Nadel anzusetzen, schloß John die Augen und preßte Zeigefinger und Daumen derart zusammen, daß sie beinahe brachen. Schließlich durchstieß die kalte Nadel die Haut und stach in die Vene. Zuckerwasser und danach Compazin — ein Medikament gegen Erbrechen — flossen in seine Venen. Danach erfolgte die Chemotherapie.

Kurz danach ging's mit dem Erbrechen los! „Ich erbrach so viel, daß nichts anderes mehr hoch kam außer Gallenflüssigkeit", sagte John kürzlich. „Ich konnte auf Monate hinaus keine Kartoffelpfannkuchen mehr sehen."

John ist nicht der Typ, der gern anderen zu nahe tritt, und jetzt, wo er sich heftig vor Schmerzen krümmte und laut stöhnte, dachte er unaufhörlich daran, wie sehr er seinen Zimmernachbarn in Mitleidenschaft zog. John bat übermäßig um Verzeihung, merkte aber, daß das seinen Nachbarn in eine noch unbehaglichere Situation brachte. John dachte an die alte Frau und daran, wie jemand sie hätte wegschließen sollen. So machte er es sich zur Gewohnheit, den Chemotherapiewagen, seinen „Baum", ins Badezimmer zu rollen, wo er die Dusche andrehen und die Toilette spülen konnte. Er „ertränkte" sich selbst. Irgendwie machte der Klang von rauschendem Wasser die Dinge erträglicher.

John machte eine typische, routinemäßige, siebentägige Chemotherapie durch. Nach den sieben Tagen erlaubte man ihm, nach Hause zu gehen und sich zu erholen. In dieser Phase war er äußerst anfällig gegen Krankheiten. Chemotherapie vermindert die Zahl der weißen Blutkörperchen und zerstört somit die Abwehrkräfte des Körpers. Johns Ärzte waren vor allem besorgt, daß er sich eine Lungenentzündung zuziehen könnte. Da Krankenhäuser Orte sind, wo es von Bakterien nur so wimmelt, war es für ihn besser, nach Hause zu gehen und sich zu erholen. Wenn die Anzahl der weißen Blutkörperchen wieder den normalen Stand erreicht haben würde — gewöhnlich innerhalb von zwei bis drei Wochen —, würde er wiederum ins Krankenhaus zurückkehren, um die nächste siebentägige Chemotherapie über sich ergehen zu lassen.

Während der ersten sieben Tage im Krankenhaus verbrachte John viel Zeit im Badezimmer und hörte dem Wasserrauschen zu. Weil Chemotherapie im wesentlichen giftig ist, achten die Ärzte genau darauf, wieviel vom Medikament in den Körper fließt und wieviel Flüssigkeit man durch Erbrechen und Urinieren ausscheidet. Falls die chemotherapeutischen Mittel nicht angemessen ausgeschieden werden, könnte das einen äußerst schwächenden Effekt auf Nieren und Lunge haben. Gewöhnlich werden Medikamente verabreicht, die die Nieren unterstützen beim Aussondern der chemotherapeutischen Mittel, falls diese das nicht von sich aus tun.

Auf dem Höhepunkt des Erbrechens juckte Johns Haut fürchterlich wegen des Compazins. „Es gab Zeiten, wo ich aus meiner Haut hätte rausspringen mögen", erinnert sich John.

Ingrid versuchte, ihn zu trösten. Sie wusch sein Gesicht ab, versuchte, ihn zum Essen zu bewegen, und tat alles mögliche, um seine Lebensgeister anzuregen. Sie stellte jede Menge Pflanzen und Blumen in sein Zimmer.

Mittlerweile überließ es das Krankenhauspersonal Ingrid, die Flüssigkeit zu messen, die John ausstieß, und darauf zu achten, daß seine Werte einen bestimmten Stand beibehielten, welcher Anzeichen dafür war, daß die chemotherapeutischen Substanzen von seinem Organismus ausgeschieden wurden.

„John fühlte sich völlig daneben", sagte Ingrid kürzlich. „Ich befürchtete, daß er anfangen würde, den Bezug zur Realität zu verlieren."

Johns Mutter war sieben Jahre vorher gestorben. Sein Vater und seine Stiefmutter besuchten ihn aber regelmäßig. Ingrid war täglich bei ihm, bis um 20 Uhr die Besuchszeiten endeten. Es gab Augenblicke, in denen er in sich versank und niemand fähig war, ihn zu erreichen.

John mochte schon immer regnerische Tage; er glaubte, sie wären speziell für ihn da. Als er im Krankenhaus war, schien es sehr oft zu regnen. An bestimmten Tagen pflegte er sein Gesicht gegen das Fenster zu pressen und in die nasse, grüne Landschaft Pennsylvanias zu schauen, während der Regen lange Tränen an die Fensterscheibe zeichnete.

„Wäre das Fenster nicht verschlossen gewesen, ich wäre wahrscheinlich rausgesprungen“, sagte John.

Nach ein paar Tagen Chemotherapie lernte er andere junge Männer kennen, die ebenfalls Krebs hatten und mit Chemotherapie behandelt wurden. Auch sie litten unter den giftigen Auswirkungen der Behandlung, aber sie hatten ein Mittel, das ihnen half, den Tag über die Runden zu bringen. Alle rauchten Marihuana. Jeden Tag pflegten sie sich in einem der Badezimmer zu treffen, um sich „einen reinzuziehen“. Eines Tages bot einer aus der kleinen Bruderschaft John eine Marihuana-Zigarette an. Zuerst lehnte John ab. Er hatte nie Drogen genommen in seinem Leben. Während der Collegezeit wurde er Vegetarier und betrachtete sich selbst als Gesundheitseiferer. Er nahm Vitamine und andere, die tägliche Nahrung ergänzende Präparate und aß vegetarische Kost, die im wesentlichen auf Milchprodukten, Brot und Süßigkeiten aufbaute. Als nun der junge Mann ihm eine Marihuana-Zigarette anbot, widerstand John und dachte, daß es für seine Gesundheit nicht gut sein würde; doch das war natürlich ein alberner Gedanke. Er war ja dabei, an Krebs zu sterben; er brauchte etwas, das ihm half, den gesunden Verstand aufrechtzuerhalten. So nahm er also den Joint und traf fortan die anderen jeden Tag im Badezimmer. Das Marihuana schien seinen Organismus zu beruhigen und das Erbrechen zu verringern.

Am Ende der ersten Woche fuhr John nach Hause nach Henningsville, Pennsylvania, das außerhalb von Allentown liegt. John glaubte, daß zu Hause alles besser würde, aber dem war nicht so. Er bekam große Geschwüre im Mund und Nasenbluten; sein ganzer Körper wurde arthritisch mit fürchterlichen Schmerzen in Kopf und Gelenken. Alle Haare fielen ihm aus, und sein Bart erinnerte an einen alten Hund im Sommer. Sein Körpergewicht fiel in kürzester Zeit von 210 auf 170 Pfund. Er erbrach sich weiterhin und mochte nicht essen. Bald fand er, daß seine Zähne sich lockerten. Es schien ihm unmöglich, sich wohl zu fühlen, egal wie er sich auch hinlegte oder -setzte. Ingrid versuchte, ihm eine sanfte Massage zu geben, doch seine Haut war wie elektrisch aufgeladen. Nachts rollte er sich zusammen in die Fötusposition und fiel in einen flachen, unregelmäßigen Schlaf. Marihuana wurde für ihn kostbarer als Gold.

Nach etwa zwei Wochen gingen die Geschwüre im Mund weg und der Appetit kehrte wieder zurück. Wie auch immer, für gewöhnlich ist dies ein Hinweis, daß die Anzahl der weißen Blutkörperchen auf das normale

Niveau zunahm und es Zeit war, ins Krankenhaus zurückzukehren.

Die zweite Woche im Krankenhaus war genau wie die erste. Tagsüber versammelte sich die kleine Gruppe von Krebspatienten im Badezimmer, jeder von ihnen durch den intravenösen Schlauch mit seinem „Baum" verbunden, ähnlich einer Nabelschnur. Sie waren alle kahl wie Babys, eher noch kahler. Sie reichten die Marihuana-Zigarette reihum wie ein geheimes Paßwort unter Gefangenen. Jeder zog daran für den anderen. Sie fürchteten, wenn ein Mitglied der Gruppe sterben sollte, daß dann alle anderen in schneller Folge ihm nachgehen würden.

Einer von der Gruppe hieß Speed. Dessen Freundin kam oft heimlich zu John und sprach aufmunternde Worte, wie er es schaffen könnte, zu überleben. „Wenn Du es nicht schaffst, John, dann wird es auch Speed nicht schaffen."

„Es war wie ‚Stalag 17' oder ‚Einer flog übers Kuckucksnest'", sagte John. Ihnen allen war diese fürchterliche Sache gemein, und sie hielten sich daran, als wäre es kostbarstes Leben. Jeden Abend pflegten sie in Johns Krankenzimmer zusammenzukommen, um MASH zu sehen. Danach, wenn die Besuchszeiten um waren, zerstreuten sie sich wieder. Ingrid mußte gehen, und John stieg allein hinunter in die Kapelle.

John war streng römisch-katholisch und zu einem stolzen Polen-Amerikaner erzogen worden. Er liebt es, die Leute darauf hinzuweisen, daß in den USA über sechzig Klein- und Großstädte nach polnischen Städten benannt sind, daß der polnische General Thaddeus Kosciuszko ein Held des amerikanischen Unabhängigkeitskrieges war, und daß „Solidarität" nie untergehen wird. Wie für seine polnischen Landsleute ist auch für John die Bindung zu Mutter Kirche einerseits Seelenbeistand und andererseits eigentliches Symbol des unerschütterlichen Kampfes eines Polen gegen Unterdrückung. Irgendwie betrachtete John seine Krankheit als eine Art Eindringling auf polnisches Territorium, den es abzuwehren galt. Er betete, daß Gott nicht zulassen dürfe, daß sein Wille und seine Kraft gebrochen würden. Falls es jedoch Gottes Wille sei, daß er sterben müsse, so wolle er darauf vorbereitet sein. Nach ungefähr einer Stunde in der Kapelle rollte John seinen „Baum" ins Krankenzimmer zurück, um ein wenig erleichtert zu schlafen.

Seine Ärzte kontrollierten beständig die Auswirkungen der Chemotherapie auf die Tumore. Beinahe an jedem Tag wurde John geröntgt, damit festgestellt werden konnte, wie der Krebs auf die Behandlung ansprach. Niemand berichtete ihm gute Neuigkeiten.

Als der zweite Krankenhausaufenthalt zu Ende war, kehrte John nach Hause zurück. Die offenen Wunden im Mund waren derart schlimm, daß man hätte meinen können, er hätte Rasierklingen gekaut. In Wirklichkeit konnte er gar nichts kauen. Er hatte keinen Appetit und konnte nichts im Magen behalten. Er entschloß sich zu fasten, da ihm gar keine andere Wahl blieb. Unterdessen tat Ingrid das wenige, das sie tun konnte, um ihm Erleichterungen zu verschaffen. John meinte später, daß es zu jenem Zeitpunkt schien, als hätten sie beide Krebs.

Als John zum dritten Mal ins Krankenhaus kam, waren die Ärzte zu der Überzeugung gekommen, daß die übliche Dosis Chemotherapie ohne Wirkung war. Sie erklärten ihm, daß sein Fall sehr schwierig sei und außergewöhnliche Maßnahmen vonnöten wären. Das hatten sie zusammen mit Forschern der Medizinischen Hochschule der Universität Indiana überprüft, die nun ihrerseits vorschlugen, Versuchsmengen eines neuen Medikaments mit der Bezeichnung „Cis-Platinum" kombiniert mit der gewöhnlichen Chemotherapie anzuwenden. Da Cis-Platinum überaus stark sei und zahlreiche Nebeneffekte hätte, würden sie den Ablauf von sieben auf fünf Tage kürzen. Die Ärzte fragten John, ob er jemanden kennen würde, der Blut spendete, falls er eine größere Transfusion benötigte. Er nannte ihnen den Namen seiner Schwester.

Später bekam John von einem einzelnen Arzt Besuch, der ihm die genaueren Nebeneffekte von Cis-Platinum schilderte. Der Arzt schien sehr niedergedrückt. Er erklärte, daß Cis-Platinum nur zweimal verordnet würde, weil es äußerst giftig für den Organismus sei. Er gab John zu verstehen, daß eine gewisse Gefahr in der Höhe der Dosierung liegen würde, und daß die Behandlung damit sehr schädlich sein könnte, ja sogar todbringend. Auf jeden Fall hätten die bisherigen Mengen Chemotherapie nicht die gewünschten Resultate gezeigt; so glaube man nun, daß dieses Vorgehen notwendig sei.

An dieser Stelle fragte ihn John, was genau ihn umbringen und wie er sterben würde. Wahrscheinlich würde die Lunge versagen, erfuhr John. Doch solle er sich mal keine Sorgen machen; es gäbe genügend Medikamente, die ihn vor dem Erleiden eines qualvollen Todes bewahren würden.

John und Ingrid waren entsetzt. Nach einer Weile rief John seinen Vater und seine Stiefmutter an. John bekam immer viel Kraft von seinem Vater. „Mein Vater ist ein starker Mann“, sagte er. „Sein Name ist Zygmut Casimire Jodziewicz; die beiden Vornamen sind die Namen zweier polnischer Könige — ich mochte den Klang von meines Vaters Namen schon immer.“

Er rief seinen Vater also an und berichtete, was geschehen war. Er konnte seine Tränen nicht zurückhalten. Auch sein Vater war schockiert. Er sagte, daß er sogleich ins Krankenhaus käme. An jenem Abend saßen John, Ingrid und Johns Eltern in seinem Krankenzimmer und schauten MASH an. Danach gingen sie in die Kapelle und beteten intensiv. Es war die Nacht der Gewissensprüfung.

Am folgenden Morgen waren die Eltern und Ingrid bei John, als der Wagen mit dem Cis-Platinum am „Baum“ ins Zimmer gerollt wurde. Das Cis-Platinum war von Alufolie umgeben, lichtgeschützt, beinahe unheilverkündend. Es wurde intravenös eingegeben, wie die Chemotherapie.

Nicht lange nachdem das Medikament im Organismus zu zirkulieren begann, fing John an, sich übermäßig zu übergeben und in Krämpfen zu winden. Ingrid und die Stiefmutter hielten John fest in seinem elenden Zustand, in dem er zuckte wie ein Mann auf dem elektrischen Stuhl.

Die Krämpfe wurden stärker und John fühlte, wie er die Herrschaft über sich selbst verlor. „Ich bekam das Gefühl, als ob ich gleich loslassen und direkt sterben könnte“, sagte er. „Ich hatte das Gefühl, daß ich mich gleich aus meinem Körper entfernen könnte.“

Die Krämpfe marterten unaufhörlich seinen Körper und trieben sein Bewußtsein ins tiefste Innere seiner Psyche. Plötzlich ließ John los. Er klammerte sich nicht mehr fest, sondern schwebte auf einmal an der Decke des Zimmers. Für einen Augenblick schaute er auf seinen Körper hinab und sah, wie Ingrid und seine Stiefmutter ihn festhielten; wie eine Tragikomödie, dachte er. Aus irgendwelchen Gründen erfaßte ihn ein vages Schuldgefühl; er wußte, daß er diesen beiden Menschen großes Leid antat, und er wußte auch, daß es ein schreckliches Verbrechen wäre, in ihren Armen zu sterben. Sofort war er zurück in seinem Körper. Das Bewußtsein kehrte zurück, und er konnte Ingrids Stimme vernehmen.

„Rauch einen, John. Du solltest einen rauchen“, sagte sie.

„Nein, ich kann nicht“, hörte er sich sagen.

„John, du solltest einen rauchen. Komm schon, nimm.“

Er sah, daß Ingrid ihm einen Joint hinhielt. Dann schaute er zu seinem Vater hin. Er war äußerst beschämt.

„Vater, ich bin kein Drogenabhängiger“, platzte er heraus.

„John, wenn du dich dadurch besser fühlst, dann rauch“, sagte der Vater.

John faßte sich wieder. Er wollte ins Badezimmer gehen, wo er allein sein konnte. Ingrid mußte ihm helfen. John stieß seinen „Baum“ in das Badezimmer, drehte die Dusche und die Spülung auf und wurde stoned.

Der Tag hatte ihn völlig erschöpft. In dieser Nacht fiel er in einen bodenlos tiefen Schlaf. Mit beinahe erschreckender Klarheit träumte er von seiner Mutter. Es war ein kurzer Traum. Sie trat vor ihn hin und sprach: „Geh zu St. Joseph's.“

John wußte, was seine Mutter meinte. Viele Jahre zuvor — er war noch ein Kind — nahmen ihn seine Eltern mit zur St. Joseph's Kathedrale in Montreal, Kanada. Dort vollbrachte Pater Alfred Bessette, in Kanada besser bekannt als Bruder André, wie verlautet viele Wunder, darunter die Heilung von Kranken. Heutzutage reisen viele Pilger aus aller Welt zu St. Joseph's, um auf Knien die vielen Stufen zur höchsten Stelle des Berges zu überwinden. Diese Bekundung von Demut und Ehrerbietung geschieht in der Hoffnung darauf, Gott möge sie segnen und ihre Krankheit heilen. Als Kind war John sehr beeindruckt, als er die vielen Leute auf Knien die Stufen des Berges hochrutschen sah. Auch war er bewegt beim Anblick von so vielen Krücken und Stöcken, die Kranke in der Kathedrale zurückgelassen hatten, die wieder gut gehen konnten, nachdem sie mit eigener Kraft oder mit Hilfe anderer die Stufen erklommen hatten. Nun machte ihm der Traum klar, was er zu tun hatte: Er mußte zu St. Jospeh's gehen und auf Knien die Stufen hochgehen.

Ende der Woche wurde er aus dem Krankenhaus entlassen und verbrachte die folgenden drei Wochen damit, sich zu erholen. Zu jener Zeit litt Ingrids Mutter an einer rheumatischen Erkrankung und praktizierte Makrobiotik. Ihr Freund Kurt Maunte hatte sie in die Makrobiotik eingeführt, nachdem er in einer Zeitschrift über diese Ernährungsweise und Philosophie gelesen hatte. Maunte ermutigte John zu einem Treffen mit Denny Waxman, dem Direktor der East West Foundation in Philadelphia, der schon viele Jahre Makrobiotik studierte. Mehr aus einer Laune heraus ging John mit.

Denny Waxman gab John eine Beratung und beschrieb ihm die makrobiotische Standardernährung, die, wie er sagte, ihm helfen könne, gesund zu werden. Er gab ihm einen Diätplan, den er befolgen sollte und der etwa sechzig Prozent Vollkorngetreide, ca. dreißig Prozent hiesiges Gemüse und im übrigen Bohnen, Meeresgemüse, bestimmte Suppen und Kondimente umfaßte. John betrachtete die Empfehlungen, die Waxman auf einem Zettel aufgeschrieben hatte, und sagte, er würde darüber nachdenken. Nachdem er Waxman verlassen hatte, kaufte er sich zwei Bücher: *Das Buch der Makrobiotik* und das *DO-IN Buch*, beide von Michio Kushi, dem Makrobiotik-Lehrer.

Ingrid und John lasen die Bücher und erwogen, mit der Ernährung anzufangen. Inzwischen war die dreiwöchige Erholungsphase um, und John kehrte ins Krankenhaus zurück. Es folgten weitere fünf Tage mit Cis-Platinum und Chemotherapie. Wieder litt er unter Erbrechen und Zittern, obwohl er nicht so starke Krämpfe erlebte wie damals, als er zum ersten Mal Cis-Platinum nahm. Er rauchte nach wie vor viel Marihuana.

In seinem Geiste sah er jetzt immer das Bild seiner Mutter.

Als die zweite Runde mit Cis-Platinum abgeschlossen war, unterzog sich John erneut einer Reihe von Tests. Röntgenaufnahmen enthüllten, daß die Tumore in der Lunge noch immer vorhanden waren; der rechte war noch genauso groß wie vorher, nur der linke zeigte eine Verminderung. Der Tumor im Nacken hatte sich nicht verändert. Andererseits aber waren die Bluttests deutlich besser und schienen jetzt normal. Noch immer hoffte man, mit Cis-Platinum die Tumore auszurotten oder eine Reduzierung zu erreichen. Der Umstand, daß sie noch immer vorhanden waren, war kein gutes Zeichen.

Kurz bevor John das Krankenhaus verließ, fragte er einen seiner Ärzte, wieviel Zeit ihm noch bliebe, bis die Tumore in der Lunge ihn umbrächten. Die Antworte lautete, vielleicht einige Monate.

Nun war es Ende Mai. John fühlte sich krank an Körper und Seele. Er hatte keine Energie, war konstant lethargisch. Die Zähne waren locker. Die Wunden im Mund wieder da. Er hatte keinen Appetit. Er konnte kaum einen Schritt gehen, ohne sich gleich ausruhen zu müssen. Er übergab sich ständig. Er hatte das Gefühl, in einer Art Unterwelt zwischen Leben und Tod zu existieren.

Ingrid sah deutlich, wie John in den Seilen hing. Sie sagte ihm, sie denke, daß die Chemotherapie nichts bewirken würde. Ihr war klar, daß Chemotherapie John schneller umbringen würde als der Krebs selber. „Woran willst du lieber sterben, John?“ fragte sie ihn schließlich. John wußte, daß er nicht im Krankenhaus sterben wollte. Zusammen sahen sie die Empfehlungen durch, die ihm Denny Waxman gegeben hatte. Auch lasen sie die Bücher. Schließlich entschlossen sie sich, mit Makrobiotik anzufangen. An diesem Punkt setzte John alle Medikamente ab, Chemotherapie eingeschlossen, und begann auch nicht wieder damit.

Obwohl Ingrid ihn ermutigte, Makrobiotik zu praktizieren, hinderte ihre eigene stets vorhandene Skepsis sie daran, zu glauben, daß die Ernährung John mehr bringen könnte als Hoffnung für die Zukunft. Doch gemessen an dem Zustand, in dem er sich befand, war selbst das schon viel verlangt, sagte Ingrid kürzlich.

Nachdem sie sich entschlossen hatten, mit Makrobiotik zu beginnen, erzählte John Ingrid von seinem Plan, nach Montreal zu fahren, um die Stufen zu St. Joseph's emporzuklimmen. Ingrid war weit skeptischer gegenüber den Stufen als sie es gegenüber der Makrobiotik war. Doch sie sagte, sie käme mit.

„Mein Gefühl war, daß, wenn John hinfahren und sich solche Treppen hochschleppen wollte, es sich um eine Sache handelte, die er tun sollte“, sagte Ingrid später. „Ich stellte mir vor, daß es sich um den psychologischen Teil dessen handelte, was er zu tun hatte, um sich selbst zu heilen. Dennoch, als die zwei dann Mitte Juni in Johns VW-Bus nach Montreal unterwegs waren, dachte Ingrid mehr als einmal: „Wenn John das überlebt, werde ich an Gott glauben.“ Solche Überlegungen behielt sie jedoch für sich. Sie wußte, sie war einer der dünnen Fäden, an denen sein Leben hing.

Sie kamen am 16. Juni in Montreal an, am Tag Johannes des Täufers, einem Tag so makellos wie eine Frühlingsblume. Die St. Joseph's Kathedrale schien ein Sonnenbad zu nehmen ganz oben auf ihrem Berg, wo sie die ganze Stadt überblicken konnte. Die Stadt war in Feststimmung und Touristen überall zugegen. Als John und Ingrid zum Fuße des Berges kamen, wurden beide von Panik erfaßt. Es gab keine Pilger, die die Treppen hochgingen. Es gab nur Touristen, die in den Anlagen umherspazierten in ihren kurzärmeligen Hemden, Kameras um den Hals gehängt wie auf einer internationalen Tagung von Paparazzi. Helles Lachen, umherstreifende Blicke und viel leeres Geschwätz von Leuten mit viel Zeit konnte man wahrnehmen. Der mittlere Treppenaufgang, der für die Gläubigen reserviert ist, war leer. Plötzlich schien St. Joseph's eher ein historisches Monument zu sein als ein Ort der Wunder.

„Soll ich nun auf Knien diese Treppen hochsteigen und mich selbst vor Tausenden von Touristen demütigen?" fragte sich John. Für einen Augenblick war er überwältigt von dem Drang umzukehren. Er schaute wieder den Berg hoch und erinnerte sich seines Traumes.

„Ingrid, schau nicht hin", sagte John. „Keine Sorge, John, ich kann gar nicht", antwortete Ingrid.

John trat an den Fuß des Berges, auf die unterste Stufe. Ingrid ging derweil spazieren. Den vielen Touristen, die John den mittleren Treppenaufgang hinaufgehen sahen, muß er wie ein wiedergeborener Kojak vorgekommen sein. Er war komplett kahlrasiert. Ein genauer Beobachter mochte die breiten, dunklen Ringe unter seinen Augen gesehen haben oder seine gespannte, fahle Haut. Solch ein Beobachter dürfte vermutet haben, John hätte Krebs und bräuchte verzweifelt ein Wunder. Doch wahrscheinlich nahm niemand wirklich Notiz von ihm. John weiß es nicht mehr, denn als er den Fuß des Berges erreichte, war er in Trance.

Als er auf der Stufe niederkniete, erlebte er einen Moment der Transzendenz. Er fühlte, als sei er ein Teil des Berges selbst geworden. Alle Touristen, das Geplapper, die leere Zeit — verblaßten. Es gab nur John, den Berg. Er begann hinaufzusteigen.

Man hatte John in jungen Jahren beigebracht, daß man nie für sich selbst betet. Gott weiß, was du brauchst. Du mußt nicht erst dafür bitten. Daher betest du für andere und hoffst, daß Gott seinen Segen erteilt und du auch unter den Gesegneten bist. John hatte sich eine Liste seiner Verwandten, seiner Vorfahren und seiner Freunde, die Hilfe benötigten, gemacht. Auf jeder Stufe betete er für jemanden auf der Liste. Wie er Stufe für Stufe erklomm, spürte er immer näher die Gegenwart des Geistes seiner Mutter. Mit jeder Stufe, die er nahm, fühlte er wachsendes Vertrauen, daß alles gut werden würde. Er würde seine Gesundheit wiedererlangen. Er würde Makrobiotik praktizieren, und die Tumore würden verschwinden. Er würde Hilfe von oben haben. Sein Leben war an einen Wendepunkt gekommen.

Irgendwo am oberen Ende der Treppe war auf einer Stufe eine Pfütze, wahrscheinlich vom letzten Regen. Johns Knie brachten ihn fast um, doch als er im Wasser kniete, verflogen die Schmerzen, und freudige Erregung durchflutete wie der Hauch frischen Lebens seinen Körper. Er verweilte im Wasser kniend auf dieser Stufe für ein paar lange Augenblicke.

Bald erreichte er die oberste Stufe. Er atmete tief durch und schritt in die Kathedrale.

Eine heilige Messe ging eben dem Ende zu, als er die Kathedrale betrat, die Kommunion war fast vorbei. John hatte nicht die Absicht, am Gottesdienst teilzunehmen. Er wollte in die Kapelle, um einige Kerzen anzuzünden und längere Zeit zu beten. Doch gerade als er in die Kirche eintrat und zum Altar hinschaute, erblickte er den Priester mit erhobener Hostie. Das Timing stimmte genau. Der Priester schien auf John zu warten. John begriff, daß das ein Fingerzeig für ihn war. Er schritt zum Altar und empfing die Kommunion.

Darauf ging er in die Kapelle, entzündete einige Kerzen und betete.

Ingrid traf mit ihm in der Kapelle zusammen. Zusammen stiegen sie den Berg hinunter.

John und Ingrid fuhren durch Montreal, eine smaragdgrüne Stadt, wie ihnen schien. Beiden war, als wären sie aus einem langen, schrecklichen Alptraum erwacht.

Nach ihrer Rückkehr nach Pennsylvania nahmen sie am Mid-Atlantic-Sommerlager der East West Foundation teil. In jenem Jahr fand es in Kintersville, Pennsylvania, statt. Dort begegneten sie Stan und Geraldine Walker, mit denen sie anfangen würden, Makrobiotik zu studieren im Rahmen des Ausbildungsprogramms der East West Foundation.

Während des Sommerlagers hatte John auch eine Beratung bei Michio Kushi. Nachdem sie sich über seine Verfassung eine Weile unterhalten hatten, sagte ihm Michio Kushi, daß er genesen könnte. Er müßte sich strikt an eine auf ihn zugeschnittene, makrobiotische Ernährung halten. Kushi sagte, ein paar Früchte könnte er wohl essen — vielleicht einige Rosinen —, falls starkes Verlangen aufkäme. John sollte sich die nächsten zwölf Monate strikt an diese Ernährungsweise halten.

„Jedesmal, wenn ich starkes Verlangen nach etwas Süßem hatte, pflegte ich einige Rosinen in die Hand zu legen und mich zu fragen: ‚Brauch ich die wirklich?‘ Gewöhnlich war die Antwort nein“, sagte John.

Einmal mit Makrobiotik angefangen, kam John schnell wieder zu Kräften. „Johns Wahlspruch läßt keine Mittelmäßigkeit zu“, sagte Ingrid. „Einmal angefangen mit der Ernährungsweise und den täglichen Übungen, tat er all das in extremer Weise.“

John und Ingrid besuchten im Hause der Walkers Kochkurse und aßen dort auch drei bis vier Mal die Woche. Wenn Ingrid keine Zeit hatte, fuhr John auch mal mit dem Rad von Henningsville nach dem ungefähr 120 Kilometer entfernten Philadelphia.

Als Ingrid mit Makrobiotik anfing, war sie noch voller Skepsis, was die Inhalte der Ernährung und der Philosophie betraf. Sie hoffte, daß es John psychologisch helfen könnte, was wiederum einen guten Einfluß auf den Krebs haben würde. Mehr hätte sie nicht erwartet. Doch wie so die Wochen vorbeistrichen, sah sie, welch kraftvolle Auswirkungen die Nahrung auf sie beide hatte. „Ich konnte sehen, daß die Ernährungsweise ihre Wirkung tat“, sagte Ingrid. „Alles, was Denny oder die Walkers ankündigten, daß es geschehen würde, geschah ihm auch. Wenn sie mir empfahlen, ihm ein bestimmtes Nahrungsmittel gegen ein wiederkehrendes Symptom zu geben, funktionierte dies. Ich war zu Beginn äußerst skeptisch, aber ich konnte sehen, daß es ihm viel Gutes tat. Es half sogar mir, mich besser zu fühlen.“

Am Ende des Sommers 1980 fühlte sich John fast wie ein Elch-Bulle. Er ging schon immer gern wandern. Er liebte den Apalachian Trail. Es gab ein 60 Kilometer langes Teilstück, das er schon lange wandern wollte. Jetzt, glaubte er, war die Zeit dazu gekommen. Entgegen Ingrids Rat machte er sich auf den 60 Kilometer langen Ausflug. Er sagte Ingrid, sie solle ihn am folgenden Tag am Ende der Strecke treffen. Er nahm seinen Hund als Begleitung mit.

„Am folgenden Tag traf ich John am Ende des Wanderpfads“, sagte Ingrid. „Der Hund war erschöpft, aber John fühlte sich prächtig und munter. Ich mußte dem Hund ins Auto helfen, während John Witze riß. Er verblüffte mich immer mit seiner Energie, bevor er Krebs hatte, und jetzt sah ich, daß er seine normale Kondition fast schon wiedererlangt hatte.“ Täglich ging John zur Gymnastik. Er konnte es selber nicht fassen, daß er sich nach so kurzer Zeit so gut fühlte.

„Nach einer Woche makrobiotischer Ernährung fing ich an, mich besser zu fühlen“, sagte er. „Von Anfang an hatte ich mehr Vitalität, ich fühlte mich einfach glücklicher und stärker. Ich hatte einfach vom ersten Moment an eine sehr positive Einstellung."

„Ich dachte nie wirklich, daß er sterben würde", sagte Ingrid. „Ich versuchte mir auszumalen, wie es ist, wenn er stirbt, doch es gelang mir nicht. Ich sah ihn immer lebend."

Im Mai 1981 ließ John einen zweiten Bluttest machen. Es gab keine Anzeichen mehr für Krebs. Seit einem Jahr nahm er keine Medikamente mehr ein, auch keine Chemotherapie. Inzwischen nahmen seine Kräfte in großen Sprüngen zu. Der Tumor im Nacken war nicht mehr sichtbar. Er sagt, daß er sich heute besser fühlt als zu der Zeit, wo er in der Highschool Football spielte; weit mehr bedeutet diese Verbesserung seines Zustandes in Anbetracht der Prognose, die seine Ärzte abgaben, er würde voraussichtlich das Jahr 1980 nicht überleben. Häufige Versuche, die Ärzte zu kontaktieren, damit sie zu seiner Genesung eine Erklärung oder einen Kommentar abgäben, erwiesen sich als zwecklos. Wie auch immer, John verwahrt seine medizinischen Akten und ist glücklich, wenn er sie interessierten Medizinern zugänglich machen kann.

John hat vor, seine Brust röntgen zu lassen, vielleicht als letzten Beweis, daß er gesund ist. Irgendwann im kommenden Jahr. Dennoch, mit oder ohne Röntgen, niemand könnte ihm weismachen, in einem anderen Zustand als dem vollkommenen Wohlergehens zu sein.

Heute studiert John Makrobiotik am Kushi-Institut in Boston. Er hofft, die Makrobiotik nutzen zu können, um anderen, die ihren spirituellen Weg, ihren Lebensstil und ihre Gesundheit verändern möchten, behilflich zu sein.

An dieser Stelle mag man sich fragen: „Was ist denn die Ursache von der Genesung des John Jodziewicz?" Manche werden sagen, es sei die Chemotherapie, obwohl er nur vier Monate Chemotherapie gemacht hat und die Prognose sogar damit im besten Falle schwach war. Jemand anderer mag auf Johns spirituelle Haltung hinweisen und sagen, es sei ein Wunder gewesen, oder auf Ingrids Unterstützung und sagen, es sei die Macht der Liebe gewesen. Andere werden sagen, daß es die Heildiät gewesen sei, die die Genesung brachte. Wieder andere werden anführen, daß es sich lediglich um eine Rückbildung und somit eine vorübergehende Erscheinung handeln würde.

Es gibt noch einen anderen Gesichtspunkt, der die Rückbildung von Johns Krebs als das Resultat all dieser Faktoren zusammen sieht. Alle

Behandlungen, alle Liebe, seine Heildiät und seine grundlegende Achtung vor dem Leben und vor Gott, alles zusammen erwirkte die Verbesserung seines Gesundheitszustandes. Chemotherapie, die Ernährung, Ingrids liebevolle Unterstützung dürften allesamt, sofern für sich allein angewandt, versagt haben. In der Tat haben wir erlebt, daß jede dieser Methoden für sich allein bereits zu häufig versagte. Aber alle zusammen, gekoppelt mit Johns Bewußtsein, daß da etwas spirituell Höheres, Kraftvolleres ist, mögen sehr wohl seine Fahrkarte weg vom Tod und hin zu einem neuen Leben gewesen sein. Das macht Johns Fall hoffnungsvoll und wert zu studieren. Wenn nur eine einzige Person bahnbrechend ist und uns den Weg zeigt, können viele mit Sicherheit nachfolgen.

G. Tonias Sieg über Krankheit und Unfruchtbarkeit

von Thomas J. Monte
aus East West Journal *März 1982*

Eine klassische Familienszene. Zwei Kinder spielen auf dem Fußboden im Wohnzimmer. Taran, ein dreijähriger Junge, spielt geistesabwesend mit einer Spielzeugpistole, während seine einjährige Schwester Shayla quer durch das Zimmer hin zum Fenster watschelt, wo die Morgensonne hineinstrahlt und auf den Fußboden leuchtet. Tonia Gagne, 32 Jahre alt, läuft hinter ihrer Tochter her und schnappt sie sich schließlich. Behutsam legt sie Shayla auf den Boden und zieht sie fertig an.

Tonia macht einen Scherz, daß Mutter ja nie fertig wird mit der Arbeit, während sie eine zweite Nadel in Shaylas Windel steckt. Inzwischen hat Taran beschlossen, nach draußen zu gehen; als seine Mutter erklärt, er müsse noch damit warten, fängt Taran an zu schreien und umherzustampfen. Zur Beruhigung reicht Tonia ihrem Sohn eine Reiswaffel, und für den Augenblick scheint er zufrieden. Fünf Minuten später allerdings darf Tonia eine Rauferei zwischen Taran und Shayla um die Reiskekse schlichten, und in der ganzen nächsten Stunde wird sie alle paar Minuten geduldig alles, was sie tut, unterbrechen, um ihren Sprößlingen Frage und Antwort zu stehen.

Es stimmt, Mutter wird wirklich nie fertig mit der Arbeit, doch Tonias Lächeln schwindet darüber nicht. Irgendwo in ihrem Bewußtsein hört sie noch die Stimme ihres Arztes ihr sagen, sie würde wahrscheinlich niemals Kinder haben können.

Tonia ist schlank, 1,68 groß, hat langes, lockiges, schwarzes Haar, große, braune Augen hinter ihrer Brille und ein geneigtes, energisches Lächeln. Sie lebt mit ihrem Mann Steve und den beiden Kindern in einem zweistöckigen Haus in Jamaica Plain, einem Vorort von Boston.

Neun Jahre zuvor hatte Tonia die Diagnose gestellt bekommen, Endometriose zu haben, eine Krankheit, bei der sich Endometriumgewebe außerhalb der Gebärmutter auf der Uteruswand und rund um Därme und Eierstöcke bildet. Dieses Gewebe als Teil des Endometriums (= Gebärmutterschleimhaut) wird normalerweise abgestoßen und mit der monatlichen Menstruation ausgeschieden. Bei Endometriose jedoch bleiben Teile des Gewebes zurück und setzen sich im Becken fest, woraufhin es zu Blutungen, zu Schmerzen, zu unregelmäßiger und problematischer Menstruationsblutung und häufig auch zu Unfruchtbarkeit kommt. Heute weisen die Ärzte darauf hin, daß Endometriose bei Frauen in jugendlichem und mittlerem Alter praktisch eine Epidemie sei. Die Standardbehandlung bei dieser Krankheit ist die Entfernung der Eierstöcke — und somit der Empfängnisfähigkeit der Frauen. Manchmal können bestimmte Therapien und Eingriffe allerdings die Ausbreitung des sich einnistenden Gewebes zum Stoppen bringen. Dessen ungeachtet unterziehen sich viele Frauen gewohnheitsmäßig einer Hysterektomie, um das Problem ganz und gar aus ihrem Leben zu verbannen.

Als Tonias Ärzte entdeckten, daß sie an Endometriose leiden würde, begab sie sich in die Obhut der Chirurgie und bekam ihren linken Eierstock entfernt. Natürlich entschied der Chirurg auch gleich, ihr noch den Blinddarm rauszunehmen. 1976 teilten ihr die Ärzte jedoch mit, die Endometriose sei durch die erste Operation nicht geheilt worden, und empfahlen ihr, sich einer weiteren Operation zu unterziehen und auch den rechten Eierstock entfernen zu lassen. Sie sann darüber nach, wie es denn wäre, wenn sie die Operation haben würde, die ihr geraten war, doch sie entschied sich dagegen. Stattdessen nahm Tonia die makrobiotische Ernährung auf, eine Kost, die sich vornehmlich aus ganzem, vollwertigem Getreide und Gemüse zusammensetzt. Ein Jahr nach Beginn dieser Ernährungsform war die Endometriose verschwunden, und sie gebar ihren Sohn Taran. Drei Jahre später bekam sie ihre Tochter Shayla. Heute fällt die Diagnose der Ärzte für Tonia so aus, daß keinerlei Anzeichen von Endometriose erkennbar sind und auch keine Gebärmutterzysten, die man ihr fünf Jahre zuvor bescheinigt hatte.

Während Tonia mir ihre Geschichte erzählt, achte ich darauf, wie sie alle paar Momente unterbricht, um Tarans und Shaylas endlose Fragen zu beantworten. Da ist so eine ruhige Stärke in Tonia, eine Stärke von der Art, wie sie von innen heraus strahlt und nur mit Bindung an eine schwere

Aufgabe kommt. Das ist keine Frau, die es leicht gehabt hat; das ist eine Frau, die durch Erfahrung gelernt hat, ihre Prioritäten zu setzen. Und doch, dieser weit offene Blick in ihren Augen, das immer freundliche Lächeln, das scheint eine Art von jugendlicher und unschuldiger Frische auszustrahlen.

Sowas ist selten bei jemand, der einiges mitgemacht hat im Leben. Bei Tonia Gagne konnte nicht einmal eine sogenannte unheilbare Krankheit einen Sieg erringen; sie befreite sich selbst von einem Lebensstil, der dabei war, sie ins Grab zu bringen.

„Ich bin ein Mensch der Extreme", bekennt Tonia, „in mir ist ein Teufel und eine Nonne."

1968 verließ Tonia ihr Elternhaus in Long Island, New York, um ein College an der in St. Pauls (New York) gelegenen „State University of New York" zu besuchen. Für einen jungen Menschen, männlich oder weiblich, der noch nie getrennt von seinen Eltern gelebt hat, heißt College mehr als nur Erziehung; College drückt sich häufig aus in Flucht und Rebellion. In Teilen rebellierte Tonia gegen ihre Eltern, insbesondere gegen die Mutter, eine aufopfernde und religiöse Frau, die offensichtlich wenig zurückbekam für ihr Leben voller Elend. Tonia war nicht erpicht auf Elend; Tonia suchte den schnellen Weg.

Als sie aufs College kam, fand sie sich sofort mitten im Party-Leben. „Drogen habe ich keine genommen", sagt sie, „doch Trinken mochte ich." Nach ein paar Semestern an der Schule hatte Tonia ihren festen Freund, und im Januar 1971 stellte sie fest, daß sie schwanger war.

Sie hielt nichts von Abtreibung. „Ich habe immer geglaubt, daß das Leben in der Empfängnis beginnt," sagt sie. Doch weder darauf, ein Kind großzuziehen, war sie vorbereitet noch darauf, ihren Freund zu heiraten. Die Einstellung ihres Freundes war entsprechend. Also trug Tonia das Kind volle neun Monate aus, und nach der Geburt gab sie das Baby zur Adoption frei.

Ein Baby wegzugeben, das sie neun Monate in ihrem Leib getragen hatte, das war für Tonia weit mehr traumatisch, als sie jemals erwartet hatte. Irgendetwas in ihr zerbrach. „Es brach mir das Herz, das Kind wegzugeben; danach kam ich dann ganz schön komisch drauf," erinnert sich Tonia.

Es dauerte nicht lange, bis bei ihr Realitätsverlust einsetzte. Sie bekam das Gefühl, weit weg von anderen Menschen zu sein. Entfremdung stellte sich ein. Angst machte sie so bewegungsunfähig wie eine Zwangsjacke.

„Ich ging auf eine Party, die ein paar Freunde für mich gaben, und jemand goß etwas Wein ein," erinnert sie sich. „Ich sah zu, wie der Wein floß, und mit einem Mal sah ich, daß der Wein sich ganz langsam bewegte; jegliche Bewegung war ganz langsam geworden. Selbst Stimmen wurden plötzlich ganz langsam."

Dann bekam sie einen Nervenzusammenbruch.

Sofort lud ihre Schwester sie ein, zu ihr nach Gloversville, New York, zu kommen, wo sie Tonia behilflich sein und sie wieder gesund pflegen konnte. Tonia war einverstanden. Als sie dann aber nach Gloversville kam, befiel sie eine tiefe Depression, und mehrere schlimme körperliche Symptome begannen sich zu zeigen. Ihr wurde abwechselnd heiß und kalt. Ihr Menstruationszyklus kam völlig durcheinander, und sie litt unter vaginalem Ausfluß und qualvollen Krämpfen. Ferner hatte sie Kopfschmerzen und wurde schnell müde. Aufgrund ihres Geisteszustandes war sie bereits unter ärztlicher Fürsorge, mußte nun aber einen Gynäkologen aufsuchen.

Doch noch bevor sie zum Gynäkologen ging, entschloß sie sich, ihre Ernährungsweise umzustellen. Ihr früherer Freund aß Gesundheitskost, und er hatte ihr erzählt, daß bestimmte Nahrungsmittel sich nachteilig auf die Geschlechtsorgane auswirken würden. Sie wußte zwar nicht, ob er damit nun recht hatte oder nicht, entschied sich aber, in jedem Fall mit Fleischessen aufzuhören.

„Irgendwas in mir war eben dabei, den Zusammenhang herzustellen, daß Nahrung einen gewaltigen Einfluß auf die Gesundheit haben kann."

Mittlerweile war sie bei einem Gynäkologen, Dr. John Fernandez vom „Nathan Littauer Hospital" Gloversville, in Behandlung, und der teilte ihr mit, sie habe Endometriose und dazu eine Beckeninfektion. Er empfahl ihr eine Operation. Weil Dr. Fernandez aber wissen wollte, ob medikamentöse Behandlung das Problem lösen konnte, beschloß er, ihr sechs Monate Frist zu geben, bevor er operieren würde. Die sechs Monate verstrichen, und Tonias Zustand ergab keine Besserung. Im Juni 1972 operierte Dr. Fernandez Tonia und entfernte ihren linken Eierstock. Dem Eingriff folgte eine Hormontherapie mit Enovid-10, was verhinderte, daß Tonia einen regelmäßigen Menstruationszyklus hatte.

Nach mehreren Monaten, angefüllt mit Depressionen und schlechtem Gesundheitszustand, kam Tonia schließlich zu dem Punkt, daß sie sich kräftig genug fühlte, ihre Schwester wieder zu verlassen. In diesen Monaten begann sich ein starker Drang in ihr zu entwickeln, ihr Leben in Ordnung zu bringen. Außerdem bildete sich in ihr eine tiefe Sehnsucht nach der Entdeckung ihrer eigenen Spiritualität. Tonia hatte vom Zen-Center in San Francisco gehört, wo die Leute lernten, zu meditieren und sich gemäß dem spirituellen Weg zu entwickeln. Im Frühling 1973 sagte Tonia ihrer Schwester dankeschön und gab ihr einen Abschiedskuß. Dann machte sie sich auf nach San Francisco.

Kaum angekommen, machte sie dort mit einem Mann Bekanntschaft, der Makrobiotik praktizierte. Tonia hatte schon von Makrobiotik gehört und wurde neugierig auf diese Ernährungsweise und Philosophie. Nichtsdestotrotz fühlte sich Tonia, die portorikanischer, französischer und irischer Abstammung ist, immer noch zu der traditionellen Kochweise ihrer Mutter hingezogen. „Und eines der Dinge, die ich am meisten schätzte, waren gebratene Bananen", sagt sie und muß nun über ihre Worte lachen. „Als man mir zu verstehen gab, daß, wenn ich auf korrekte Weise Makrobiotik praktizieren wolle, ich auf gebratene Bananen würde verzichten müssen, sagte ich: ‚Oh nein, das nicht!'"

Also aß Tonia Naturreis, Misosuppe und Gemüse zusammen mit Milchprodukten, Zucker und gebratenen Bananen. Zu der Zeit entschied sich Tonia, die Enovid-10-Hormonbehandlung dranzugeben, und sie hat sie nie wieder aufgenommen. Noch allerdings wurde ihr Gesundheitszustand nach wie vor schlechter.

Zwei Jahre blieb sie im Zen-Center, wo sie meditierte und Zen studierte. Nach einer Weile begann ihr das langweilig zu werden, und sie fing an, sich nach Vergnügen zu sehnen. Vielleicht war das die teuflische Seite in ihr, die da im Begriff war, zu erwachen.

Also verließ Tonia das Zen-Center und wandte sich den Kasinos von Lake Tahoe, Nevada, zu, wo sie die nächsten neun Monate zubrachte „Partys feiernd und trinkend, Tag und Nacht. Das war eine tolle Zeit", sagt sie. „Im Rückblick verstehe ich allerdings nicht, wie ich diese Periode meines Lebens jemals heil überstehen konnte. Alles, was ich tat, waren Glücksspiele, Partys und Whiskytrinken."

Doch die tolle Zeit forderte ihren Tribut. Schon bald wurden die

Schmerzen im Bauch qualvoll. „Meine Perioden wurden furchtbar. Ich hatte viel und starken Ausfluß. Die ganze Zeit fühlte ich mich angespannt und gereizt. Ich wurde richtig krank."

Dann kamen auch die Depressionen wieder, und da war die Party vorbei.

Im April 1976 beschloß Tonia, in den Osten zurückzukehren und sich in Boston niederzulassen, wo sie Freunde hatte und wußte, sie würde für sich selbst sorgen können. Einige Wochen nach ihrer Ankunft in Boston suchte Tonia das „South Boston Community Center" auf, wo die Ärzte ihren Zustand als Endometriose und Gebärmutterzysten diagnostizierten.

„Mein Eierstock war fast auf Tennisballgröße angeschwollen", sagt sie. In dem Bemühen, sie von der Schwere ihres Zustands zu überzeugen, drückte Tonias Arzt von innen gegen den Eierstock, so daß der in obszöner Weise ihre Seite ausbuchtete. „Das war wirklich ein starkes Stück", berichtet sie.

Der Arzt bedrängte Tonia, sich einer Operation zu unterziehen, wobei der Eierstock und eventuell auch die Gebärmutter entfernt würden, das hing davon ab, was sie sehen würden, wenn sie sie offen hätten. Würde die Operation vorgenommen, verlöre Tonia natürlich jegliche Aussicht, nochmal Kinder zu kriegen, und müßte sich wieder einer Hormontherapie unterziehen. Trotz der Hormone würde bei ihr dennoch ein ziemliches Wachstum von Gesichts- und Körperbehaarung einsetzen, als Folge des Verlustes des weiblichen Hormons Östrogen, das zusammen mit den Eierstöcken aus ihrem Körper verschwinden würde.

Obwohl Tonia mächtig viel Angst davor hatte, was alles auf sie zukommen würde, entschied sie sich gegen die Operation. Sie wollte warten. Ihr war eingefallen, daß ihr jemand erzählt hatte, die makrobiotische Ernährung könnte wirksam sein gegen Endometriose. Also beschloß sie, es zu probieren. Gebratene Bananen adé.

Im Mai zog sie in ein makrobiotisches Studentenhaus in Boston und ernährte sich ein paar Monate lang streng makrobiotisch. Sobald sie jedoch ausschließlich makrobiotische Hauptnahrung aß — ganzes, vollwertiges Getreide, Gemüse, diverse gemüse- und sojabohnengestützte Suppen und Kondimente —, wurde sie ungeheuer krank.

Ich war so erschöpft, daß ich mich in keinem Job mehr halten konnte", sagt Tonia. „Ich war nur noch müde." In ihr entwickelte sich dieses schreckliche, quälende Gefühl, so als ob irgendetwas von innen her an ihren Därmen und Sexualorganen zerren würde.

Sie war nun am tiefsten Punkt ihres Lebens angekommen: krank, müde, ohne Arbeit und depressiv. Selbst Makrobiotik schien es nicht zu bringen. Sie dachte an die Operation, und dann dachte sie an all die Haare im Gesicht und am Körper und die Tatsache, daß sie wahrscheinlich nie ein normales Leben würde führen können. Sie dachte an Selbstmord.

Und dann schaltete sich das Schicksal ein.

Jennifer Brown, eine makrobiotisch lebende Freundin, machte Tonia das Angebot, sie aufzunehmen und für ihre Nahrung zu sorgen und für sie zu kochen, solange, bis es Tonia wieder besser ging. Jennifer bekochte und versorgte Tonia mehrere Monate. Nach und nach kehrten ihre Kräfte zurück, und sie begann sich besser zu fühlen. Als Tonia kräftig genug war, entschied sich Jennifer, aus ihrem Appartement auszuziehen, und Tonia übernahm die Wohnung. Im Sommer 1976 lernte Tonia Steve Gagne kennen, den sie schließlich heiraten würde.

Das nächste Jahr über arbeitete Tonia bei der East West Foundation (Organisation mit dem Ziel, Makrobiotik zu lehren) und aß weiterhin eine breitgefächerte, makrobiotische Kost. Ihre Kräfte waren zurückgekehrt, auch wenn sie gelegentlich noch Anfälle von Müdigkeit zu beklagen hatte. Auch der vaginale Ausfluß hörte nicht auf, und ab und zu litt sie weiter unter Krämpfen.

Zu jener Zeit ernährte sich Tonia gemäß der makrobiotischen Standardernährung, was vollwertige Mehlprodukte, Früchte, Öl und geringe Mengen Fisch mit einschließt. Tonia war sich nicht sicher, wie gut sie vorankam, hatte aber nicht das Gefühl, daß sie große Fortschritte auf die Gesundheit zu machte.

Im August 1977 entschlossen sich Tonia und Steve zu einer Beratung bei Michio Kushi, dem Präsidenten der East West Foundation, anläßlich des alljährlichen Sommerprogramms der Organisation in Amherst, Massachusetts.

„Ich saß mit Michio zusammen, und er schaute auf meine linke Hand und meinen linken Fuß“, erzählt sie mir. „Er sah in meine Augen, untersuchte mein Gesicht und sagte mir dann: ‚Sie haben Ihren linken Eierstock nicht mehr, richtig? Und der rechte Eierstock macht Probleme, richtig? Dann ist da ein Tumor im absteigenden Darm.‘ Dann sah er mich an und meinte: ‚Möglich ist, Sie haben Krebs.‘“

An dieser Stelle nahm Kushi ein Stück Papier und zeichnete ein Diagramm, das in exakten Proportionen all das beschrieb, was Tonia künftig essen sollte. Er versicherte ihr, sie müsse 60% ganzes, vollwertiges Getreide essen, der Rest sei Gemüse, Misosuppe und verschiedene Kondimente, und sie müsse alle tierischen Produkte meiden, vor allem Milchprodukte und Fleisch. Kushi versicherte ihr ferner, sie müsse so lange auf jegliches Öl, Mehlprodukte und Früchte verzichten, bis sich ihr Zustand gebessert habe. Er empfahl ihr regelmäßige heiße Bäder in Daikonblättern, welche seiner Meinung nach ihre Sexualorgane heilen würden. Ferner ermunterte er sie, ein Pflaster aus Tarokartoffeln auf den Bereich der Sexualorgane aufzulegen; sie solle dies regelmäßig tun, um die Beseitigung der Gewebeteile auf ihren Sexualorganen zu fördern, meinte er.

„Innerhalb von zwei Wochen, nachdem ich mit dieser Ernährung begonnen hatte, flauten die Schmerzen ab. In mir breitete sich Hochstimmung aus. Meine Energie stellte sich wieder ein, und eine Menge Sorgen waren verschwunden," sagt Tonia.

Nach mehreren Wochen des Fortschritts erlitt sie gelegentlich einen Rückfall. „Es fing wieder an, daß ich mich schwach fühlte, und dann dachte ich darüber nach, die Operation zu machen. Doch diese Rückfälle gingen rasch vorbei, und ich fühlte mich wieder gut."

Auch wenn sie mit der Heilkost, die Michio Kushi ihr gegeben hatte, unmittelbaren Fortschritt zu machen schien, Tonia mußte ihren ganzen Willen aufbieten, um dabei zu bleiben.

Es gab Zeiten, wo das Verlangen übermächtig wurde und sie irgendetwas außerhalb der strengen medizinischen Kost brauchte. Einmal war das ein Erdnußbutterkeks, ein andermal ein Carobkuchen, und beide Male, so Tonia, kehrten die Symptome der Endometriose zurück: Schmerzen, Krämpfe und „dieses quälende Gefühl". Jeder kleine Ausrutscher würde sofort die Symptome zurückbringen.

„Die eingeschränkte Kost, die Kushi mir gab, mußte ich zwei Jahre essen, dann konnte ich die normale makrobiotische Ernährung übernehmen," erinnert sie sich. „Manchmal mußte ich Desserts zubereiten für Steve, als wir verheiratet waren, und konnte sie selber nicht essen. Ich ging dann gewöhnlich in die Küche und weinte."

Nach und nach begann sich Tonias Empfinden für Nahrung jedoch zu verändern. Ihre Kochkünste wurden besser, und sie lernte Gerichte aus

Getreide und Gemüse zuzubereiten, die vielen der Nahrungsmittel ähnelten, nach denen sie so großes Verlangen verspürte. Bald begann sie den Duft zu mögen, den die Nahrung in ihrem Haus erzeugte, und nun dauerte es nicht mehr lange, da begann sie auch die Nahrung zu lieben. „Ich fing an, den einfachen Geschmack der makrobiotischen Nahrung richtig zu schätzen. Da fing ich an, die Ernährung zu lieben."

Etwa sieben Monate nachdem sie mit der strengen makrobiotischen Lebensweise begonnen hatte, stellte Tonia fest, daß sie schwanger war. „Ich war ja so glücklich. Ich war ja so dankbar, daß ich Michio Kushi gleich einen Brief schrieb, ihm zu danken für alles, für meine Gesundheit, für diese Erkenntnis, für mein Kind."

Sechs Wochen nach der Geburt ihres Sohnes Taran unterzog sich Tonia einer totalen medizinischen Untersuchung, doch ihr Arzt fand keine Anzeichen der Endometriose. Die Krankheit war weg. Und so war es auch mit vielen anderen Problemen in ihrem Leben.

Dr. Christiane Northrup, eine in Portland, Maine, praktizierende Geburtshelfer-Gynäkologin, bat das „Nathan Littauer Hospital" um Zusendung von Tonias Krankenunterlagen. Nun, das Material, das Frau Dr. Northrup von dem Krankenhaus erhielt, ist unvollständig. Gestützt auf die erhaltenen Informationen stellte Frau Dr. Northrup jedoch fest, daß „Tonias Fall sehr ungewöhnlich ist".

Es ist nicht überraschend, daß Tonias Endometriose 1976 zurückkam, nachdem fünf Jahre vorher die Operation stattgefunden hatte. „Auf diese Weise geht die Krankheit oft vor," sagte Dr. Northrup. „Gewöhnlich kommt es schlimmer", vor allem wenn die Person die Hormontherapie abgebrochen hat, wie Tonia es tat. Ohne solch eine Therapie gibt es keinen mildernden Faktor, um diese Krankheit unter Kontrolle zu halten, und so „werden die Symptome immer schlimmer, oft bis zu dem Punkt, daß eine Hysterektomie nötig wird," sagte Dr. Northrup.

Im Lichte all dessen stellte Frau Dr. Northrup fest, daß Tonias Genesung „offensichtlich ernährungsbezogen ist".

Heute sucht Tonia anderen all das zurückzugeben, was sie selbst bekommen hat. „Ich denke immer, was wäre, wenn die Leute diese Information von mir ferngehalten hätten? Wo wäre ich dann jetzt?"

Tonia und Steve Gagne halten regelmäßig Makrobiotik-Vorträge und -Kochkurse im Raum Boston ab, aber auch in anderen Städten. Tonias einst so rebellische Energie ist nun in andere Kanäle gelenkt, und ihre Beziehung zu ihrer Mutter ist nun geprägt von Liebe und Respekt.

Dadurch, daß sie ihr Wissen von Nahrung und Gesundheit teilt und sich selbst einbringt, findet sich Tonia auf der anderen Seite des Zaunes wieder, indem sie anderen hilft, die in Not sind, wie man ihr einst half. „Was mir bei all dem am meisten gefällt, ist die einfache Dankbarkeit, die Menschen ausdrücken. Sie sitzen da und essen ein einfaches Gericht, und ich sehe, wie es ihnen Woche für Woche besser geht; es steckt solch eine Belohnung darin, dieses Wissen mit anderen zu teilen und zu sehen, wie es ihnen hilft."

Ja, man muß nur ein paar Minuten in Tonias Heim verbringen, um das Zentrum ihres Lebens — Mutter sein — richtig einschätzen zu können. „Augenblicklich sind meine Kinder mein Leben. Doch selbst wenn sie mal erwachsen sind und fort, ich möchte, daß mein Leben immer Nahrung für andere bleibt."

H. Malignes Melanom (Stadium IV)

Virginia Brown, Tunbridge, Vermont

Es war am 28. August 1978, als mein Arzt im Burlingtoner Vermont Medical Center bei mir ein malignes Melanom im Stadium IV diagnostizierte. Bis dahin hatte ich gedacht, Krebs, das sei etwas, das ich nie haben würde. Zuerst war ich so von Schrecken erfüllt, als ich merkte und spürte, daß da etwas Fremdes in meinem Körper war, gegen das ich nicht kämpfen konnte. Das war sehr schwer für mich, da ich zu stolz bin, um mich gegenüber wem auch immer geschlagen zu geben.

Die Ärzte wollten die Lymphknoten entfernen und mich dann in diesem Sinne weiterbehandeln, und sie regten sich sehr auf, als ich mich widersetzte. Doch obwohl ich jahrelang im medizinischen Beruf ausgebildet wurde und tätig war, konnte ich da nicht mitmachen. Seit Jahren hatte ich mich für Alternativen eingesetzt, doch selber sie nicht wirklich praktiziert, und so glaube ich, daß ich — bei der schlechten Ernährung, der Frustration und dem Streß — den Krebs als eine Herausforderung bekommen habe.

Ich nahm im Sommer 1978 an der Amherst-Krebs-Tagung der East West Foundation teil, auf Anraten meines Sohnes und meiner Schwiegertochter, wurde davon sehr beeindruckt und begann noch am selben Tage mit der makrobiotischen Standardernährung. Zu dieser Zeit fiel es mir sehr schwer, Treppen zu steigen, und ich schlief den meisten Teil des Tages. Ich hatte keine Energie, keinen Ehrgeiz, und mein Geist war dumpf und unklar.

Innerhalb einer Woche stellte ich einschneidende Veränderungen bei mir fest, was mein Energie-Niveau, meine Einstellung und geistige Klarheit betraf.

Im September hatte ich einen Termin bei Michio Kushi. Ich erfuhr, wie ich zu essen und zu kochen hatte und ein normales, aktives Leben führen konnte. Ferner hatte ich eine Begegnung mit einem koreanischen Yogalehrer, der mir lindernde und kräftigende Körperübungen beibrachte. Auch meditierte und betete ich.

Ich war selber erstaunt über meine Ausdauer, die sonst nicht gerade meine Stärke war. Grenzte schon an Starrsinn. Meine Familie war mit meiner Entscheidung voll und ganz einverstanden und half mir in jeder erdenklichen Form.

Ich habe alle Höhen und Tiefen durchschritten — Wut, Heulen, Schmerzen, Verspannung, Trauer und Hoffnungslosigkeit, doch auch Momente der Dankbarkeit. Es war zweifellos eine Herausforderung!

Alles über die makrobiotische Lebensweise zu lesen, was ich kriegen konnte, war eine große Hilfe für mich. Durch meine Erfahrung bedingt, war es für mich ganz besonders schwer, andere geliebte Menschen den Weg der Chemotherapie und Bestrahlung gehen und so sehr leiden zu sehen.

Im Oktober 1979 teilte Michio Kushi mir mit, ich sei geheilt. Ich esse und lebe nach wie vor weiter makrobiotisch, denn ich habe noch viel vor. Außerdem kann ich behaupten, dankbar zu sein, die Krankheit gehabt zu haben und das Wunder der Heilung erfahren zu haben sowie die Erkenntnis, daß wir das sind, was wir essen, und uns und die ganze Welt verändern können.

Im Herbst 1979 konnte ich zu meiner größten Freude an dem Level-I-Kurs des Kushi-Institutes Boston teilnehmen und im Lager der Naturkostfirma Erewhon arbeiten. Erlebnisse und Leute dort waren wundervoll, und ich bin jetzt sehr beflügelt, meine Erkenntnisse anderen mitzuteilen.

Meine Liebe und meinen Dank an alle.

I. Leukämie

Paul Marks
(Der folgende Artikel von Dana Robinson *stammt aus dem Makrobiotik-Magazin MACROMUSE.)*

Bis 1970, wo er 13 Jahre alt war, ist Paul Marks ein gesunder, aktiver Junge gewesen. Doch in diesem Jahr begann er sich schwach zu fühlen, machte Bekanntschaft mit Kopfschmerzen und verlor an Körpergewicht; das Laufen fiel ihm schwer, und er begann leicht Prellungen zu bekommen. Diese Symptome führten dahin, daß eine Diagnose auf akute lymphatische Leukämie gestellt wurde. Die Überlebensrate für diese Art Leukämie lag damals nur bei 10%.

Paul begann sofort mit einem Chemotherapie-Programm. Anfangs verlor er weiter an Gewicht und bekam Brechreiz und Haarausfall, typische Nebenwirkungen bei Chemotherapie. Doch der Krebs kam zur Rückbildung, eine Tatsache, die Paul nicht nur den Medikamenten, sondern auch der starken Heilungs-Energie, die er von seiner Mutter erhielt, zuschreibt.

Auf die Frage, warum sich seiner Ansicht nach diese lebensgefährliche Kondition bei ihm entwickelt hatte, sagte Paul: „Ich hatte die normale amerikanische Standardernährung gegessen, auch Junk-food, und meine Eltern standen vor den Scherben ihrer Ehe. In der Schule fühlte ich mich immer total schlecht. Alles war sehr stressig." Weiter sagte er: „Es ist nicht eines allein, was die Krankheit bewirkt, sondern alles, was du aufnimmst. Das ist alles Nahrung, in gewissem Sinne."

1974 zogen Paul und seine Mutter nach Los Angeles, wo er weiter normal lebte. Drei Jahre danach — er war nun schon sieben Jahre auf den Anti-Krebs-Medikamenten — beschloß er mit Unterstützung seiner Mutter und seines Arztes, mit der Chemotherapie aufzuhören. Obwohl es kaum verläßliche Zahlen gab, die seine Entscheidung stützen oder verwerfen konnten, schien die Überlebensrate bei Leuten, die fünf Jahre nach Anfangsdiagnose lymphatische Leukämie noch am Leben waren, vielversprechend.

1979 entschloß sich Paul, nach Israel zu gehen, „um meine jüdischen Wurzeln neu zu entdecken und zu vertiefen, um Teil einer Gemeinschaft zu werden, um den Platz, wo ich hingehöre auf der Welt, zu finden.“ Doch nach gerade mal zwei Monaten begann sich sein Zustand rapide zu verschlechtern. Zuerst fing der Rücken an weh zu tun; daraus entwickelten sich Krämpfe; schließlich war sein ganzer Körper von starken Schmerzen überschwemmt. Tests bestätigten, die Leukämie war wieder da, Rückfall.

Er kehrte sofort nach Los Angeles zurück, wo die Chemotherapie wieder aufgenommen wurde. Die Medikamente waren so stark, daß Paul benommen war; eine Spritze lag griffbereit neben seinem Krankenhausbett für den Fall, daß sein Herz zu schwach würde. Lumbalpunktionen zeigten maligne Zellen in seiner Wirbelsäule, und er bekam sechs Wochen lang Bestrahlungstherapie, viermal die Woche aufs Gehirn gerichtet. Diese Maßgaben waren noch mild verglichen mit einer Alternative, die Paul nachdrücklich zurückwies: eine Knochenmarktransplantation, wobei sein Knochenmark bestrahlt und zerstört worden wäre, gefolgt von der Implantation von etwas Knochenmark seiner Schwester, welches sich dann hoffentlich vermehren und sein eigenes Knochenmark verdrängen würde.

Der Wendepunkt in diesem Alptraum ergab sich, als er einen vom Krankenhauspsychiater empfohlenen Arzt traf. Der Arzt, ein begeisterter Anhänger von Yogananda, ermutigte Paul, im Umgang mit seiner Krankheit nach alternativen Methoden Ausschau zu halten. Paul begann zu meditieren und wendete die Visualisationstechnik nach Simonton an, um seinen Körper zu kräftigen. Als sich der Arzt für einen Ortswechsel entschied, überwies er Paul an das Zentrum für Heilkünste (Center for Healing Arts) in Los Angeles. Dieses Zentrum wurde für Paul zur zweiten Heimat, ein Ort, an dem er andere Schwerkranke treffen konnte, eine Klinik, die ihre Patienten ermutigte, New Age-Heilmethoden auszuprobieren.

Im Frühling 1981 entschloß sich Paul, in Washington, D.C., Makrobiotik zu studieren. Im Oktober traf er sich mit Michael Rossoff. Paul wurde ermutigt, eine Ernährungsweise zu pflegen, die großen Wert auf die richtige Zubereitung und Auswahl der Nahrungsmittel legte. In diesem Winter hatte er überdies zweimal eine Begegnung mit Michio Kushi.

Im Februar 1982 hörte Paul völlig damit auf, die Chemotherapie-Mittel zu nehmen, und zum Frühling hin fühlte er sich sichtlich kräftiger. Dennoch spürte er das Bedürfnis nach mehr Unterstützung und kam zu dem Schluß, daß Boston der richtige Ort für ihn sein könnte.

Paul schrieb sich für den Level-I-Sommer-Intensivkurs am Kushi-Institut ein. Er konnte im Studienhaus wohnen, das war eine ideale Umgebung für ihn. Wie er bestätigt, ist es schwieriger, Krankheit in Gesundheit zu verwandeln, wenn man nur mit den eigenen Zubereitungen arbeitet. Paul begann, im Shattuck-Hospital in Boston zu arbeiten, und zwar kochte er zusammen mit fünf anderen makrobiotische Gerichte für die Belegschaft des Krankenhauses. Weiterhin nahm er abends an den Level-II-Klassen am Institut teil. Er fühlte sich schon viel kräftiger.

Zusätzlich zur makrobiotischen Ernährung erhielt Paul Akupunkturbehandlungen und chinesische Kräuter. Er vertraute darauf, daß „Krankheit eine Gnade Gottes ist. Mein Leiden hatte einen Sinn und förderte meine Entwicklung.“ Er fuhr fort: „Eine Menge Leute auf Chemotherapie glauben, es sei zu spät für Veränderungen, doch das stimmt nicht. Die Leute müssen loslassen und sich ihrem höheren Selbst ausliefern.“

Kommentar von Paul Marks: Im September 1984 begann ich, Kochklassen am Macrobiotic Learning Center zu geben, einem Internatsprogramm bestimmt dafür, Leuten die praktischen Anwendungen der Makrobiotik zu Hause zu zeigen. Jetzt spüre ich das Bedürfnis, meine Fähigkeiten in ganzheitlicher Gesundheitspflege zu entwickeln, und so habe ich beschlossen, mich an einer Akupunktur-Schule einzuschreiben.

Ich empfinde tiefe Dankbarkeit den Kushis gegenüber für ihre unermüdlichen Anstrengungen, ihren Traum zu verwirklichen, und allen Lehrern und Freunden gegenüber, die daran arbeiten, Gleichgewicht wiederherzustellen und Frieden über die Welt zu bringen.

J. Schilddrüsenkrebs, fibroepithelialer Tumor

Diane Silver, Thornhill, Ontario, Kanada

Als Kind wurde ich „ausgewogen ernährt" (nach modernem Verständnis) und bekam während meines Wachstums viele Vitaminpräparate. Ich war hübsch oft krank als Kind; ich erinnere mich an Erkältungen, Ohrenschmerzen, sowas in der Art. Als ich zwei Jahre alt war, hatte ich eine ganz schlimme Lungenentzündung und bekam ein Sulfonamid, was damals ja noch ganz in den Anfängen steckte. Im Alter von vier Jahren bekam ich Mandeln und Polypen rausgenommen. Letztere wuchsen nach, und als ich zehn war, wurden sie nochmal entfernt, durch experimentelle Radium-Bestrahlung.

Ich hatte große Mühe, in der Sportschule mit den anderen Studenten mitzuhalten, doch ich schaffte es und wurde eine sehr gute Schwimmerin. Mein soziales Leben war auch sehr lebhaft. Bis zum Alter von 19 wurde ich in der Ganztagsschule unterrichtet, und mit 20 habe ich geheiratet. 1960 brachte eine Routineuntersuchung einen stark wachsenden Leberfleck auf der Stirn zum Vorschein. Er wurde entfernt und als malignes Melanom diagnostiziert.

1969 wurde ein großer fibroepithelialer Tumor aus der Gebärmutter entfernt. Vor dem Eingriff war mein Blutbild bis auf 30 runter; im Hospital blutete ich, wurde ohnmächtig und für tot erklärt, und habe es doch überlebt! Anfang 1971 fand man in einem Lymphknoten am Nacken einen Tumor. Ich war in Sorge, es sei ein Melanom, und war erleichtert, als die Diagnose auf papilläres, follikuläres Karzinom der Schilddrüse lautete. Mein Arzt unternahm sodann zwei schnelle Schritte. Er sah die Objektträger im pathologischen Befund von meinem malignen Melanom durch und zeigte sie einem befreundeten Pathologen, der erklärte, es würde sich da um eine irgendwie fragwürdige Diagnose handeln. Außerdem schickte er mich fort zur Herausnahme meiner Schilddrüse und vieler Lymphknoten in meinem Nacken.

Zwischen 1957 und 1971 hatte ich Last mit mehreren anderen Beschwerden. Alle paar Monate plagte mich eine schwere, schmerzhafte Blasenentzündung, die mit irgendeinem Sulfonamid behandelt wurde. Ich hatte häufig wiederkehrende Anfälle von Lungenentzündung, wofür ich regelmäßig Antibiotika erhielt. Ich litt an schmerzhafter, unangenehmer Zwerchfellhernie. Mir wurde geraten, in sitzender Stellung zu schlafen. Ich hatte prämenstruelle Spannungen, Ödeme und starke Menstruationskrämpfe. Ich nahm harntreibende Mittel und Antibabypillen.

Zwischen 1971 und 1975 wurden Biopsien von weiteren Geschwülsten in Rücken- und Brustbereich vorgenommen, diese erwiesen sich jedoch alle als gutartig. Die meiste Zeit fühlte ich mich müde und schwer. Ich nahm noch gute 45 Pfund zu. Nach wie vor plagte mich meine Blase und die Zwerchfellhernie, und ich bekam immer wieder Erkältung und Lungenentzündung. Über drei Jahre hin ließ ich in unregelmäßigen Abständen Abstriche machen. Regelmäßig wurde ich auf Krebs hin untersucht, geröntgt und abgetastet.

Als der Herbst 1975 kam, war ich nun richtig krank! Mein Endokrinologe, der auch ein Studium der inneren Medizin hinter sich hatte, war sehr beunruhigt. Er verordnete mir eine komplette Serie Untersuchungen und Röntgenaufnahmen. Nach einer zystoskopischen Untersuchung erklärte mir der durchführende Urologe, ich hätte mich damit abzufinden, für den Rest meines Lebens Sulfonamide nehmen zu müssen, weil ich eine Harnröhrenverengung hätte, die chronische Infektionen verursachen würde.

Ich hatte ein intravenöses Pyelogramm (Nierenbeckenaufnahme nach intravenöser Zuführung des Kontrastmittels), welches einen Schatten auf einer der Nieren aufdeckte. Magendarmuntersuchungen und -abtasten auf Krebs im oberen wie unteren Bereich ergaben keine schlüssigen Ergebnisse. Auch mein Cholesterinspiegel war sehr hoch. Doch auf meine ständige Erschöpfung und die häufigen Anfälle von Lungenentzündung gaben diese Tests keine wirklichen Antworten. Mein Endokrinologe hielt es für besser, wenn ich die Pille absetzte, mein Gynäkologe schlug vor, die Pille zu wechseln, riet mir jedoch, die Medikation als solche fortzusetzen, weil ich wachsende fibroepitheliale Tumore hätte, deren Wachstum außer Kontrolle geraten würde, wenn ich damit aufhören würde.

Ende Oktober 1975 lag ich krank mit Lungenentzündung und wieder auf Antibiotika im Bett. Hinten am Nacken fühlte ich einen neuen Lymphknoten wachsen. Wochenlang lag ich da, und absolut nichts wurde irgendwie besser. Diese Krankheit schien so ganz anders; eine Besserung war nicht in Sicht, und meine Ärzte waren echt am Ende mit ihrem Latein.

Eines Tages bekam ich den Anruf eines freundlichen jungen Mannes namens Alan Ginsberg, er sollte Grüße von einem New Yorker Freund ausrichten. Er hörte mich nach Luft schnappen und husten und bemerkte: „Sie hören sich krank an." — „Ja, ich habe Lungenentzündung", schnarrte ich. „Wovon ernähren Sie sich denn?" — Mann, in den ganzen 38 Jahren meines Lebens hat mich noch nie ein Arzt danach gefragt, was ich esse.

Ich antwortete ihm, ich würde einiges an Hüttenkäse und Salat essen, und Unmengen von Grapefruit- und Orangensaft, „denn ich brauche Flüssigkeit". Er fragte mich, ob mir aufgefallen sei, daß neun bis 12 Grapefruits in den zwei oder drei Flaschen Saft enthalten seien, die ich jeden Tag verbrauchen würde; daß Grapefruits aus der heißen Klimazone kämen; „daß wir jetzt November haben und Sie im Winter in Toronto in Kanada sind und es sehr kalt ist, und weiter, daß Hüttenkäse und alle Milchprodukte Schleim im Körper bilden, und Sie können nicht noch mehr Schleim gebrauchen!" War das irgend so ein komischer Spinner, wunderte ich mich, oder machte das Sinn, was er da sagte?

War denn möglich, daß das, was ich aß, tatsächlich einen Unterschied machen konnte in dem, wie ich mich fühlte? Ich war wirklich sehr besorgt darüber, nicht gesund zu werden, und so entschied ich zuzuhören. Er fragte mich, ob ich irgendwelches ganzes, vollwertiges Getreide im Haus hätte; ich hatte gerade mal Haferflocken. Er riet mir, nichts wie Haferflocken zu essen, keine Milch, kein Zucker dazu, und das mehrere Tage lang, er würde sich dann wieder melden. Ich war ungemein skeptisch; doch nach ein paar Tagen mit nur Haferflocken war ich raus aus dem Bett, fühlte mich besser und bereit, weiter zu hören, was Alan mir zu sagen hatte.

Er erklärte mir die Grundlagen der Makrobiotik, und ich fing an zu lesen. Er stellte auch Behandlungen vor, die meine Energieströme wieder aktivieren könnten. Nach wenigen Monaten war ich kräftig genug, mit einer ganz einfachen Körperübung zu beginnen und wieder kurze Spaziergänge zu unternehmen. Etwas Skepsis war ja noch da, aber ich war fest entschlossen, einen ernsthaften Versuch zu wagen.

Ich stoppte alle Medikamente außer der Pille und dem Synthoid. Die Blasenentzündung kam nie mehr wieder. Ende Dezember 1975 hielt Michio Kushi einen Vortrag in Toronto und bestätigte mir alles, was Alan gesagt hatte. Ich wunderte mich über Kushi, denn er diagnostizierte alle meine Beschwerden einfach dadurch, daß er sich mein Gesicht anschaute und meinen Arm befühlte.

Kushi vertrat die Ansicht, mein Krebs sei noch da, und gab mir eine Liste mit Nahrungsmitteln, die ich essen sollte, und solchen, die ich meiden sollte. Er meinte, mit der Pille könnte ich wohl aufhören, nicht aber mit dem Synthoid. Noch im Februar informierte ich meinen Gynäkologen, daß ich die Pille absetzen würde. Er versicherte mir, ich wäre sehr bald wieder da zu einer Hysterektomie, da die fibroepithelialen Tumore nun ungehindert wachsen würden. Beim regelmäßigen Checkup im nächsten Jahr berichtete er, die fibroepithelialen Tumore seien weg, und daß ich besser in Form sei als all die Jahre zuvor. Mein Abstrich war normal und ist so geblieben. Seither macht mir meine Zwerchfellhernie keine Probleme mehr, meine Menstruation kommt und geht ganz ohne Schmerzen, Spannungs- oder Schwellungsgefühl. Ich bekomme keine Lungenentzündung mehr, wenn ich auch zuweilen Schleim aushuste ohne jegliches Gefühl von Kranksein. Geschwülste oder Tumore sind keine weiter gekommen. Selbst die Krampfadern in den Beinen sind weg.

Letzten Winter habe ich wieder mit Skilanglauf und Eislaufen angefangen. Früher war mir dauernd kalt im Winter. Heute macht es mir Spaß, in der Kälte draußen zu sein. Meine Einstellung und mein Körper, beides hat sich drastisch verändert; mein gesamtes Leben hat sich zum Besseren gewendet.

K. Gebärmutter- und Brustkrebs

Phyllis Crabtree, State College, Pennsylvania

Ich bin eine Mittelklasse-Hausfrau mittleren Alters, Kindergärtnerin, Ehefrau, Mutter und Großmutter. Im Oktober 1972 unterzog ich mich einer Krebsoperation, bei der Gebärmutter, Eierstöcke und Eileiter entfernt wurden. Im Januar 1973 wurde eine modifizierte Radikal-Mastektomie der rechten Brust vorgenommen. Von 100 Frauen, bei denen diese Operationen in dieser Reihenfolge durchgeführt wurden, überleben laut statistischen Voraussagen nur 15 länger als fünf Jahre.

Und warum bin ich noch am Leben? Meine Ärzte vertreten die Ansicht, das sei der Fall, weil die Operationen bei mir in so frühem Stadium der Krebsentwicklung stattgefunden hätten. Das könnte stimmen, da mein Sohn Philip mich davon überzeugte, daß es in meiner eigenen Verantwortung liege, gut auf mich aufzupassen.

Er begann diese Kampagne vor vielen Jahren, indem er mich drängte, makrobiotisch zu essen. Weiter untersagte er mir, irgendetwas von der Krankenhauskost zu mir zu nehmen. Er würde für mich zu Hause kochen und mir in einer Thermoskanne Misosuppe, Naturreis und Banchatee bringen. (Die erste, mir vom Krankenhaus angebotene feste Nahrung war Früchtekompott!)

Für meine erste Einlieferung mußte ich einen Lehrplan unterbrechen. Das dritte Mal war eine Notaufnahme am Neujahrstag. Sonntag, den 31. Dezember 1972 ging um zehn Uhr das Telefon. Der Chirurg meldete, bei genauerer Untersuchung müßten die Gewebsprobe von meiner rechten Brust und der Gefrierschnitt negativ beurteilt werden. Am 1. Januar kam ich ins Krankenhaus, und der Eingriff wurde am folgenden Tage durchgeführt.

Als die Operation vorüber war, hatte ich das Gefühl, als sei mein Körper verstümmelt worden. Ich war ganz und gar uneins mit meinem Körper; ich hatte das Gefühl, von ihm im Stich gelassen worden zu sein, als ich mir diese gräßliche Krankheit zuzog. Nun denn, noch waren mein Körper und ich zusammen. Ich lebte noch. Nun stand Heilung auf dem Programm.

Nun galt es, der Möglichkeit des eigenen Todes ins Auge zu schauen und an mir zu arbeiten. Ich war noch nicht bereit zu sterben. Leben, ja, das wollte ich. Die Schulmedizin hatte für mich alles getan, was sie konnte.

Im Sommer 1976 besuchte mich mein Sohn, nachdem wir uns jahrelang nicht gesehen hatten, und meinte, es gäbe da etwas, was er mir sagen wollte. Er wählte dafür den Flughafen als Ort aus, zum Zeitpunkt seiner Abreise.

Ganz kurz, das war seine Botschaft: Ich sei es doch, die die Pillen genommen hatte, ich sei es doch, die die Nahrung, die Getränke und all die Medikamente in meinen Mund steckte. Nun sei es an der Zeit, auch selber die Verantwortung für meine Gesundheit zu übernehmen. Was für ein ungezogener Bengel, will mir hier erzählen, daß ich für meinen Krebs selber verantwortlich sei! Dagegen verwahrte ich mich. Meiner Ansicht nach war das mit meinem Krebs auf Fehler des Arztes, womöglich auf Fehler vieler Ärzte, zurückzuführen.

Als mir dieser Gedanke wieder und wieder durch den Kopf ging, wurde meine Depression schließlich weniger. Die Feststellung, ich könnte mein restliches Leben selber kontrollieren, verminderte bei mir das Gefühl, in der Falle zu stecken, das Gefühl, nur gerade hilflos darauf zu warten, weiter gegen den Krebs zu kämpfen.

Die Wissenschaft sagt, der nächste Ort für Krebs bei Frauen, die die Pille und Östrogene hinter sich haben, sei die Leber. Ich hatte keine Lust, die nächste dafür zu sein. Im März 1977 nahm ich an der Pine Manor Krebs-Konferenz der East West Foundation in Boston teil. Ich hörte gut zu und traf eine Verabredung mit Michio Kushi. Ein Satz aus dem Gehörten ging mir nicht mehr aus dem Sinn: „Krebs-Opfer gibt es nicht, nur Krebs-Erzeuger."

Kushi gab mir einen genauen Ernährungsplan und legte mir nahe, erheblich disziplinierter zu essen, als ich es jemals in meinem Leben getan hatte. Die Tatsache, daß seine Sorge meiner Leber galt, spornte mich an, seinen Anweisungen Folge zu leisten. 1977 beim Amherst College-Sommerseminar war ich wieder dabei und lernte viel über mich selbst, Nahrung und Gesundheit; Kushi bedeutete mir, ich befände mich auf dem Weg der Besserung. Auch 1978 nahm ich dort wieder teil; Kushi betrachtete mich erneut und sagte, nun sei ich zu 80% geheilt, müsse aber nach wie vor sehr vorsichtig essen. Jetzt spüre ich, daß das Essen, die Körperübungen und das Meditieren nach dem makrobiotischen Plan für meine gute Gesundheit verantwortlich sind.

Ich bin der Makrobiotik für weitaus mehr dankbar als eine Krebs-Heilung. Für mich ergab sich eine Verbesserung bei meinen durch Osteoporose hervorgerufenen Rückenschmerzen und bei meiner chronischen Harnwegsinfektion, beides Beschwerden, die 30 Jahre gedauert hatten. Meine Migräne-Kopfschmerzen sind weniger geworden in Anzahl, Intensität und Dauer. Selbst meine Kinetose (Bewegungskrankheit) ist besser geworden.

Eine Krebsdiagnose ist ein verheerendes Ereignis für die Familie. Behandlung durch Operation, Röntgen und/oder Chemotherapie kann zum Alptraum werden, Genesung schwierig. Heilungsprozesse laufen weit besser fernab von Spannungen, in Gegenwart von Liebe.

Ich hatte viele Leute, die mir geholfen haben, allen voran meine Familie. Ohne sie hätte ich es nicht geschafft. Mein Dank gilt ihnen allen und Michio Kushi.

L. Gebärmutterkrebs

Elaine Nussbaum

Im April 1980 unterzog ich mich einem Diagnose-Verfahren, um herauszubekommen, welchen Grund die übermäßige und verlängerte Menstruationsblutung hatte, die mir widerfuhr. Der Arzt fand einen malignen (= bösartigen) Tumor — ein Karzinosarkom im Bindegewebe auf der Uteruswand. Ich erhielt 20 Bestrahlungen, eine Radiumeinlage, hormonelle Medikation sowie gleichermaßen orale und intravenöse Chemotherapie. Im August 1980 nahm der Arzt eine radikale Hysterektomie und eine Totalausräumung vor — Entfernung von Gebärmutter und Eierstöcken. Die Chemotherapie wurde fortgesetzt.

Im Mai 1982 begannen Schmerzen im unteren Rückenbereich, und trotz der Medikamente wurde es immer schlimmer. Ich konnte nicht mehr sitzen und auch nicht mehr liegen. Nach Tagen des aufrechten Stehens Tag und Nacht — schlafen ging nur im Stehen an der Schulter meines Mannes — wandte ich mich im August an einen Orthopäden. Dieser stellte eine Kompressionsfraktur fest und bemerkte ferner einen teilweisen Wirbelkörperkollaps. Zur Verhinderung eines totalen Wirbelkörperkollapses bekam ich ein Stützkorsett, das über der Brust anfing, bis in den Beckenbereich reichte und den Rücken umschloß.

Die Schmerzen wurden schlimmer und gingen auch in die Beine. Ich konnte nun auch nicht mehr stehen. Mein Mann setzte mich in einen speziellen Rollstuhl und versorgte mich rund um die Uhr mit starken Schmerzmitteln. Doch nichts konnte die Schmerzen stoppen.

Im September wurde ich zu weiteren Röntgenaufnahmen und Abtastungen ins Krankenhaus gebracht. Zusätzlich zu der Kompressionsfraktur und dem teilweisen Wirbelkörperkollaps zeigten diese Aufnahmen Krebs auf der Lendenwirbelsäule, Krebs auf der Brustwirbelsäule und zahlreiche metastatische Ablagerungen auf beiden Lungenflügeln.

Wieder bekam ich Bestrahlungen (fünfmal), dann Chemotherapie, dann wieder fünf Bestrahlungen, danach weiter Chemotherapie. Das gewöhnliche Programm bestand aus zehn Runden Chemotherapie, jeweils im Abstand von drei bis vier Wochen. Ich war erschöpft, müde und schwach, mir war übel und ich litt unter Schmerzen.

Im Januar 1983 hatte ich vier Runden Chemotherapie hinter mir, und wieder wurden Röntgenaufnahmen und Abtastungen vorgenommen. Die Tests zeigten, Aktivität und Fortschreiten des Krebses in der Wirbelsäule hatten weiter zugenommen, und der metastatische Krebs in den Lungenflügeln war unverändert geblieben.

Als ich Ende Januar die Post öffnete, schnitt ich mir mit einem Briefumschlag in den Finger. Da ich aufgrund der Chemotherapie so niedrige Blutwerte hatte, fehlten mir die Widerstandskräfte gegen die nun einsetzende Infektion. Aus dem Papier-Schnitt wurde ein zehntägiger Krankenhausaufenthalt, einschließlich vier Bluttransfusionen, gewaltige Mengen intravenöse Antibiotika und drei Tage Isolierung. Man stellte fest, die Chemotherapie, die ich bekam, war zu stark; man würde mir nun etwas weniger Giftiges geben.

Das war der Moment, wo ich wußte, die herkömmliche Schulmedizin würde mir nicht helfen können. Also sah ich mich nach Alternativen um, und meine Wahl fiel auf die Makrobiotik. Dr. Sattilaros Buch *Rückruf ins Leben* war eine starke Inspiration für mich, und ich hatte das Gefühl, wenn dieser Arzt aufgrund eines solchen Programmes wieder auf die Beine gekommen war, konnte ich das auch. Mitte Februar begann ich, mir Fleisch, Milchprodukte, Früchte und Zucker abzugewöhnen und die 38 Medikamente, die ich täglich nahm, auf Null zu reduzieren. Ende Februar war ich bei der makrobiotischen Ernährung angekommen.

Begonnen habe ich die makrobiotische Ernährung in einem Krankenhausbett, einem Rollstuhl und einem Stützkorsett. Nach einer Weile fing ich an, mit einer Krücke, dann mit einem Stock, zu gehen. Im April verschwand eine Harnwegstörung, die mich drei Jahre lang gequält hatte (das war ein Ergebnis der ersten Bestrahlung). Mitte Mai legte ich das Korsett ab. Am 22. Mai ging ich bereits ganz allein selbständig um den Block.

Im Juni legte ich meine Perücke weg; meine Haare, die durch die Chemotherapie alle ausgefallen waren, waren wieder so weit nachgewachsen, daß sie präsentabel waren. Ich gab das Krankenhausbett zurück, nahm das Autofahren wieder auf und setzte meine Studien für meine

Magisterprüfung fort. In sechs Monaten veränderte ich mich von einer kranken, depressiven, pillenschluckenden Invalidin zu einer glücklichen, optimistischen und sehr dankbaren Person ohne Schmerzen.

Die Nebenwirkungen der Ernährungsweise sind zumeist positiv gewesen. Ich hatte einige wenige Anfälle von Durchfall, Müdigkeit, Hautschuppen und anderen nicht schwächenden Formen der Ausscheidung. Die positive Seite: Ich erfreue mich bester Gesundheit, habe gut Energie und mein Körper funktioniert wieder perfekt, was Appetit, Schlaf, Ausscheidung und geistige Aufgewecktheit z.B. angeht. Und die Ernährung macht mir wirklich Freude — und meiner ganzen Familie auch.

Ich bekomme zwar keine Behandlungen oder Verschreibungen mehr, suche aber meine Onkologin noch von Zeit zu Zeit auf für Nachuntersuchungen. Und diese Ärztin meint, daß ich mich prächtig entwickeln würde.

Ich führe die Genesung von meinem Krebs allein auf die Makrobiotik zurück und habe die Hoffnung, daß meine Geschichte eine Quelle der Hoffnung und Inspiration für andere sein wird.

M. Metastasierendes Bronchialkarzinom, Hirnmetastasen, Lebermetastasen

Peter Voigt, Berlin, Oktober 1988

Ab August 1983 hatte ich die ersten deutlichen Symptome einer Erkrankung mit schneidenden Schmerzen in den Knochen und Gelenken der Beine, später auch in den Händen. Als Hochbauingenieur war ich gewohnt, Spezialaufgaben Sonderfachleuten zu überlassen, und delegierte mein Gesundheitsproblem anfangs vertrauensvoll an die Ärzte der Schulmedizin. Nach über einem Jahr ergebnisloser Untersuchungen und Behandlungen, zuletzt in einer Berliner Universitätsklinik, ließ ich mir bescheinigen, daß zumindest kein bösartiger Prozeß — sprich Krebs — vorläge. Aus dem Gesamtbild der Beschwerden ließ sich aber die Möglichkeit eines abnormen, psychogen-bedingten Schmerzerlebens nicht ausschließen, zu deutsch: Hypochonder. Man empfahl mir, zur Einsparung von Schmerzmitteln Psychopharmaka zu nehmen, die ich dankend zurückwies.

Die Schmerzen waren inzwischen unerträglich, trotz höchster Dosierung von Schmerzmitteln. Ich organisierte einen längeren Aufenthalt in einer renommierten, privaten Diagnoseklinik in Wiesbaden. Dort wurde am ersten Untersuchungstag ein ca. 14 cm großer Lungentumor festgestellt. Die Prognose war schlecht, nicht zuletzt wegen des Verdachts auf Rippenfellbefall. Von Wiesbaden aus verständigte ich schonend Ehefrau und Arbeitgeber, quälte mich nach Berlin zurück und ließ mich im Februar 1985 operieren.

Bei der Operation stellte sich heraus, daß der Krebs sich auf die Lunge beschränkt hatte, und man entfernte kurzerhand den ganzen rechten Lungenflügel. Die Tumorformel war ausgesprochen günstig. Ich ließ sicherheitshalber Computer-Tomogramme von Kopf und Abdomen anfertigen, die sich als unauffällig erwiesen, und verließ nach 50 Tagen leichtfüßig die Klinik. Die Knochenschmerzen waren schon nach der Operation wie weggeblasen. Sie treten in Zusammenhang mit Bronchialkarzinomen äußerst selten auf und werden am liebsten mit rheumatoider Arthritis verwechselt und — wie in meinem Fall — auch so behandelt. Viel häufiger sind Trommelschlegelfinger mit Uhrglasnägeln, die ich auch hatte, die aber von den betriebsblinden Sonderfachleuten nicht gedeutet wurden.

Aufgrund der ursprünglich schlechten Prognose war ich ziemlich fassungslos über den nun doch voraussichtlich glücklichen Ausgang der Erkrankung. Ich hatte mir vorgenommen, wieder in den Beruf zurückzugehen, sobald ich die Betäubungsmittel nicht mehr brauchte, die ich aufgrund der operationsbedingten Schmerzen noch nehmen mußte. Unsere Tochter war inzwischen als Austauschschülerin für ein Jahr in die Schweiz gereist, zu meinem Segen, wie sich später herausstellen sollte.

Im Oktober 1985 machten sich die ersten Anzeichen der Hirntumore bemerkbar: Kopfschmerzen, Schriftbildveränderung, Gangabweichung, Wortfindungsstörungen, Interesselosigkeit an der Umwelt und der eigenen Person. Ich machte mich auf den schulmedizinischen Weg, d.h. Augenarzt, EEC, CT. Ende Januar 1986 stellte sich dann im CT linksfrontal ein mandarinengroßes Gebilde dar, das sich relativ günstig entfernen ließ, einschließlich des zusätzlich freigelegten kirschgroßen. Der histologische Befund ergab dasselbe Ergebnis wie bei der Lunge ein Jahr zuvor: Adenokarzinom, wenig strahlensensibel und ziemlich zytostatika-resistent. Mir war inzwischen sonnenklar, daß noch weitere Organe befallen sein müßten, und ich bestand auf einem Computer-Tomogramm vom Abdomen. Das Ergebnis war wie von mir vermutet: multiple Lebermetastasen in beiden Leberlappen, Dekor Sternenhimmel, Lebenserwartung ungünstigenfalls einige Wochen, bestenfalls sechs Monate. Die Chemotherapie — lokal oder systemisch — lehnte ich ab, eine Bestrahlung erschien mir völlig sinnlos. Ich drängte auf Entlassung, ließ mir die wichtigsten Unterlagen aushändigen und verließ fluchtartig die Klinik.

Meine größte Sorge war, wie die Hinterbleibenden ohne mich fertig werden sollten. Unsere Tochter in der Schweiz mußte nun endlich eingeweiht werden. Sie trug es mit Fassung und versprach, sich nach alternativen Behandlungen umzusehen. Sie hatte nämlich von Krebserkrankten gehört, die mit einer bestimmten Diät ganz gut zurechtkämen. Nach einigen Tagen gab sie mir telefonisch die Anschrift eines Makrobiotik-Kochs aus Berlin durch, mit dem ich mich dann in Verbindung setzte.

Der Mann, ein Schweizer übrigens namens Hans Schmid, kam zu uns ins Haus, hielt eine Rede über Makrobiotik, Ordnung des Universums, Yin und Yang, fragte, ob ich das wollte, und betonte, kein Heilungsversprechen abgeben zu können. Ich wollte, meine Frau wollte, und schon ging es los, von heute auf morgen. Der Mann hatte gewisse Selbstzweifel, kannte Erfolge bei Krebskranken auch nur aus Büchern und vom Hörensagen während seiner Studien an den Kushi-Instituten. Er kam dann einige Male zu uns und demonstrierte meiner Frau die makrobiotische Standard-Ernährung. An den Instruktionen konnte ich zu der Zeit noch nicht teilnehmen. Bedingt durch die Kopfoperation und die damit verbundenen hohen Cortisongaben brachte ich 91 kg auf die Waage, sah ziemlich entstellt aus, litt an fürchterlicher Schwäche, hatte ständig Schmerzen trotz der Betäubungsmittel und verbrachte die meiste Zeit im Liegen.

Beim Lesen der *Kushi-Diät* und des Buches von Sattilaro *Rückruf ins Leben* gingen mir dann die Zusammenhänge auf, welches die Ursachen für meine Erkrankung waren: unangemessene Ernährungs- und Lebensweise; kein weiterer Täter als ich selbst war weit und breit in Sicht. Ich war vollständig im Ungleichgewicht und strebte nun mit den Möglichkeiten der Makrobiotik den Zustand der Mitte an.

Die Speisen waren anfangs gewöhnungsbedürftig. Nach kurzer Zeit der Sensibilisierung der Geschmacksnerven stellte sich Wohlgeschmack ein. Nach vier Wochen Makrobiotik hatte ich dann eine Beratung bei Steven Acuff in Kassel. Immerhin konnte ich schon wieder eine Tour selbst fahren, zurück fuhr der makrobiotische Koch-Instrukteur. Steven Acuff überprüfte die Aufzeichnungen der Mahlzeiten, befand sie für gut und gab einige Empfehlungen bezüglich der Nahrungsmittel und der äußerlichen Anwendungen. Er meinte, ich könnte es schaffen, mit der Makrobiotik den Krebs zum Verschwinden zu bringen, jedoch alle, die es geschafft hatten, hatten sehr gut gekaut. Ich hatte gerade die Schallgrenze von 50mal kauen erreicht und steigerte mich nun auf 100, 200, 300 bis 400mal, je nach Speise. Leichter fiel es mir, als mir der spirituelle Zusammenhang zwischen Kauen und Heilung bekannt wurde.

Ende Juni 1986 ließ ich die nächsten Kontrollen machen. Die Sternenhimmel-Konstellation war wie gehabt, beide Leberlappen unverändert voller Metastasen, aber nach vier Monaten Makrobiotik war zumindest keine Verschlechterung eingetreten. Ich hatte mit diesem Ergebnis felsenfest gerechnet, die Ärzte hingegen waren über mein Erscheinungsbild freudig erstaunt.

Im Juli 1986 hatte ich eine Beratung bei Michio Kushi in Lenk, Schweiz, anläßlich des Sommerlagers. Steven Acuff übersetzte von japanisch-amerikanisch ins Deutsche, Kushi untersuchte mich nach seiner Methode, ging die Liste der Standard-Ernährung mit uns durch und gab die für meinen damaligen Zustand erforderlichen Abweichungen an, mit zusätzlichen Empfehlungen für äußerliche Anwendungen. Nach der Prognose aus seiner Sicht befragt, meinte er optimistisch 60 zu 40 zu meinen Gunsten. Wir verabredeten uns für Oktober in Lyon.

Unser Tagesablauf zur Wiederherstellung des Gleichgewichts auf makrobiotischer Grundlage war damals recht spannend: Nach dem Aufstehen die Taropflaster abnehmen, Do-In-Übungen, Oki-Yoga-Übungen, Atemübungen, Ingwerkompressen, Ingwerabreibungen, Taropflaster auflegen, Kombupflaster auf den Kopf gegen die Kopfschmerzen, Lautmeditationen, endlich frühstücken. Anschließend die Mittagsmahlzeit zubereiten, der tägliche Schwächeanfall als Formtief, die Dauerschmerzen, die Betäubungsmittel, der Spaziergang oder das Radfahren, wiederum die äußerlichen Anwendungen, das Abendessen, das Abreiben usw... Wir waren mit dem Programm ziemlich ausgelastet.

Im September 1986 hatte ich eine Beratung bei Steven Acuff in Berlin im Zusammenhang mit einem Seminar. Er war ehrlich beeindruckt über die sichtbare Veränderung meines Zustandes, zumal er mir bei unserer ersten Begegnung im Mai 1986 nur geringe Chancen eingeräumt hatte, ohne es mir zu sagen. Ich hatte ca. 68 Pfund an Gewicht verloren, die ursprüngliche Form des Menschen kam wieder zutage, und ich fühlte mich relativ gut.

Die nächsten Kontrollen hatte ich für Anfang Oktober vorgesehen. Wegen des ungewöhnlichen Krankheitsverlaufs meiner Tumore bereiteten mich die Ärzte auf eine mögliche Verschlechterung vor, da ich nach ihren Erfahrungen „dran" sein müßte. Das Gegenteil war der Fall; im Gespräch äußerte man sich, daß eine rückläufige Tendenz erkennbar wäre. Die in der nächsten Nacht auftretende Kontrastmittelreaktion in Form eines cerebralen Krampfanfalls hatte die Folge, daß ich keine Betäubungsmittel mehr brauchte. Die Schmerzen sind zwar heute noch vorhanden, aber erträglich.

Ende Oktober 1986 war Michio Kushi wieder in Europa. Wir fuhren nach Lyon zur Beratung. Kushi gab neue Empfehlungen, lockerte etwas die Zügel auch bezüglich der äußerlichen Anwendungen und meinte lächelnd, daß sich aus schulmedizinischer Sicht ein kleines Wunder anbahnte, natürlich unbeeinflußt von der veränderten Lebensweise. Die Chancen waren auf 70% zu meinen Gunsten gestiegen, und wir verabredeten uns für Juni 1987 in Frankfurt.

Der Normalisierungsprozeß des Körpers kam jetzt ungehindert durch Betäubungsmittelgaben (extremes Yin) in Gang. Die nächsten Kontrollen im Januar 1987 zeigten keinen Befall der Leber mehr, der sich mit schulmedizinischen Methoden nachweisen ließe. Die äußerlichen Anwendungen stellten wir allmählich ein, eine Entlastung für meine Frau; ich selbst vernachlässigte das Kauen und höre in der Regel bei 100 bis 150mal auf.

Im Mai 1987 bestätigte sich bei einer weiteren Kontrolle der Befund vom Januar, und anläßlich eines Krebsseminars mit Steven Acuff in Berlin trug ich meine Erlebnisse mit der makrobiotischen Lebensweise den Anwesenden als überlebendes Beispiel vor.

Im Juni 1987 trafen wir dann Michio Kushi in Frankfurt. Er war erfreut, mich lebend zu sehen, gab neue Empfehlungen und las interessiert die neuesten Befunde. In diesen steht, daß sich die Lebermetastasen nach Umstellung auf die makrobiotische Ernährung zurückgebildet hatten. Wir hatten dann nach Aufforderung die Gelegenheit, unsere Erlebnisse den Seminarteilnehmern zu schildern. Aus der Sicht von Michio Kushi waren meine Chancen, den Krebs in den Griff zu bekommen, bei 90% angelangt.

Mitte Juli 1987 nahm ich die Gelegenheit wahr, Michio Kushi einen Zwischenbericht zu geben, anläßlich eines spirituellen Seminars in Kiental, Schweiz; ich wollte dort die fehlenden 10% über den geistigen Weg aufarbeiten.

Im Gefolge von Steven Acuff hatte ich dann im Oktober 1987 die Gelegenheit, mit meiner Frau an die Öffentlichkeit zu gehen und mit meiner Geschichte die Mitmenschen hellhörig zu machen.

Die Kontrollen lasse ich nun in größeren Abständen vornehmen; die letzte vom September 1988 zeigt unverändert keinen Befund mehr in der Leber und den anderen Organen.

Nach Rücksprache mit Steven Acuff habe ich mich vorsichtig an die Standardernährung herangearbeitet, und ich betrachte mich zwar als noch nicht geheilt, aber als relativ gesund. Ich betreibe intensiv das Studium der Makrobiotik, mache fernöstliche Körper- und Geistesarbeit, habe mich beim Aufbau eines Makrobiotik-Zentrums in Berlin im Rahmen meiner Möglichkeiten beteiligt und glaube an ein längeres irdisches Dasein. Meine Erfahrungen mit der Makrobiotik habe ich in epischer Breite als Erlebnisbericht vorbereitet zur Veröffentlichung in Buchform. Ohne die Unterstützung meiner Frau und meiner Tochter hätte die ganze Aktion nicht stattfinden können. Die Solidarität meiner Familie, die die gleiche Ernährungsweise praktiziert, war ein wesentlicher Faktor für meine Wiederherstellung.

N. Peripheres Bronchialkarzinom

Anton Ihring, Berlin 1989
verfaßt von Hans Schmid

Am 6. Mai 1987 stellte der Schmelzmeister Anton Ihring bei seiner Arbeit im Stahlwerk fest, daß er Blut hustete.

Drei Jahre zuvor hatte er von einem Tag auf den anderen seine Tagesration von 40 Zigaretten auf ungewöhnliche Art abgesetzt. Er trug die Zigaretten zwar immer bei sich, sagte sich aber jedesmal, wenn er Lust zu rauchen bekam: „Ich muß ja nicht jetzt rauchen, ich rauche später." Bis heute hat er nicht wieder geraucht.

Der lästige Dreck bei der Arbeit, die große Hitze und die unregelmäßige, strapazenreiche Schichtarbeit schienen Belastung genug für seinen zwar kräftig gebauten Körper. Als er nicht mehr rauchte, nahm er an Gewicht zu, bis er 92 kg wog bei 178 cm Körpergröße. Regelmäßiger Bierkonsum und Bonbons trugen das Ihre dazu bei. Die Angst, bald zwei Zentner zu wiegen, machte ihm zu schaffen. Doch plötzlich im Frühjahr 1987, ohne Grund, wie ihm schien, begann er, Gewicht zu verlieren, und war darob zuerst erfreut.

Der blutige Auswurf Anfang Mai veranlaßte ihn, die Arbeit niederzulegen und am darauffolgenden Tag einen Arzt aufzusuchen. In der Beurteilung der Untersuchungen vom 20. Mai am Universitätsklinikum Charlottenburg, Berlin, erbrachten die Ärzte mittels Computer-Tomographie den Nachweis eines peripheren Bronchial-Karzinoms von 7 x 3,5 x 1,7 ccm Größe. Die Ärzte wiesen auf die Dringlichkeit des Falles hin und empfahlen, so schnell wie möglich zu operieren.

Toni, wie ihn seine Freunde nennen, sagt heute: „Für die stand fest, es ist was Böses. Ich wollte erstmal nach Hause, um nach alternativen Heilmethoden zu suchen." Das Gesundheitsbewußtsein bei den Ihrings war so groß, daß seine Frau Astrid schon seit Jahren etwa 70% der Nahrungsmittel aus dem Naturkostladen bezog. Vor 10 Jahren schon besaß Astrid ein Makrobiotik-Kochbuch. Sie wollte auch danach kochen, doch wegen Tonis ständigem Schichtwechsel am Arbeitsplatz gelang ihr das nicht.

Auch hatten sie sich schon vor Jahren ein Buch von Paul Uccusic mit dem Titel *Naturheiler. Probleme und Erfolge am Rande der Schulmedizin* angeschafft.

Krebs war für Toni nichts Unbekanntes. In seinem Beruf sind in der jüngeren Vergangenheit vier seiner Kollegen an Krebs gestorben. Er sieht die Ursache u.a. in den Arbeitsbedingungen, der Bestrahlung durch den Lichtbogenofen und die Asbestschutzanzüge, die sie früher trugen.

Mit seiner Frau Astrid sprach Toni alsbald bei verschiedenen Ärzten vor. Der Grundtenor war überall der gleiche. Alle Ärzte rieten zur Operation, empfahlen aber in ihrer Eigenschaft als Naturheilärzte, eine Nachbehandlung mit Methoden der Naturheilkunde durchzuführen. Toni hatte in dieser Zeit auch mit Peter Voigt Bekanntschaft gemacht, einem Berliner, der bis heute mit viel Erfolg die makrobiotische Lebensweise bei seiner eigenen Krebserkrankung durchführt, und mit den Besitzern des auf Makrobiotik spezialisierten Naturkostladens *Sunrice* in Berlin. Schließlich gelangten sie dank der Yogalehrerin ihres Sohnes Rolf zu Tonis heutigem Hausarzt. Der Versuch einer telefonischen Anmeldung mißlang. „Wir sind überfüllt. Wir nehmen z.Zt. keine neuen Patienten auf." Toni gab nicht auf und ging persönlich hin. Hartnäckig schildete er an der Praxistür die Dringlichkeit seines Falles. Schließlich wurde er aufgenommen. Der Arzt riet aber ebenfalls zur Operation und zu einer Nachbehandlung mit ausschließlich Iscador. Eines stand nun fest: Nach der Operation sollte keine Bestrahlung oder Chemotherapie erfolgen.

Am 20. Juni brachte ihm sein Sohn Rolf, der ein Bücherantiquariat besitzt, das Buch *Zen Makrobiotik* von Georges Ohsawa. Auf dessen Grundlage begannen sie sogleich, einfache Mahlzeiten bestehend aus Vollkorngetreide und Gemüse zuzubereiten. Von der Yogalehrerin vernahmen sie bald mehr über Makrobiotik. Auch führten sie Gespräche mit einem anderen Krebspatienten, der mit der Schulmedizin und der Makrobiotik einschlägige Erfahrungen gesammelt hatte. Sie besuchten einen dreitägigen Makrobiotik-Kochkurs, wo sie einen Koch kennenlernten, der bei ihnen zu Hause zu kochen anfing und Astrid das Nötigste beibrachte. Als sich Toni entschloß, am 30. Juni ins Krankenhaus Heckeshorn am Wannsee in Berlin, einer bekannten Spezialklinik für Lungenprobleme, zu gehen, brachte man ihm von zu Hause täglich frische Mahlzeiten incl. frisches Wasser. Lediglich Teller und Besteck stammten aus dem Krankenhaus.

Am Mittwoch, dem 8. Juli, waren die Untersuchungen und Vorbereitungen für die Operation abgeschlossen. Da brachte Rolf das Programm des Makrobiotik-Sommerlagers in Lenk in der Schweiz, an dem Michio Kushi und andere Makrobiotik-Lehrer teilnahmen. Toni zögerte nicht lange und bat die Ärzte um Urlaub, da seiner Meinung nach vor und während des Wochenendes nichts mehr passieren würde. (Am Montag, den 13. Juli, wollte man noch eine Nadelbiopsie vornehmen, um festzustellen, um welche Art Tumor es sich handelte. Danach könnte die Operation dann stattfinden. Toni, der glaubte, noch Hoffnung haben zu können, daß es vielleicht doch kein Krebs sei, wurde vom zuständigen Oberarzt dieser Hoffnung beraubt, als dieser betonte: „Mit 99% ist es ein Tumor, der wegoperiert werden muß.") Die Ärzte berieten und Toni konnte fahren.

Am Freitag, dem 10. Juli nachmittags, saß er in Begleitung von Astrid in Lenk dem makrobiotischen Arzt Rik Vermuyten gegenüber. Aufgrund fernöstlicher Diagnose sagte Rik: „Sie sind stark genug. Sie könnten es ohne Operation schaffen. Eine Operation wäre auch später noch möglich." Darauf stellte Rik einen angemessenen Ernährungsplan zusammen.

Zurück in Berlin ging Toni am Montagmorgen sogleich zu seinem Hausarzt und bat ihn: „Behandeln Sie mich nach Ihrer Methode (mit Iscador), ich lasse mich nicht operieren." Danach meldete er sich im Krankenhaus Heckeshorn ab. Der zuständige Oberarzt dort meinte enttäuscht: „Eigentlich schade, ich habe Ihnen eine gute Chance ausgerechnet, 50:50, daß Sie die Fünfjahresgrenze erreichen können. Makrobiotik — da gibt es ja gar keine Statistiken." Toni antwortete darauf: „Ich werde es ausprobieren."

„Jetzt war ich erstmal aus dem Krankenhaus raus, da haben wir losgelegt mit der Makrobiotik", sprudelt Toni temperamentvoll hervor. „Astrid hat gekocht, alles frisch, morgens, mittags, abends, und ich habe gegessen. Niemand kann sich vorstellen, wieviel. Doch ich habe immer mehr abgenommen. Ich habe zweimal Umschläge gemacht am Tag, mit Tarokartoffeln. Das erste Mal morgens um drei Uhr, dann mich hingelegt für vier Stunden mit dem Umschlag, danach kamen eine halbe Stunde feuchtheiße Abreibungen am ganzen Körper. Nach dem Frühstück ging's hinaus zum Tautreten, barfuß. Ich wollte viel frische Luft, war viel unterwegs. Während des Mittagessens, das wegen des langen Kauens ein bis eineinhalb Stunden dauerte, hatte ich zum zweiten Mal einen Taroumschlag auf der Brust. Dann wieder raus an die frische Luft. Ich habe versucht, mich abzulenken."

Toni nahm immer mehr ab. Er wurde schwächer und schwächer. „Als es mir immer dreckiger ging, da gab's eine Zeit, wo ich mich fragte, werde ich die Natur, so wie sie sich jetzt präsentierte, im nächsten Jahr nochmals erleben?" erinnert sich Toni.

„Plötzlich ging's mir so dreckig, daß ich kaum mehr die Treppe hochlaufen konnte; das Taropflaster selbst anlegen, schaffte ich noch mit Müh' und Not. Aber ich zwang mich jeden Tag radzufahren, um an die frische Luft zu kommen."

Anfang August hatte er wieder angefangen, zähen, gelblichen Schleim mit Blut auszuhusten. Während drei Tagen hatte er sehr hohes Fieber. Das Körpergewicht war schon 20 kg weniger, jetzt bei 72 kg. Er ließ durch Rolf, seinen Sohn, einen qualifizierten Berater des Makrobiotik-Vereins rufen. Toni wollte auf keinen Fall einen Arzt sehen: „Er hätte mir ohnehin Antibiotika gegeben, das hätte aber nicht in meine Diät reingepaßt." Er hatte mit Beginn der Makrobiotik mit Ausnahme von Iscador sämtliche Medikamente abgesetzt, einen ganzen Haufen, die er teilweise 10 Jahre lang regelmäßig gegen zu hohen Blutdruck und gegen Bronchial- und Magenbeschwerden genommen hatte. Auch Beruhigungsmittel, um tagsüber oder nachts, je nach Schichteinteilung, schlafen zu können, gehörten dazu. Außerdem litt er an chronischem Durchfall.

Der Berater ließ sich Tonis Ernährungsweise schildern und studierte die Symptome. Er beruhigte Toni wegen der Gewichtsabnahme und empfahl, das Taropflaster vorübergehend abzusetzen. Es waren aber keine wesentlichen Änderungen notwendig. Ein starker Reinigungsprozeß schien in Gang gekommen zu sein. Der Husten hörte bald auf, das Fieber ging zurück und nach drei bis vier Wochen hatte sich sein Zustand soweit stabilisiert, daß Toni radfahren konnte und wieder viel mehr Luft bekam. Seine Zuversicht wuchs.

Am 9. September ließ er in einer Arztpraxis für Radiologie eine Röntgenuntersuchung vornehmen. In ihrem Befund weisen die Ärztinnen darauf hin, daß ein Tumor nicht mehr eindeutig festgestellt werden könne.

Am 24. September ließ sich Toni dann in der Geschwulstberatungsstelle des Krankenhauses Heckeshorn untersuchen. Im Bericht an seinen Hausarzt schreibt die Leiterin der Beratungsstelle, daß die Röntgenaufnahmen eine deutliche Verkleinerung des von den Ärzten des Universitätsklinikums Charlottenburg und des Krankenhauses Heckeshorn diagnostizierten Tumors erkennen ließen. Sie schreibt weiter: „Nach dem gesamten klinischen Verlauf zweifeln wir an der Diagnose eines Bronchialkarzinoms, zumal der Herd morphologisch nicht gesichert war." Toni fühlte sich bestätigt in seiner Entscheidung, sich nicht operieren lassen und für sein Leiden eine elegante Lösung gewählt zu haben, die sich an einer natürlichen Lebensweise orientiert.

Regelmäßig gingen Toni und Astrid zum Sonntagabendessen des Makrobiotik-Vereins, wo sie Gleichgesinnte trafen und Abwechslung in ihrem Speiseplan erfuhren.

Im Dezember traf Toni im Rahmen des 1. Makrobiotik-Winterseminars Steven Acuff, einen Makrobiotik-Lehrer aus Schweden, zur Beratung. Steven lockerte die Ernährungsweise, Brot und Nudeln kommen jetzt wieder auf den Tisch — eine Delikatesse, wie Toni meint, und er nahm in der Folge wieder ein wenig an Gewicht zu.

Am 16. Februar 1988 ließ er eine Computer-Tomographie machen, die keinen Nachweis eines Resttumors ergab.

Yoga, spirituelle Übungen, tägliche Abreibungen, frische Luft und angemessene Ernährungsweise prägen weiterhin Tonis Lebensstil. Er ist seiner Frau Astrid unendlich dankbar. Ohne sie hätte er das alles nicht geschafft, sagt er heute. Astrid ihrerseits sagt: „Ich wußte es, es wird gelingen." Toni: „Manchmal denke ich, es war ein böser Traum. Ich bin hart im Nehmen... man darf sich nicht aufgeben!"

O. Primäres Leberzellenkarzinom bei chronischer Hepatitis B

Jungsook Markgraf, Berlin 1989
verfaßt von Hans Schmid

Seit 1971 wurde die gebürtige Koreanerin Jungsook, Mutter von zwei Kindern und Krankenschwester von Beruf, aufgrund einer chronischen Hepatitis B, die als Berufskrankheit anerkannt wurde, regelmäßig ambulant untersucht. Außer einem Medikament, das auf pflanzlicher Basis beruht, wurde keine besondere Therapie durchgeführt. Der Leberfunktionstest war immer normal. Jungsook achtete somit nicht weiter auf ihre Krankheit.

1983 wurden die Blutwerte wieder schlechter. Als dann im November 1986 Blut abgenommen wurde, ergab sich ein ganz schlechtes Bild der Leberwerte; insbesondere eine starke Alpha-1-Fetaprotein-Erhöhung erregte Besorgnis. Jungsook war darüber informiert, daß bei einer chronischen Hepatitis Leberkrebs erwartet werden kann.

Im Universitätsklinikum Charlottenburg, Berlin, wurde, wie Jungsook berichtet, eine Blindpunktion der Leber zu histologischen Untersuchungszwecken vorgenommen. Die Untersuchung wurde nicht weitergeführt, weil die Ärzte, wie Jungsook sagt, gegen einen Ferienaufenthalt in ihrer Heimat Korea nichts einzuwenden hatten.

Während des Aufenthaltes in Korea trat im Mai 1987 plötzlich starke Atemnot auf. Sogleich suchte Jungsook ein Krankenhaus auf, wo ein ehemaliger Studienkollege inzwischen als Chefarzt und Professor arbeitete. Es wurden eine Computer-Tomographie und Blutuntersuchungen gemacht, die eindeutig auf einen faustgroßen Lebertumor hinwiesen. Da man in Korea keine Behandlungsmethode anbieten konnte, empfahl ihr Freund, zu einer Wahrsagerin zu gehen, um zu fragen, wie lange sie noch zu leben habe, oder aber sich in Deutschland nach einer geeigneten Therapie umzusehen. Daß im November eine Blindpunktion der Leber vorgenommen worden war bei einem derart erhöhten Alpha-1-Protein-Wert, hielt ihr befreundeter Arzt für einen Kunstfehler. Eine Blindpunktion vorzunehmen, wenn ein Tumor vermutet werden müßte, würde die Gefahr in sich bergen, daß Wucherungen den Tumor zum Wachsen brächten.

Zu einer Wahrsagerin ging Jungsook selbst nicht. Ihre Schwester ging hin und berichtete ihr, sie würde ein komisches Leben haben, aber sie könnte sehr lange leben. Jungsook traute den Worten ihrer Schwester nicht so recht und maß ihnen wenig Bedeutung zu.

Die Rückkehr nach Berlin führte Anfang Juni zu neuen Untersuchungen am Universitätsklinikum Charlottenburg, die nur bestätigten, was in Korea herausgekommen war.

Am 15. Juni ging ein Brief vom Klinikum an die Medizinische Hochschule Hannover, Abteilung Transplantations-Chirurgie. Darin steht: „Wir würden uns freuen, wenn die Patientin auch aus Ihrer Sicht für eine Lebertransplantation infrage käme." Dies sah man als „einzige Möglichkeit" und als dringlich an.

Am Tag darauf war Jungsook in Hannover zur Sprechstunde. Nach dem Gespräch entschied sie sich vorerst gegen eine Transplantation: „Ich wollte noch ein bißchen überlegen." Ihre Hausärztin unterstützte sie darin und empfahl ihr, ein Krankenbett zu suchen, wo sie in Ruhe überlegen konnte. Es bot sich die naturheilkundliche Abteilung im Krankenhaus Moabit in Berlin an.

Jungsook berichtet: „Drei bis vier Wochen habe ich überlegt. Das war gut, weil ich mich nicht um meine zwei kleinen Kinder sorgen mußte. Irgendwie ist mir klar geworden, daß mit der Schulmedizin nichts zu machen ist. Komisch, in Korea, als zum ersten Mal von Krebs die Rede war, stellte sich diese Sichtweise ein. Deshalb habe ich bei meiner Rückkehr nach Europa angefangen, Bücher zu kaufen über naturheilkundliche Behandlungen, und habe darin viel gelesen."

Da stieß Jungsook auch auf den Namen Michio Kushi, auf einen Auszug aus A. Sattilaros Buch *Rückruf ins Leben,* Dr. Morishitas Schrift *Krebs ist nicht unheilbar* und andere.

„Also durch Ernährung kann Krebs geheilt werden", erfuhr sie da. „Und so habe ich irgendwie diesen Glauben bekommen. Ich war nie ängstlich."

Eine Psychologin des Krankenhauses half ihr dann sehr dabei, die Gedanken zu ordnen. „Ich wußte nicht, wollte ich leben oder sterben. Was war denn? — Klar, einfach weiterleben. Was gibt es sonst? Erstmals begann ich, mir über Leben und Tod so richtig Gedanken zu machen." Rückblickend sagt Jungsook: „Ich wollte auch irgendwie beweisen, daß unheilbar heilbar gemacht werden kann. Ich sehe auch, daß vieles, was andere Leute als unmöglich betrachten, möglich ist. Irgendwie hatte ich diese Kraft; deshalb habe ich vor vielen Dingen wenig Angst. Was andere Leute für Norm halten, ist für mich nicht immer Norm. Norm ist für mich unwichtig. Meine Krankheit hat dieses Bewußtsein noch verstärkt."

Nach einer Computer-Tomographie vermuteten die Ärzte, daß der Tumor größer geworden war. Da nun die Entscheidung für eine Lebertransplantation erneut anstand, erfolgte am 4. August eine operative Untersuchung (Probe-Laparotomie), bei der der Versuch unternommen wurde, die Gefäßversorgung des Tumors zu begrenzen, um zu überprüfen, ob der linke Leberlappen alle Leberfunktionen übernehmen könnte, oder ob als Alternative, falls keine Tumorzellen außerhalb der Leber zu finden wären, eine Transplantation vorgenommen werden könnte. Die Operation zeigte aber nicht den gewünschten Erfolg. Es schien einige Wochen später, daß der Tumor trotz begrenzter Gefäßversorgung weiter gewachsen war.

Eine Transplantation schien nun außer Frage, wenn Jungsook noch länger leben wollte.

Am 19. Oktober wurden an der Medizinischen Hochschule Hannover eine zweite Laparotomie vorgenommen und Lymphknoten entfernt, um Sicherheit darüber zu gewinnen, daß sich keine Metastasen gebildet hatten. Nochmals bestätigte sich, daß eine Teilentfernung der Leber und die Übernahme aller Funktionen durch den verbliebenen linken Leberlappen, der aufgrund der chronischen Hepatitis B zirrhotisch verändert war, ausgeschlossen werden mußte. Da bei den anschließenden Untersuchungen keine Metastasenbildung außerhalb der Leber festgestellt wurde, waren die Ärzte bereit, eine Lebertransplantation vorzunehmen.

„Nach der zweiten Operation war es so schlimm!" berichtet Jungsook. „Ich habe so geschwitzt, ich war so durcheinander, ich war total geschwächt. Man wollte mich wieder ins Krankenhaus nach Berlin schicken, bis eine geeignete Leber gefunden sein würde. Doch ich wollte nach Hause."

Sie ließ sich zwar auf die Transplantationsliste setzen, doch die Vorstellung, mit der Leber eines anderen Menschen zu leben, fiel ihr schwer, das wäre nicht mehr sie selbst gewesen.

Im Krankenhaus Moabit hatte sie noch vor der ersten Operation die Ankündigung eines Vortrages gelesen, bei dem Peter Voigt, ein Berliner, den Verlauf seiner Krebserkrankung und seine makrobiotischen Heilbestrebungen schilderte. Sie entschied sich damals aber für den Besuch eines Konzertes eines amerikanischen Sängers in der Deutschlandhalle.

„Wenn ich zurückdenke, hatte ich mich damals eigentlich schon aufgegeben und glaubte, nicht mehr lange zu leben."

Zur selben Zeit hatte sie aber doch auch mit „Sunrice" telefoniert, einem auf Makrobiotik-Produkte spezialisierten Naturkostladen in Berlin.

„Die Frau dort war sehr liebenswürdig und ließ mir gleich Bücher über Makrobiotik zukommen, u.a. Dr. Sattilaros Buch und die *Kushi-Diät*."

Am 6. November, als sie, von der zweiten Operation geschwächt, aus Hannover zurückkam, wußte sie nicht recht, was nun werden sollte. „Innerlich habe ich gedacht, ich mache Makrobiotik", berichtet Jungsook. „Ich konnte mir vorstellen, daß Diät gut ist. Biologische Sachen sind eine klare Sache, langes Kauen ist eine klare Sache und Taropflaster, da konnte ich mir auch vorstellen, daß es wirkt."

Sie telefonierte dann wieder mit „Sunrice" und nahm Kontakt mit Peter Voigt auf, der ihr von seiner Krebserkrankung und seinen Erfahrungen mit der Makrobiotik berichtete. Ein erfahrener Makrobiotik-Koch stellte ihr die Lebens- und Ernährungsweise genauer vor und zeigte ihr und ihrem Mann anschließend, wie schlichte makrobiotische Mahlzeiten, die sie an ihre koreanische Tradition erinnerten, zubereitet werden sollten. Mit den Worten „Ich schaffe es!" begann sie mit der Makrobiotik.

Anfang Dezember nahm sie am 1. Makrobiotik-Winterseminar des Vereins „Makrobiotik in Berlin e.V." teil. Sie ließ sich von Steven Acuff, einem erfahrenen Makrobiotik-Lehrer aus Schweden, beraten und einen Speiseplan zusammenstellen. Schon während des Seminars, das eine Woche dauerte, verbesserte sich ihr Zustand von Tag zu Tag.

Am 6. Januar 1988 wurde im Krankenhaus Spandau eine Oberbauchsonographie vorgenommen. An der bekannten Größe des Tumors (7,8 x 5,6 x 7,3 ccm) hatte sich nichts verändert. Verändert in positiver Hinsicht hatte sich allerdings das allgemeine Wohlbefinden von Jungsook.

Sie besuchte im Februar ein weiteres Makrobiotik-Wochenendseminar mit Dr. Marc van Cauwenberghe, einem makrobiotischen Arzt aus Boston, USA. In der Beratung half er ihr, die Ernährungs- und Lebensweise zu festigen.

Seit dem 6. Januar 1988, in Abständen von drei Monaten, war mittels Oberbauchsonographie eine Verkleinerung der Tumorgröße festzustellen. Am 14. Juni 1989 betrug sie noch 3,4 x 3,1 x 3,1 ccm.

Inzwischen hat Jungsook viele Erfahrungen gemacht mit der makrobiotischen Ernährung und den Problemen, die dadurch im Alltag entstehen. Sie weiß inzwischen, was ihr bekommt und was nicht. „Ich finde es wichtig", sagt sie, „daß ich selber koche, dann weiß ich, was ich esse." Sie strahlt viel Dankbarkeit aus und gibt ihre Erfahrungen gern weiter, nicht zuletzt, weil sie als Krankenschwester auf andere Möglichkeiten hinweisen möchte.

P. Rückruf ins Leben? Einmal und nie wieder!

Mitten in den Vorbereitungen zur Veröffentlichung dieses Buches wurden wir von der Nachricht überrascht, daß Dr. med. Anthony J. Sattilaro im Sommer 1989 gestorben ist. Dazu schreibt Richard Theobald in der Ausgabe Winter '89/90 von DAS GROSSE LEBEN:

Dr. med. Anthony J. Sattilaro, Ex-Leiter des Methodist-Hospitals in Philadelphia, USA, wurde vor ca. 10 Jahren durch seine sensationelle Genesung von einer Krebserkrankung weltweit bekannt. Von seinen Kollegen aufgegeben, schaffte er es mittels makrobiotischer Ernährung, von Hodenkrebs und zahlreichen im ganzen Körper aufgetretenen Metastasen zu genesen. In seinem Buch *Rückruf ins Leben — die Geschichte meiner Krebs-Heilung (Recalled by Life),* das ein internationaler Bestseller wurde, beschrieb er seinen abenteuerlichen Weg zurück zur Gesundheit.

Selbst tief in schulmedizinischen Theorien verwurzelt, stellten sich jedoch bei ihm kurz nach seiner Genesung aufgrund nie ganz geklärter persönlicher Zweifel an der makrobiotischen Methode gravierende Nachlässigkeiten ein, was die weitere Ernährung betraf. Nach vielen Höhen und Tiefen, emotionaler wie auch gesundheitlicher Art, erkrankte Sattilaro vor zwei Jahren (1987) wieder ernstlich an Krebs. Die Tumore und Metastasen kamen zurück.

Seinen letzten großen Auftritt hatte Sattilaro im Sommer 1988 auf dem Summer-Camp in Becket, USA, wo er vor den versammelten Makrobioten eine leidenschaftliche Rede hielt, in der er ankündigte, er werde den Krebs ein zweites Mal besiegen. Aus informierten Kreisen war jedoch zu hören, daß seine ständigen inneren Zweifel ihn zu keiner konsequenten Gangart betreffs seiner Lebensweise kommen ließen, so daß er letztendlich den Kampf nicht gewinnen konnte.

Sattilaro starb im Sommer 1989 und überlebte seine ursprüngliche Diagnose (wenige Monate noch zu leben) immerhin um 10 Jahre.

In DAS GROSSE LEBEN Ausgabe Winter '88/89 schreibt der Makrobiotiklehrer Steve Acuff über Sattilaros letzten großen Auftritt auf dem Summer-Camp in Becket, USA, folgendes:

... auch vier ehemalige Krebskranke sprachen an einem Nachmittag über ihre Genesung. Zuerst erzählte die etwa 40jährige Elaine Nussbaum ihre beeindruckende Geschichte. Vor einigen Jahren saß sie nur noch, geschwächt von Unterleibskrebs und Knochenmetastasen, im Sessel und schluckte Schmerztabletten. Nach der Umstellung auf die makrobiotische Ernährung ging der Krebs schrittweise zurück, bis er ganz verschwunden war. Daraufhin stellte sich ihre gesamte Familie einschließlich Großeltern auf die makrobiotische Ernährung um. Elaine Nussbaum sagte zum Schluß, daß das beteiligte Krankenhaus nun ihre Telefonnummer an interessierte Krebskranke vermittelt.

Bei dieser „Krebsrunde" warteten alle gespannt auf die Rede des bekannten Dr. med. Anthony J. Sattilaro, um den es in letzter Zeit sehr still geworden war und der mehrere Jahre jeglichen öffentlichen Kontakt vermieden hatte. Seine offene und ehrliche Art imponierte den Zuhörern spürbar, als er von seinem gegenwärtigen Krebsrückfall erzählte. „Mein Experiment ist gescheitert", sagte er nüchtern.

Damit meinte er, daß er es nicht geschafft hätte, die makrobiotischen Ernährungsempfehlungen bei Krebs auf Dauer zu befolgen. Er hatte seine Ernährungsweise „gelockert" und regelmäßig etwas Hühnerfleisch und Molkereiprodukte in die Mahlzeiten einbezogen. Nun war der Krebs im unteren Rückgrat erneut aufgetreten, nachdem er sich 1979 völlig zurückgebildet hatte. Diese Genesung durch makrobiotische Kost schildert er in seinem bekannten Buch *Rückruf ins Leben.*

Er sagte: „Mir wurde klar, daß die makrobiotische Ernährungsweise den meisten Menschen zu fremd ist. Ich wollte durch meine Vorträge die Ernährungsgewohnheiten der allgemeinen Bevölkerung in Richtung „Vollwertkost" beeinflussen und entschied mich zur völligen Abwendung von der Makrobiotik."

Und genau das tat er. Auf die Frage, ob die makrobiotische Kost damals entscheidend zum Heilerfolg beigetragen hätte, antwortete er 1982 im Fernsehen mit einem klaren „Nein".

Nun will er sich konsequent makrobiotisch ernähren, um zum zweiten Mal den Krebs zu besiegen. „Ihr werdet mich nicht so leicht los“, meinte Sattilaro kämpferisch, „ich werde auch diesmal den Krebs heilen und dann im nächsten Buch die Makrobiotik unmißverständlich als Hauptursache dafür nennen.“ Zur Zeit wohnt er bei Freunden in Miami, Florida (USA), die für ihn kochen und ihn beraten.

Möge dieses Buch, das Dr. Sattilaro zur Makrobiotik brachte, all denen eine Alternative bieten, die wie er keine andere Hoffnung mehr haben, aber auch all jenen, die den Mut aufbringen, bereits Vorbeugung und Vorsorge zu betreiben, bevor ihnen der Tod im Nacken sitzt! Vorsorge durch gesunde Lebensweise erspart so unendlich viel Leid!

Literaturhinweise

Allgemeine Einführung

Acuff, Steve: *Das makrobiotische Gesundheitsbuch* — Goldmann 1989.
Aihara, Herman: *Säuren & Basen: Synthese aus dem westlichen Säure/Base-Modell und dem östlichen Yin/Yang-Prinzip* — Mahajiva 1988
Bradford, Peter & Montse: *Das makrobiotische Algen-Kochbuch* — Mahajiva 1987
Kushi, Michio & Aveline: *Das große Buch der makrobiotischen Ernährung und Lebensweise* — Ost-West-Bund 1988
Kushi, Michio: *Dein Gesicht lügt nie (Einführung in die fernöstliche Diagnose)* — Mahajiva 1986.
——: *Die Kushi Diät (Cancer Prevention Diet)* — Droemer Knaur 1984
——: *Der makrobiotische Weg* — Hermann Bauer 1986
Laridon/Maes: *Makrobiotisch kochen* — Goldmann 1983
Ohsawa, Georges: & Herman Aihara: *Makrobiotik: Eine Einladung zu Gesundheit und Glück* — Mahajiva 1984
Patzelt, Ljerka: *Krebs ist kein Feind* — Ost-West-Bund 1986
Sattilaro, Dr. med. Anthony J.: *Rückruf ins Leben — die Geschichte meiner Krebs heilung* — Mahajiva 1985
Simon, Paul: *Makrobiotik auf der Speisekarte* — Mahajiva 1988

Zeitschrift

—DAS GROSSE LEBEN— *Makrobiotik-Magazin* — Ost-West-Bund, ab 1986 vierteljährlich (mit aktuellem Terminkalender und Adressenverzeichnis aller deutschsprachigen Makrobiotik-Einrichtungen).

Auswahl weiterer grundlegender Schriften

Aihara, Cornellia: *Die Hohe Kunst des makrobiotischen Kochens (Ryori-Do)* — Mahajiva 1991
Aihara, Herman: *Milch, ein Mythos der Zivilisation* — Mahajiva 1985
Akizuki, Dr. med. Tatsuichiro: *Nagasaki 1945 (Schutz vor Radioaktivität durch makrobiotische Lebensweise)* — Ost West Bund 1989.
Benedict, Dirk: *Kamikaze Cowboy* — Mahajiva 1990/91.
I GING — Das Buch der Wandlungen (Übersetzung von Richard Wilhelm; Gesamtausgabe) — Diederichs 1956
Kushi, Aveline: *Aveline Kushi's großes Buch der makrobiotischen Küche* — Ost- West-Bund 1987
——: *Mit Miso kochen* — Pala 1986
Kushi, Michio: *Seminarreport Vaumarcus: Die physische geistige spirituelle Gesundheit durch die Makrobiotik* — Mahajiva 1984
——: *Das Buch der Makrobiotik* — Bruno Martin 1979/1987
——: *Das Dô In-Buch* — Bruno Martin 1980
——: *Natürliche Heilung mit Makrobiotik* — Ost-West-Bund 1981
——: *Handbuch der fernöstlichen Diagnose* — Ost-West-Bund 1988
——: *Orientalische Diagnose* — Pala 1986
——: *Die makrobiotische Hausapotheke — Nahrungsmittel in medizinischer Anwendung* — Ost-West-Bund 1985
——: *Makrobiotik: Der Weg zu Frieden und Harmonie* — Scherz 1988

Mendelsohn, Dr. med. Robert S.: *Trau keinem Doktor! Bekenntnisse eines medizinischen Ketzers* — Mahajiva 1988.
——: *Männermacht Medizin — Mal(e) Practice* — Mahajiva 1989/90.
——: *Wie Ihr Kind gesund aufwachsen kann... auch ohne Doktor* — Mahajiva 1990.
Morishita, Dr. med. Kieichi: *Krebs ist nicht unheilbar: Die verborgene Wahrheit des Krebses* — Mahajiva 1986
Muramoto, Noboru: *Heile Dich selbst* — Hugendubel 1980.
——: *Natürliche Immunität: Einblick in die Zusammenhänge zwischen Ernährung und AIDS* — Mahajiva 1990/91
Ohsawa, Georges: *Zen Makrobiotik* — Thiele 1980
——: *Das Wunder der Diätetik* — Ohsawa-Zentrale
——: *Krebs und die fernöstliche Philosophie der Medizin* — Ohsawa-Zentrale 1972
——: *Auch Sie sind Sanpaku* — Mahajiva 1990

Informationen über Makrobiotik

Nachfolgend sind einige Adressen deutschsprachiger Makrobiotik-Zentren, -Organisationen und -Beratungsstellen aufgelistet. Eine aktuelle, vollständige Adressenliste wird laufend im Makrobiotik-Magazin —DAS GROSSE LEBEN— veröffentlicht.

D-1000

Makrobiotik in Berlin e.V.
Schustehrusstr. 40
1000 Berlin 10
Tel. 030 - 341 98 15

D-2000

Ost-West-Zentrum e.V.
Eppendorfer Marktplatz 13
2000 Hamburg 20
Tel. 040 - 47 27 50

D-4000

Ohsawa-Zentrale J. Nakamura
Münsterstr. 255
4000 Düsseldorf 30
Tel. 0211 - 63 24 43

D-6000

Makrobiotik Lilienthal
Insterburger Str. 7
6454 Bruchköbel
Tel. 0 61 81 - 7 14 38

D-6800

Biologische Insel
Rheintalstr. 37-39
6830 Schwetzingen-Hirschacker
Tel. 0 62 02 - 30 16

D-7400

Arbeitskreis natürl. Lebensweise
Alteburgstr. 115/3
7410 Reutlingen
Tel. 0 71 21 - 23 91 15

A-2700

Naturkostfamilie
Grünangergasse 14
2700 Wiener Neustadt
Tel. 0 26 22 - 24 941-14

CH-3700

IMI
Kientalerhof
3723 Kiental
Tel. 033 - 76 12 41

Die Autoren

Dr. med. Keith Block erlangte seinen Bakkalaureus der Naturwissenschaften 1975 von der „University of Florida“ und der „University of London“. 1979 absolvierte er die „University of Miami School of Medicine“ und nahm an dem „Medical Residency Program“ am „Illinois Masonic Medical Center“ teil. Nach der Promotion verfaßte er Arbeiten über Immunisierung/ Infektionskrankheiten/ Ernährung. Er hat seine Privatpraxis in Evanston (Illinois, USA). Er praktiziert die makrobiotische Lebensweise seit 1975.

Dr. med. Marc van Cauwenberghe erhielt seine ärztliche Zulassung nach erfolgreichem Studium bis 1969 an der Universität von Gent, Belgien. Nachdem er eine Zeitlang als praktischer Arzt gearbeitet hatte, spezialisierte er sich und wurde Pathologe. Zu dieser Zeit wurde er durch die Schriften von Georges Ohsawa mit der Makrobiotik bekannt gemacht. Fasziniert durch Ohsawas Darstellungen der Philosophie der fernöstlichen und makrobiotischen Medizin, begann er selbst makrobiotisch zu leben und war beeindruckt von den allmählichen Fortschritten in seiner körperlichen, seelischen und geistigen Gesundheit. Überzeugt von Ohsawas Anspruch, daß Krankheiten durch Makrobiotik vorgebeugt oder geheilt werden können, suchte er nach dem besten Makrobiotik-Lehrer und stieß dabei auf Michio Kushi. Er studiert und arbeitet mit Kushi seit 1972. Er fungierte als Herausgeber zweier bekannter Grundlagenwerke von Michio Kushi: *Natürliche Heilung mit Makrobiotik* und *Die makrobiotische Hausapotheke.* Van Cauwenberghe hält regelmäßig Vorlesungen in Nordamerika und Europa und ist heute am Kushi-Institut (Boston, USA) als Makrobiotik-Berater und -Lehrer tätig.

Dr. med. Peter Klein absolvierte 1972 die „LSU Medical School“ und ein turnusmäßiges Medizinalpraktikum am „LAC-USC Medical Center“. Sein erstes Assistenzjahr machte er in der Psychiatrie des „Mt. Sinai Hospital“ in Los Angeles von 1973 bis 1974 und das zweite und dritte Assistenzjahr am „UCLA Veteran's Hospital“. Ferner erhielt er ein Forschungsstipendium in Kinderpsychologie am „Reis-Davis-UCS Medical Center“ 1976 bis 1977 und arbeitete 1977 bis 1979 im „Los Angeles Country Probation Department“. Er hat die medizinische Leitung im „Rica Regional Institute for Children and Adolescents“ in Rockville (Maryland, USA). Dr. Klein arbeitet mit den makrobiotischen Prinzipien seit 1975, seine medizinische Praxis beschränkt sich auf die Behandlung von emotionalen und mentalen Aspekten.

Haruo Kushi erhielt seinen B.A. 1978 vom Amherst-College. Er ist Ernährungswissenschaftler und Bakteriologe und arbeitet in der bakteriologischen Abteilung der „University of Minnesota's School of Public Health“. Er untersucht mit Ärzten die makrobiotische Kost an der „Harvard School of Medicine“.

Michio Kushi, geboren 1926 in Kokawa (Wakayama-Ken, Japan). Nach seinem Studium der Politikwissenschaft und des Völkerrechts an der Universität von Tokio übersiedelte er 1949 in die USA. Angeregt von Georges Ohsawas Ernährungslehren, widmete er sein Leben dem Studium der Anwendung der traditionellen Philosophie und Medizin, um die Probleme der modernen Welt zu lösen.

Anfang der 60er Jahre zogen Michio Kushi und seine Familie von New York nach Boston und gründeten *Erewhon,* den Naturkosthandelspionier in den USA, um biologisch gewachsene, vollwertige und natürlich verarbeitete Lebensmittel erhältlich zu machen. Während der letzten Jahrzehnte hielt Michio Kushi auf der ganzen Welt Vorträge über Ernährung, Gesundheit, Philosophie und Kultur und gab Tausenden von Menschen und deren Familien persönliche Ernährungs- und Lebensempfehlungen. 1971 gründeten Schüler von ihm das *East West Journal,* um Makrobiotik-Informationen bekannt zu machen, und 1972 wurde zur Verbreitung der makrobiotischen Lehre und Forschung die *East West Foundation* ins Leben gerufen. Heute gibt es etwa 500 lokale und regionale Makrobiotik-Zentren in den USA, Kanada und Europa sowie Teilen Lateinamerikas, im Mittleren Osten, in Asien und in Australien. 1978 gründeten Michio Kushi und seine Frau Aveline das *Kushi-Institut,* eine Ausbildungsstätte für Makrobiotik-Lehrer, -Berater und -Köche mit Sitz in Boston, London, Amsterdam, Antwerpen, Florenz, Paris und Barcelona. Als weiteres Mittel zur Diskussion der Probleme der Weltgesundheit und des Weltfriedens riefen die Kushis Makrobiotik-Kongresse in Nordamerika, Europa und der Karibik ins Leben, die jährlich stattfinden und von Delegierten aus vielen Ländern getragen werden.

In den letzten Jahren traf Michio Kushi mit Regierungsvertretern und Führungspersönlichkeiten aus dem Sozialwesen in den Vereinten Nationen (UNO), in der Weltgesundheitsorganisation (WHO), im Weißen Haus und in vielen internationalen Hauptstädten zusammen. Seine Seminare und Vorträge über Ernährungstherapie bei Krebs, Herzkrankheiten, AIDS und anderen Leiden haben Tausende von Ärzten, Krankenschwestern, Ernährungswissenschaftlern und anderen Menschen, die auf dem Gebiet der Gesundheitsfürsorge tätig sind, angezogen. Medizinische Forscher an der „Harvard Medical School", der Universität Tulane, der „School of Public Health" der Universität Minnesota, der Universität von Gent und anderen Universitäten, Spitälern, Gefängnissen und Schulen betreiben derzeit Forschungen über die Wirksamkeit der makrobiotischen Ernährung. 1985 wurde Kushi zum Präsidenten vom *Weltkongreß der alternativen Medizin* gewählt, einem Zusammenschluß von 300 Naturheil- und Gesundheitsvorsorge-Organisationen mit internationalem Sitz in Madrid.

Michio Kushi hat mehr als ein Dutzend Bücher veröffentlicht, darunter *Das Buch der Makrobiotik, Das große Buch der makrobiotischen Ernährung und Lebens-*

weise; Natürlich Heilung mit Makrobiotik, Die Kushi-Diät, Dein Gesicht lügt nie und weitere Werke, die bisher nur zum Teil im Deutschen erschienen sind (siehe Literaturhinweise). Er lebt mit seiner Frau Aveline und einigen ihrer Kinder in Brookline (Massachusetts, USA) und betreibt ein Lehrzentrum in Becket (in den wunderschönen Berkshire-Mountains in Massachusetts), als Möglichkeit zum zurückgezogenen Intensivstudium der Makrobiotik.

Dr. med. Robert S. Mendelsohn, angesehener, streitbarer Kinderarzt. Er war tätig als außerordentlicher Professor (Department of Preventive Medicine, Abraham Lincoln School of Medicine, University of Illinois), medizinischer Direktor (American International Hospital, Zion, Illinois) und hatte weitere leitende Positionen inne (Medical Consulation Service, Project Head Start). Dr. Mendelsohn ist weithin bekannter Buchautor der drei Erfolgstitel *Trau keinem Doktor! Bekenntnisse eines medizinischen Ketzers, Männermacht Medizin — Mal(e) Practice* und *Wie Ihr Kind gesund aufwachsen kann — auch ohne Doktor* und gab in den USA regelmäßig eine kleine Zeitschrift *The People's Doctor* heraus. Dr. Mendelsohn erhob seine Stimme dafür, die Makrobiotik in die medizinische Forschung miteinzubeziehen und nahm an mehreren Krebs-Konferenzen der East West Foundation teil. Dr. Mendelsohn lebte und praktizierte in Chicago (Illinois, USA), wo er 1988 starb.

Thomas J. Monte, Journalist, Autor. Er ist Ko-Autor von den beiden erfolgreichen Büchern von Dr. med. Anthony J. Sattilaro *Rückruf ins Leben — die Geschichte meiner Krebs-Heilung* und *Gesundes Leben — auf natürliche Weise.* Sein Artikel über Dr. Sattilaros Krebsheilung erschien im *East West Journal,* in *Life, Denver Post* und *Saturday Evening Post.* Monte arbeitet als freier Journalist und Schriftsteller in der Gegend von Boston (USA).

Kristen Schmidt, geprüfte Krankenschwester, erhielt ihr „A.A. Degree" an der „University of Cincinnati" und ihr „R.N." an der „University of New Mexico" in Albuquerque, USA. In den Jahren 1974 bis 1976 war sie als Stationsschwester tätig, spezialisiert auf Wehen und Geburt, im „Northwestern Memorial Hospital" in Chicago. 1976 bis 1980 war sie Stationsschwester am „University of Cincinnati General Hospital" mit Schwerpunkt Erwachsenenpsychiatrie und Wehen und Geburt. Gegenwärtig arbeitet sie privat in Boston und nimmt an den Studien für Fortgeschrittene am Kushi-Institut teil.

Register

A

Abstrich → Krebs-Abstrich
Acuff, Steve, **217; 225; 229**
Adriamycin, **147**
Adventisten vom Siebenten Tage (v.S.T.), **129**
äußerliche Anwendung, **66; 68-74; 107**
AHA = Vereinigung Amerikanischer Krankenhäuser, **105**
Akizuki, **87**
Akupunktur, **107-108**
— -behandlung, **204**
Albipflaster, **69**
Algen (Meeresgemüse), **55; 87-88; 139**
— -pulver, **58; 70**
Alkohol, **102**
allergieerzeugende Nahrungsmittel, **84**
Alpha-1-Fetaprotein-Erhöhung, **226**
Amherst-Tagung, **167; 168; 196; 200; 210**
American Academy of Pediatrics, **93**
American Cancer Society, **79; 91; 148**
American College of Obstetrics and Gynecology, **92**
American Health Foundation, **82**
American Medical Association, **90-91**
Amniozentese, **96**
Amputation, **103**
Ansammlung von Überschüssen, **39; 41**
Anspannung, **103**
Antibabypille, **45; 206; 207**
Antibiotika, **206**
„Anti-Coronary-Club"-Versuch, **129; 130**
Antihypertonika, **78**
Anti-Insulin, **44**
Anti-Krebs-Medikament, **202**
Apalachian Trail, **187**
Arterienhohlraum, **120**
Arthritis, **4; 18; 101**
Asbest, **18; 222**
Asthma, **79; 101**
Atherogenese, **120**
Atherosklerose, **119-120**
atomare Strahlung, **87**
Atombombe, **87**
Atomphysik, **21**
Atronoid S, **101**
Auberginen-Kelch, **71**
Augen, Wasserretention in den, **73**
Ausfluß (Scheiden-), **41; 44; 195**
Ausscheidung, abnormale, **37**
Autoimmunstörung, **120**
Axelrod, Dr. A.E., **86**

B

Ball State Universität, **165**
Bancha, **59; 73; 74; 142**
— -Blattee, **59**
— -Shoyu-Tee, **142**
— -Stengeltee, **59**
— -Zweigtee, **55; 59; 142**
Bauchspeicheldrüse, akute Entzündung, **102**
Bauchspeicheldrüsenkrebs, **4; 51; 96; 165**
Bestrahlung, **15; 19; 29; 32; 147; 200; 212,**
Betäubung, **108**
Beth Israel Hospital, **165; 169**
Bifida, **115**
Bilirubinbestimmung, **96**
Biopsie, **94-95; 152**
Blasenentzündung, **206**
Block, Dr.med. Keith, **236**
Blut, säurehaltig, **42**
—, übersäuert, **74**
Blutdruck, zu hoch, **4; 78**
—, zu niedrig, **4**
Blutgefäß-Schädigung, **120**
Blutkörperchen, weiße, **176-177; 178**
Bluttransfusionen, **213**
Blutzucker, erhöht, **102**
Blutzustand, sauer, **87**
Bohnen, **55; 139**
Boston Globe, **63**
Bostoner Universitätskrankenhaus, **157; 160**
British Medical Journal, **96**
Bronchialkarzinom, metastasierend, **215**
—, peripher, **221**
Brown, Jennifer, **196**
Brown, Virginia, **200-201**
Brunnenwasser, **28**
Brust, Stauungen in der, **40**
Brustkrebs, **15; 45-48; 51; 70; 91; 209**
Brustsstillen, **41; 93; 99**
Brustzysten, **41; 67**
Buchweizen, **53; 77**
— -mehl, **70**
— -pflaster, **66; 69-70**
Bürgerkrieg (US), **106**

C

Calciphylaxis, **84**
Carson, Johnny, **167**
Cauwenberghe, Dr. med. Marc van, **236**
Chemotherapie, **15; 19; 29; 32; 66; 97; 99; 147; 171; 176; 200; 202**
—, oral, **212**
—, intravenös, **212; 176**
—, Mehrfachmittel-, **97**
chinesische Kräuter, **204**
Chirurgie, **15**; → Operation
Cholesterin, **12; 42; 81; 87**
—, bez. Herzkrankheiten, **119; 120; 124; 138; 139; 140; 141; 142**
— -spiegel, **120; 124; 128; 206**
Chorionepitheliom, **171; 173**
Cis-Platinum, **147; 180-181; 183**
Compazin, **176; 177**
Cousins, Norman, **110**
Crabtree, Phyllis, **209-211**
Creighton, James, **110**
Cytoxan, **147**

D

Daikon(rettich), **61-62; 70; 71; 72; 141**
— -Bad, **71-72; 197**
— -Trank, **70-71**
— -Saft, **72**

Anhang

Darmbeschwerden, **74**
degenerative Krankheit, **3-6; 8; 16**
—, Auftreten, **8**
—, Daten, **15**
—, Epidemie, **20**
—, Folgen, **8**
—, Kosten, **8**
Demokrit, **21**
Denti, **71**
Dextrose, **85**
Diabetes, **4; 8; 16; 17; 84; 101; 116**
—, Alters-, **102**
Diäthylstilböstrol, **147**
Diät Nr. 7, **115**
Diagnose von Vor-Krebs-Konditionen, **43**
Diagnoseverfahren der Makrobiotik, **109**
Diarrhöe, **63; 73**
diastolischer Blutdruck, **133**
Dietary Goals for the United States, **VIII-IX; 9; 130**
Dickdarm-Krebs, **35; 45; 47; 48-51; 81**
— -Tumor, **162**
Disaccharid, **28**
Donahue, Phil, **167**
Dünndarmkrebs, **35**
Dufty, William, **167**
Durchfall, **37**

E

East West Foundation, **V; VIII; 98; 158; 166; 186; 196; 200; 210; 237**
East West Journal, **XI; 237**
Eierstock-Krebs, **51**
— -Zysten, **43; 44; 67**
Eileiter, Verstopfung, **41**
„Ein Korn, zehntausend Körner“, **67**
Eisbeutel, **74**
Eiweiß (Protein), **28; 81-82; 86-87**
Elektroherd, **26; 65**
elektronische Übertragungsresonanz, **109**
Emigranten, Studien über, **127**
Emphysem, **18**
Endometriose, **162-164; 191**
Enovid 10, **162; 193**
epidemiologische Untersuchung, **47**
Epilepsie, **5; 45**
Erblindung, **101**
Erbrechen, **175-176**
Erewhon, **201; 237**
Erkältung, gewöhnliche, **18; 101**
Ernährung, Standard-, amerikanische, **202**
—, —, makrobiotische, **5; 29; 52-56; 56-58; 139; 200**
Erschöpfungszustand, **72; 74**
Eskimos, **27; 51**

F

Federal Trade Commission, **85**
Fernandez, Dr. John, **193**
Fett, gesättigt, **12; 28; 42; 124; 128; 138; 140; 141; 142**
—, mehrfach ungesättigt, **124**
—, -ablagerungen, **139; 141; 142**
—, Ansammlung, **39-40**
—, Verbrauch, **81**
— und Dickdarm- und Rektumkarzinom, **81**
— und Brustkrebs, **82**
Fettleibigkeit, **17; 42;** → Übergewicht
fibroepithelialer Tumor, **67; 109; 205-208**
fibroider Tumor, **44**
Fieber, **39; 70; 74**
Finnische-Nervenklinik-Studie, **131-132**
Fisch, **55**
Fitzpatrick, Laura Anne, **157-161**
—, Phyllis, **157-161**
Folsäure, **86**
Foltz, Dr. med. Annemarie, **94**
Food and Drug Administration, **93**
Framingham-Studie, **120; 121**
Früchte (Obst), **55; 56-57**
Frühlingszwiebel, **141**

G

Gagne, Steve, **196**
—, Tonia, **162-164; 190-199**
Gail, Donna, **152-156**
Gasherd, **65**
Gebärmutterhalskrebs, **152**
Gebärmutterkrebs, **35; 45; 51; 209; 212**
Gehirnlähmung, **4**
Geisteskrankheit, **17**
—, Rate; **16; 17**
Gene, **17; 18**
Gerste, **53; 77; 139**
Gerstentee, **55**
Geschmackszusätze, **22**
Geschwürbildung, **84**
Gesundheitswesen, Kosten, **8**
Gesundheitsministerium (US), **28**
Getreide, vollwertiges, ganzes, **53; 77; 138-139**
Getreidekaffee, **55**
Gewicht verlieren, **178; 202**
Gicht, **101; 102**
Glucksburg, Dr. med. Harold, **80**
Gofman, Dr. med. John, **95**
Gomasio (Sesamsalz), **56; 58; 70; 141**
Gordon, Barbara, **91**
grauer Star, **42**
Griffin, Merv, **167**
grüner Star, **79**
grüner Tee, **59**

H

Haarausfall, **178; 202**
Hafer, **53; 77**
Handauflegen, **111**
Hargraeves, Dr. Robert, **166**
harntreibende Mittel, **206**
Hausgeburt, **92**
Haut, grünliche Schatten auf der, **35**
— -absonderung, **42**
— -erkrankungen, **39; 71**
— -krebs, **45; 51; 96**
— -merkmale, **39**
Heckeshorn, Krankenhaus, **222; 224**
Hegsted, Dr. Mark, **9**
Heiserkeit der Stimme, **115**
Hepatitis B, **226**
Herpes, **79**
Herzanfall, **101; 120; 139**
Herzerkrankungen, **2-5; 8**
—, Rate, **16**
Herzkrankheiten, **84; 119-144**

—, koronare, **119**
—, Arten von, **139**
Herzkranzarterien, **120**
Herz- und Gefäßerkrankungen, **102**
Hirnmetastasen, **215**
Hirse, **53; 77; 139**
Hiziki, **88**
Hodenoperation, partiell, **147**
Hodgkin-Krankheit, **51**
Hoffmann-La Roche, **85**
hormonelle Medikation, **212**
Hormontherapie, **16; 162; 195**
Hospital Tribune, **86**
Hyperaktivität; **84**
Hyperlipidämie Typ IV, **100; 101-102**
Hyperurikämie, **102**
Hypoglykämie, **102**
Hysterektomie, **41**

I

Ihring, Anton, **221-225**
Immunität, **86**
Immunotherapie, **19**
Immunsystem, **86**
Impotenz, **41; 78; 101**
Indiana University Medical Center, **165**
Infektionskrankheiten, **84, 101**
Ingwer, **74; 140**
— -kompresse, **66; 68-69; 70; 72; 160**
— -Sesamöl, **72**
Insulin, **44; 78**
Interferon, **19; 97**
Iscador, **222; 224**

J

Jesus, **143**
Jodziewicz, John, **171-189**
—, Zygmut Casimire, **181**
Joslin-Klinik, **78**
Journal of Cancer Research, **82**
Junk-food, **202**

K

Kaiserschnitt, **92-93**
Kalzifizierung, **84**
Karpfenpflaster, **70**
Karzinogen, **24; 51-52**
Kauen, **217**
Kehlkopfkrebs, **46**
Kelsey, Dr. Jennifer L., **94**
Kelp, **88**
Kinderärzteverband (US), **93**
Kinderlähmung, **4**
Kinetose, **211**
Klein, Dr. med. Peter, **236**
Knoblauch, **73**
Knochenmarktransplantation, **203**
Knochen-Scan, **148; 149**
Kobaldbestrahlung, **66**
Koch, Ingrid, **171**
Kohlenhydrate, **28; 124; 127**
—, komplexe, **124; 127; 128**
—, raffinierte, **84-85**
Kohlenmonoxid-Hämoglobin, **120**
Kohler, Professor Jean, **158; 165-170**
—, Mary Alice, **168**
Kombu, **55; 56; 59; 88; 141**
— -pulver, **141**
— -tee, **141**
Kondimente, **56; 58; 141**
— und besondere Gerichte für Herzkrankheiten, **141**
Konisation, **152**
Kopfschmerzen, **44; 202**
Koronarerkrankung, **119; 121; 129**
—, Verhütung, **133**
Kortison, **115; 217**
Kosciuszko, Thaddeus, **179**
Kosten, Gesundheitswesen, **8**
—, Kreislauferkrankungen, **119**
—, degenerative Krankheit, **8**
Krampfadern, **208**
Krankenpflege, **105-112**
Krankenschwester, **156**
Krebs, **1-5; 7**
—, Bauchspeicheldrüsen-, **4; 51; 96; 165**
—, Blasen-, **35; 51**
—, Brust-, **15; 45-48; 51; 70; 91; 209**
—, Dickdarm-, **35; 45; 47; 48-51; 81**
—, Dünndarm-, **35**
—, Eierstock-, **51**
—, Gebärmutter-, **35, 45; 51; 209; 212**
—, Gebärmutterhals-, **192**
—, Haut-, **45; 51; 96**
—, Hirn-, **45; 51; 96**
—, Kehlkopf-, **46**
—, Knochen-, **45; 51**
—, Leber-, **4; 35; 45**
—, Lungen-, **35; 41; 45; 51**
—, Mastdarm-, **51; 81**
—, Magen-, **35; 46-49; 51**
—, Milz-, **51**
—, Mund-, **46; 51**
—, Nieren-, **51**
—, Prostata-, **45-46; 48-49; 51; 147**
—, Schilddrüsen-, **205-208**
—, Speiseröhren-, **46; 51; 113-114**
—, Zungen-, **51**
— -Abstrich, **91; 94; 152; 206; 208**
— -arten, gängige, **46**
— -Behandlung, **15-16**
— -Bereiche, generelle Yin/Yang-Einteilung, **51**
— -Forschung, **15-16**
— -erregende Stoffe, **18; 89**
—, -arten, grünliche Verfärbung und, **36**
—, auslösende Faktoren, **51-52**
—, Ernährung und, **34**
—, Farbe und Entstehung von, **34**
—, Früherkennung, **19**
—, ganzheitlicher Ansatz, **24**
—, ganzheitliche Sicht, **24**
—, Häufigkeit, **15**
—, Kontrolle über, **24**
—, moderne Theorien, **18**
—, orthodoxe Behandlung, **22**
—, Rate, **15-16**
—, spezielle Gerichte für, **58**
—, Standardernährung richtig einstellen für, **56-58**
—, Typ, **35**
—, Ursache, **8; 15-16; 18-19; 22-23; 45**
Krebs des Verdauungstraktes, **49**

Kreislaufbeschwerden, **4**
Krieger, Dolores, **109**
Kübler-Ross, Elisabeth, **173**
Kürbissamen, **73**
Kuhmilch, **83-84; 101**
Kukicha, **50**
Kushi-Institut, **188; 201; 204**
Kushi, Haruo, **236**
—, Michio, **153; 166; 186; 196; 218; 237**
Kutztown State College, **172**
Kuzu, **74**
— -Trank, **72**

L

Lactobazillus, **87**
Laetril, **19; 99; 174**
Laktase, **83**
Laktose, **83**
La Leche-Liga, **93**
Lancet, The, **97**
Langley Porter Neuropsychiatric Institute, **109**
Laparotomie, **228**
Lappé, Frances Moore, **VIII**
Laserstrahlchirurgie, **157**
Laser-Therapie, **15**
Leberentzündung, **168**
Leberkrebs, **4; 35; 45**
Lebermetastasen, **215**
Leber, Schädigung, **102**
Leberzellenkarzinom, **226**
Lecithin, **87**
Lee, Dr. Philip, **9**
Lenk, **218; 223**
Leonard Morse Krankenhaus, **160**
Lepra, **18**
Leukämie, **51; 83; 96; 102; 114; 202-204;**
—, lymphatische, **202**
Linolsäure, **87**
Löwenzahntee, **142**
Löwenzahnwurzeltee, **49**
„Los Angeles Veterans Administration"-Studie, **130-131**
Lotoswurzel, **72**
— -pflaster, **72**
Lungenentzündung, **70; 101; 205; 206**
Lungenkrebs, **35; 41; 45; 51**
Lymphknotenvergrößerung, **96**
Lymphoblastoid-Interferon, **97**

M

Magen- und Darmleiden, **102**
Magen, komplementäre Bereiche, **50; 51**
Mais, **53; 77; 139; 142**
Maisöl, **55-56**
makrobiotische Gesundheitspflege, **111**
— Krankenpflege, **107**
— Kondimente, **141**
— Standardernährung, **5; 29; 52-56; 56-58; 139; 183; 200; 217**
— —, Yin/Yang-Abweichung, **57**
— —, für Herzkrankheiten, **139**
makrobiotisch kochen, **63**
— lebende Gefangene in Portugal, **11**
Malow, Irving, **147-151**
Mammographie, **91**
Mandeln entfernen, **205**
Mangelsdorf, Prof. Paul C., **85**
Mann, John David, **166; 169**
Marihuana, **178; 183**
Markgraf, Jungsook, **226-230**
Marks, Paul, **202-204**
Massage, **107**
Mastdarmkrebs, **51**
MASH, **179; 181**
Matthews-Simonton, Stephanie, **110**
McGill-Universität, **88**
Medizinische Hochschule Hannover, **227; 228**
Meeresgemüse → Algen
Meersalz → Salz
Mehl, übermäßiger Konsum, **63**
Melanom, **51**
—, malignes, **200-201; 205**
Mendelsohn, Dr. med. Robert S., **238**
menschliche Ernährung, **24**
—, Veränderungen, **27**
Menstruationskrämpfe, **206**
mentale Krankheit → Geisteskrankheit
Mid-Atlantic-Sommerlager, **186**
Mikrowellenherd, **26; 65**
Milchprodukte, **83-84**
Milchverbrauch in Japan, **47**
Milz-Krebs, **51**
Mineralergänzungspillen, **88**
Miso, **54; 56; 86-87; 142**
Misosuppe, **139**
Moabit, Krankenhaus, **229**
Möhrengrün, **142**
Monosaccharid, **28**
Monte, Thomas J., **238**
Morishita, Dr. med, **227**
Mund-Krebs, **46; 51**
Myoblastom, granuläres, an den Stimmbändern, **157**
Myokardinfarkt, **120**

N

Nagasaki, **87**
Nahrung, gegrillt, **63**
—, gebacken, **63**
Nahrung und Krankheiten, Wechselbeziehungen, **81**
Nahrungsmittel, hochverarbeitet und synthetisch, **102**
Nahrungsmittelzusammensetzung, drastische Veränderung, **23**
NAPSAC = National Association of Parents and Professionals for Safe Alternatives in Childbirth, **98**
Narkose → Betäubung
Narkoseärztin, **96**
Nathan Littauer Hospital, **193**
National Cancer Institute, **16; 96**
National Institutes of Health NIH, **92**
Natriumchlorid, **29**
Natrium-Glutamat, **47**
Natto, **55; 87**
Naturreis → Reis
New England Journal of Medicine, **63**
New York University, **94; 109**
Nicht-Vegetarier, **129**
Nieren (-erkrankung), **101**
Nierensteine, **42; 43; 101; 116**
Nierenversagen, **120**
Nishime, **59**
Nori, **55; 58**
Northrup, Dr. med. Christiane, **198**

Nussbaum, Elaine, **212-214**
Nutrition Subcommittee of the US Senate, **28**

O

Oberschenkelknochenbruch, **116**
Obst → Früchte
Ödem, **206**
Östrogen, **45; 195**
Ohsawa, Georges, **222; 236; 237**
Operation, **33; 66**
operative Entfernung, **19**
Orchiektomie, linksseitig total, **173**
Oski, Dr. med. Frank, **83**
Oslo-Diät-Herz-Studie, **131-132**
Osteoporose, **211**

P

Pantothensäure, **86**
Partikel, subatomare, **21**
Perlgerste, **141-142**
Pflanzenöl, **28; 124**
pflanzliche Mittel, **106**
Pflaster, **69; 70; 106**
Photoradiation, **19**
Pine Manor Krebs-Konferenz, **210**
Pittsburgh University Medical School, **86**
PM Magazine Show, **167**
Polypen entfernen, **205**
Polysaccharide, **28**
präkanzerös → Vor-Krebs...
prämenstruelle Spannung, **206**
Prostatakrebs, **45-46; 48-49; 51**
—, metastasierender, **147**
Protein → Eiweiß
„Prudent Diet", **130**
psychologische Störung, **1-3**
Psychopharmaka, **215**
Purin, **102**
Pyelogramm, intravenöses, **206**
Pyridoxin, **86**

Q

Quellwasser, **28; 56**

R

radioaktive Strahlung, **87**
Radium-Bestrahlung, **205**
Radium-Einlage, **212**
Ranshio, **72-73; 142**
Rauchen, Zigaretten-, **41**
Reis (Natur-, Vollkorn-), **53; 77; 139**
—, roh, und Samen, **73**
— -creme, **70**
— -tee, **55**
—, weißer, **22; 86**
Retention, Flüssigkeits-, **70**
—, Wasser-, in den Augen, **73**
Rinder-C-Virus, **83**
Risikofaktoren, **120-121**
Roggen, **53; 77; 139**
Röntgenstrahlen, **18**
Röntgenuntersuchung der Brust, routinemäßig, **91**
Ryan, Dr. med. George, **92**

S

Saccharose, **85**
Sacred Heart Krankenhaus, **172**
säurehaltiges Blut, **42**
Salz, **28; 56; 73**
—, raffiniertes Tafel-, **12**
—, Meer-, **12; 28; 56**
salziger Banchatee, **73**
Salzpackung, **73**
Salzwasser, **73**
Sattilaro, Dr. med Anthony J., **150; 213; 217; 227; 231-233**
Saturday Evening Post, **150**
Scanlon, Edward, **148**
Schalotte, **72; 73; 141**
Schilddrüsenkrebs, **205; 208**
Schilddrüsentumor, **116**
Schizophrenie, **4**
Schlaganfall, **101; 120; 139**
Schleimansammlung, **39-41**
Schmerzempfinden, Aufhebung, **108**
Schmid, Hans, **217**
Schmidt, Kristen, **238**
Science News, **25**
Scientific American, **85**
Searle, **97**
Seelig, Dr. med. M., **84**
Seitan, **142**
Seitan-Eintopf, **62**
Selbstheilungskräfte, **32**
Selye, Dr. Hans, **84**
Senatsausschuß für Ernährung = US Senate Nutrition Committee, **9; 98**
Senfplaster, **72**
Sesamöl, **55-56; 73**
Sesamsalz → Gomasio
Shattuck-Hospital, **204**
Shiatsu, **107-108; 111**
Shiitakepilze, **141**
Shio-Kombu-Kondiment, **59**
Shoyu, **54; 141; 142**
— -suppe, **139**
Shubik, Philippe, **86**
Sieben-Länder-Studie, **121-124**
Silver, Diane, **205-208**
Simonton, Dr. med. O. Carl, **110**
Sobel, Dr. med. Michael, **165**
South Boston Community Center, **195**
Sonnenblumensamen, **73**
„Speed", **179**
Speiseröhrenkrebs, **46; 51; 113-114**
Spülung, **71; 73**
St. Francis Krankenhaus, **148**
St. Joseph's Kathedrale, **182; 184**
State University of New York, **192**
Steckrübenblätter, **71**
Sterblichkeitstrend bei japanischen US-Immigranten, **48**
Sternenhimmel-Konstellation, **217**
Steward, Dr. phil. David, **97-98**
Stillen → Bruststillen
Stoffwechselkrankheiten-Versuche, **124**
Strahlenexposition, **87**
Straus, Francis, **94**
Sulfonamid, **205**
„Sunrice", **222; 229**
Surgeon General of the United States, **28**

Swanson, Gloria, **167**
Synthoid, **207**
systolischer Blutdruck, **133**

T

Tafelsalz, raffiniertes, **12**; → Salz
Tamari, **52-56; 70; 72; 74**
— -Banchatee, **74**
— -Nori-Kondiment, **58**
Tamoxifen, **96-97**
Tarahumara-Indianer, **125-126**
Tarokartoffel, **69**
Taro(kartoffel)pflaster, **69; 160; 197**
Taubheit, **40**
Taussig, Dr. med. H., **84**
Teer, **51-52**
Tekka, **56; 58; 70; 141**
Thermotherapie, **19**
therapeutische Abtastung, **109**
Therapie, konventionell, **33**
Thomas-Evangelium, **143**
tierische Nahrung, **57; 81**
Tofu, **74**
— -pflaster, **74**
Totalausräumung, **212**
trockene Haut, **39; 42**
Trommelschlegelfinger mit Uhrglasnägeln, **216**
Tumor, Gehirn-, **45; 67**
—, fibroepithelialer, **67; 109**
—, fibroider, **44**

U

Uccusic, Paul, **222**
Übergewicht, **102**; → Fettleibigkeit
Übersäuerung des Blutes, **74**
ultraviolettes Licht, **18**
Umeboshipflaume, **56; 74; 141**
Ume-Sho-Banchatee, **74; 142**
Ume-Sho-Kuzu-Trank, **74**
Umschläge, **73; 106**
unheilbar, **29-33; 66**
Universitätsklinikum Charlottenburg, **225; 226**
Unversity College Hospital Medical School, **81**
University of Illinois Medical School, **82**
UNO, **237**
Upton, Arthur, **96**
Urakami-Krankenhaus, **87**
Uterus-Prolaps, **116**

V

Vagina, Untersuchung, **95**; → Ausfluß
Valium, **91**
Vasektomie, **96**
Vasquez-Krankheit, **113**
Vegetarier, **129; 178**
Vererbungstheorie, **48**
Verhärtung der Arterien, **139**
— der Brust, **42**
Vermuyten, Rik, **223**
Verstopfung, **73**
Veterans Administration Medical Center, **63**
Viren, **3; 17; 18**
Virus-Theorie, **18**
Visek, Dr. Willard, **82**
Vitaminpräparat, **205**
Voigt, Peter, **215-220; 222; 229**
Vollkornreis → Reis
Vollweizen → Weizen
Vor-Krebs-Anzeichen /-Stadium, **37; 43**
Vorsorge-Untersuchung, **90**

W

Wahnvorstellung, **4**
Wakame, **55; 140; 141**
— -pulver, **56**
Walker, Stan & Geraldine, **186**
Wasser, **28**
Wasserkresse, **142**
Wasserretention in den Augen, **73**
Waxman, Denny, **182**
Weiss Memorial Krankenhaus, **148**
Weißbrot, **22; 63; 86**
Weißes Haus, **8**
Weizen, **53; 77; 139**
WHO, **81; 237**
Wirtschaftskrise, große, **90**
Wortaustausch, **108**
Wynder, Dr. med. Ernst, **82**

X

Xylitol, **85**

Y

Yale, **94**
Yang-Krebs, **46; 49; 58-59;**
Yellow Emperor's Classic of Internal Medicine, **141**
Yin-Krebs, **46; 49; 58-59**
Yin und Yang, **44-52**
Yin /Yang-Einteilung (generelle) der Krebs-Bereiche, **51**
Yin /Yang-Abweichung bei der makrobiotischen Standardernährung, **57**
Yoga, **64**

Z

Zahnpulver, **71**
Zahnverfall, **84**
Zen-Center, **194**
Zigarettenrauch, **41; 120**
Zucker, **28; 46; 84-85; 102; 142**
Zungenkrebs, **51**
Zusätze, **81**
Zwerchfellhernie, **206**
Zwiebel, **72; 73**
Zybicolin, **87**
zystoskopische Untersuchung, **206**